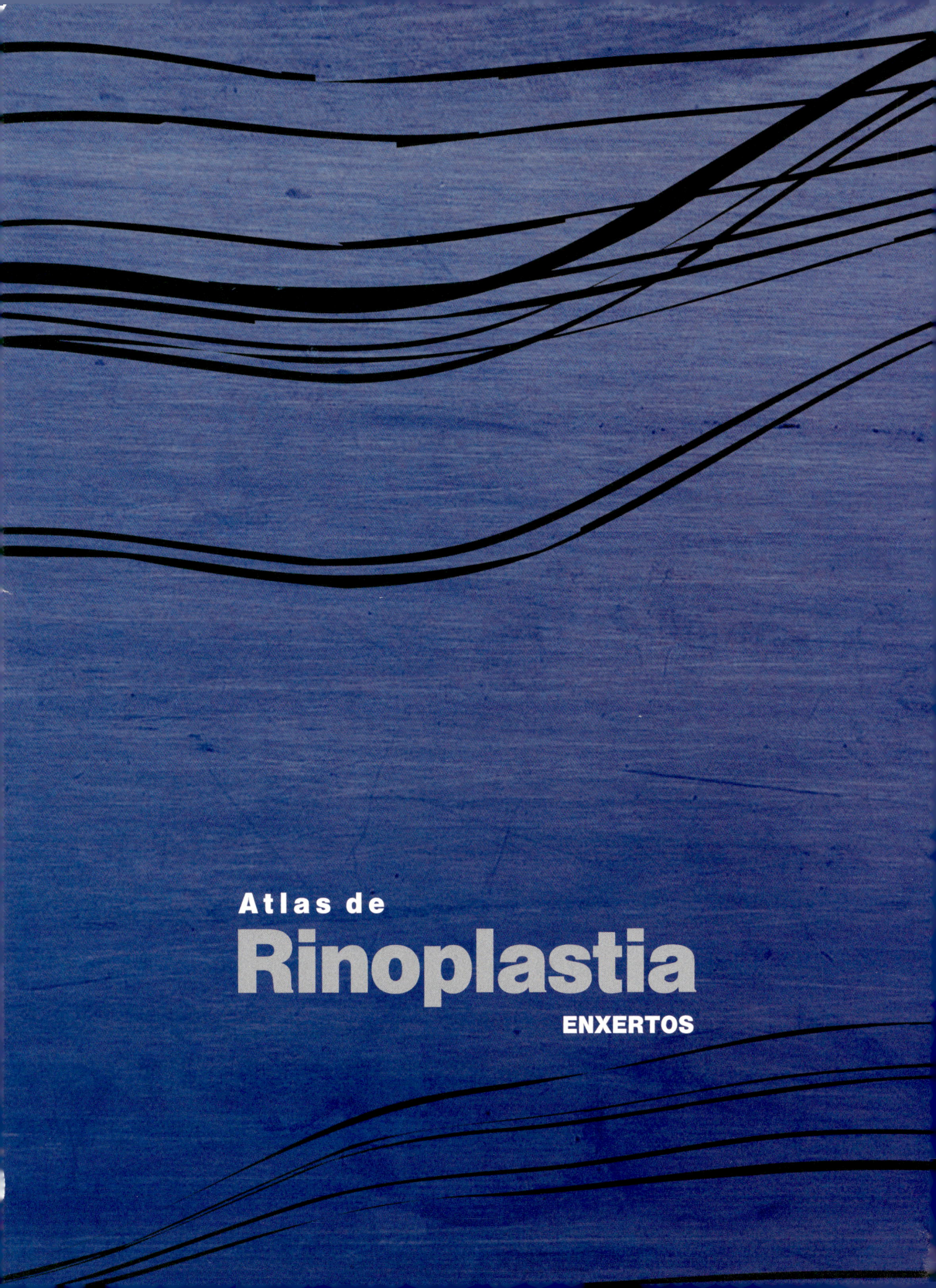

Atlas de
Rinoplastia
ENXERTOS

COLABORADORES

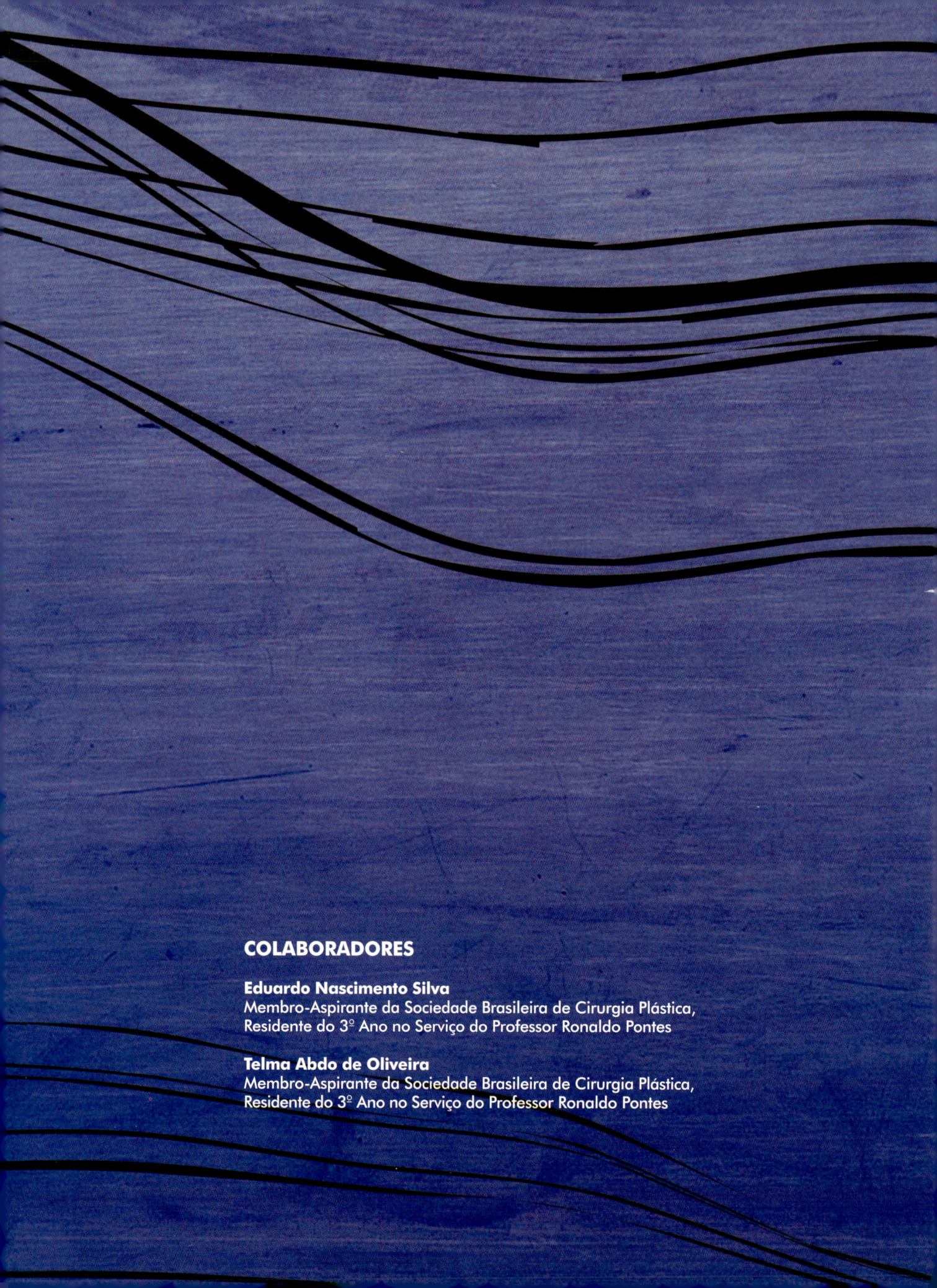

Eduardo Nascimento Silva
Membro-Aspirante da Sociedade Brasileira de Cirurgia Plástica,
Residente do 3º Ano no Serviço do Professor Ronaldo Pontes

Telma Abdo de Oliveira
Membro-Aspirante da Sociedade Brasileira de Cirurgia Plástica,
Residente do 3º Ano no Serviço do Professor Ronaldo Pontes

Atlas de Rinoplastia
ENXERTOS

RONALDO PONTES
Livre-Docente em Cirurgia Plástica pela Universidade Federal Fluminense
Regente do Serviço de Residência Médica em
Cirurgia Plástica Credenciado pela SBCP do Hospital Fluminense
Membro Titular da Sociedade Brasileira de Cirurgia Plástica
Membro Titular do Colégio Brasileiro de Cirurgiões
Membro da *International Society of Aesthetic Plastic Surgery (ISAPS)*
Membro da Academia Fluminense de Medicina

Atlas de Rinoplastia – Enxertos
Copyright © 2013 by Livraria e Editora Revinter Ltda.

ISBN 978-85-372-0502-0

Todos os direitos reservados.
É expressamente proibida a reprodução
deste livro, no seu todo ou em parte,
por quaisquer meios, sem o consentimento
por escrito da Editora.

Contato com o autor:
ronaldopontes@terra.com.br

CIP-BRASIL. CATALOGAÇÃO-NA-FONTE
SINDICATO NACIONAL DOS EDITORES DE LIVROS, RJ

P859a

Pontes, Ronaldo.
    Atlas de rinoplastia : enxertos / Ronaldo Pontes. - Rio de Janeiro : Revinter, 2013.
    il.

    ISBN 978-85-372-0502-0

    1. Rinoplastia - Atlas 2. Nariz - Cirurgia - Atlas. I. Título.

12-7775.   CDD: 617.52
                    CDU: 611.86:616-089.8

Livraria e Editora REVINTER Ltda.
Rua do Matoso, 170 – Tijuca
20270-135 – Rio de Janeiro – RJ
Tel.: (21) 2563-9700 – Fax: (21) 2563-9701
livraria@revinter.com.br – www.revinter.com.br

DEDICATÓRIA

À irmã Apoline,
anjo da guarda fundamental no
desenvolvimento profissional de
várias gerações de cirurgiões plásticos.

In memoriam

PREFÁCIO

Tenho a sorte de ser filha do Professor Ronaldo Pontes, a alegria e o privilégio de ser aluna, e a oportunidade de integrar sua equipe durante 15 anos. É árdua a tarefa de reportar algumas palavras sobre este cirurgião único e extremamente elegante em seu campo de atuação. Ronaldo Pontes é um profissional dotado de alto grau de precisão e de criatividade, qualidades difíceis de serem alcançadas pela maioria dos mortais. É considerado, pela ótica de outros, um cirurgião ousado. Entretanto, esta palavra não cabe quando avaliamos que toda sua ousadia é fundamentada nos mais profundos preceitos da cirurgia plástica.

A cirurgia do nariz, estrutura única central da face, encanta cada vez mais os jovens cirurgiões que a procuram, muitas vezes, com o objetivo de exercê-la como especialidade final. O Dr. Pontes, um dos pioneiros na rinoplastia, participou desta evolução. Em 1996, ele me motivou a realizar meu trabalho de titular da SBCP sobre rinoplastia aberta, universo, na época, ainda misterioso.

Muitos anos depois surgiu a ideia do *Atlas de Rinoplastia – Enxertos*, com intuito de proporcionar acesso rápido e objetivo aos jovens cirurgiões, e também para aqueles apaixonados pelo tema. Trata-se de publicação extremamente enxuta, na qual tive presença em todo o processo de surgimento e elaboração. Revendo a história, os enxertos não representavam um recurso na cirurgia estética do nariz. Porém, agora, fazem parte rotineira na chamada rinoplastia estruturada. Os detalhes sucintos e de ordem prática, sobretudo os de filosofia de atuação, estão presentes nesta publicação.

Gisela Hobson Pontes

INTRODUÇÃO

A literatura sobre rinoplastia é vastíssima.

Há publicações extraordinárias criteriosamente elaboradas, abrangendo praticamente todos os aspectos que envolvam este tema.

Anatomia, função, técnicas e os mais diversos problemas, assim como os processos de eleição. *Sheen*, o *Grupo de Dallas*, *Tardy*, *Tebbetts* e muitos outros devem fazer parte da biblioteca de um cirurgião atuante em cirurgia de nariz.

Este *Atlas* pretende atender de forma simples e objetiva às necessidades de um cirurgião jovem ou em formação, mostrando a importância dos enxertos em uma rinoplastia, seja primária ou secundária. Foi produzido com material de nossa experiência, demonstrando com ilustrações de sala os principais tempos do manuseio e uso dos diversos tipos de enxertos que empregamos. Alguns deles refletem uma tendência pessoal, como, por exemplo, de calota craniana. Determinados residentes do nosso Serviço colaboraram na elaboração do *Atlas*, cujas dúvidas refletem o que cirurgiões naquelas circunstâncias gostariam de aprender. Selecionamos o assunto que julgamos imprescindível para um cirurgião sentir-se mais confortável em um procedimento complexo como a rinoplastia, sujeito aos mais diversos problemas mesmo em mãos experientes.

Os enxertos, de osso ou cartilagem, trouxeram extraordinária melhora para qualquer tipo de rinoplastia. Já vai longe o tempo em que uma plástica de nariz consistia em retirada da giba, encurtamento, fratura e tratamento simplista da ponta. Este processo gerava com frequência um arremedo de resultado do ponto de vista estético e funcional. Os enxertos não são novidade. Sua evolução e consistência de resultados passaram a existir com a introdução da rinoplastia aberta, assim como o seu uso frequente em estética nasal.

Sem dúvida, a qualidade técnica melhorou e adquiriu segurança quando incorporamos o acesso aberto, o que permitiu um trabalho seguro e meticuloso.

Quando preparamos o campo para uma cirurgia de nariz, rotineiramente deixamos as orelhas de fora na hipótese de ser necessário retirar enxerto. Crista ilíaca, gradil costal e calota geralmente fazem parte de um programa preestabelecido, podendo, entretanto, ser uma necessidade de momento.

Finalmente, nossa homenagem a *Aurel Rethi* (1934), marco inicial do acesso aberto para cirurgia do nariz.

Bons enxertos!

TRIBUTO

*E*ntendemos que um ato cirúrgico deva ser prazeroso para qualquer cirurgião. Para que isto ocorra é fundamental que esteja cercado de pessoas imbuídas do mesmo propósito. Tivemos a ventura de contar, no decorrer da nossa longa prática, com colaboradores extraordinários que deram parte de sua vida em prol de um ideal – uma paixão – a Cirurgia Plástica. Eunice, a nossa instrumentadora há 40 anos, de tão envolvida com a cirurgia chega a intuir qualquer criação, passando o instrumento certo. Vibra, aplaude, é lindo! Carmem vive profundamente absorvida em nosso trabalho, com dedicação incondicional. Agenda o programa das cirurgias e acompanha os pacientes em todo o transcurso no processo de tratamento. Mirian, fotógrafa da equipe há cerca de duas décadas, é uma guerreira, dotada de incansável energia. Tornou-se polivalente. Colabora na sala, instrumenta e participa dos curativos. Indispensável.

Ex-assistentes de 10, 15, 25 anos de duração: Gisela, filha querida, após 15 anos comigo, está independente. Às vezes me consulta, mais por amor do que por necessidade. Rubem Bartz, meu assistente mais antigo, absolutamente formado e livre, me acompanha há 25 anos, sabendo que necessito da sua integridade para me aliviar do peso de longas cirurgias. Manoel Gomes, além de anestesista, faz as fotos em sala, suportando nossas exigências de detalhes. Recentemente, Geísa Badotti ingressou no grupo, acrescentando sua virtude e retidão à turma dos veteranos. Juventude, sede de aprender e entusiasmo dos residentes foram importantes motivadores para a realização deste *Atlas*.

A todos o meu muito obrigado.

Ronaldo Pontes

SUMÁRIO

1 ANATOMIA 1
    Face 2
    Miscelânea do aporte anatômico envolvido na cirurgia ... 4
    Cavidades do nariz 6
    Seios paranasais 8
    Crânio (norma vertical) 10
    Tronco 12

2 PREPARO DO PACIENTE 15
    Rotina do preparo 16

3 UMA RINOPLASTIA BÁSICA FECHADA 21

4 ACESSOS PARA UMA RINOPLASTIA COM OU SEM ENXERTOS 33
    Intercartilaginoso 34
    Transcartilaginoso 36
    Semiaberto 38
    Direto 40
    Frontal 42
    Transcolumelar 44
    Aberto 46

5 ENXERTOS E IMPLANTES 49
    Sobre os enxertos 49
    Escolha dos enxertos 50
    Implantes diversos 50

6 Obtenção dos Enxertos 53
   Cartilagem 54
      Orelha 54
         Auricular anterior 54
         Retroauricular 56
         Composto 56
      Costal 58
      Nasal 60
   Osso 62
      Calota craniana 62
      Crista ilíaca 86
      Outras opções 96
         Costela 96
         Giba 96
         Tíbia 96

7 Qualidade, Destinação e Manuseio dos Enxertos . . 97
   Dorso 97
   Ponta-columela 112
      Columela 120

8 Enxerto Composto de Orelha 133
   Gisela Hobson Pontes
   Enxerto composto de orelha 134

9 Casos Complexos e Complicações 161
   Acentuado desvio de septo 162
   Nariz curto pós-cirurgia 174
   Necrose após infiltração de PMMA (polimetilmetacrilato) . . . 188

10 Retalho Nasal 195

11 *Nose Lifting* 205

12 Enxerto Cilíndrico-Charuto 217
   Volney Pitombo

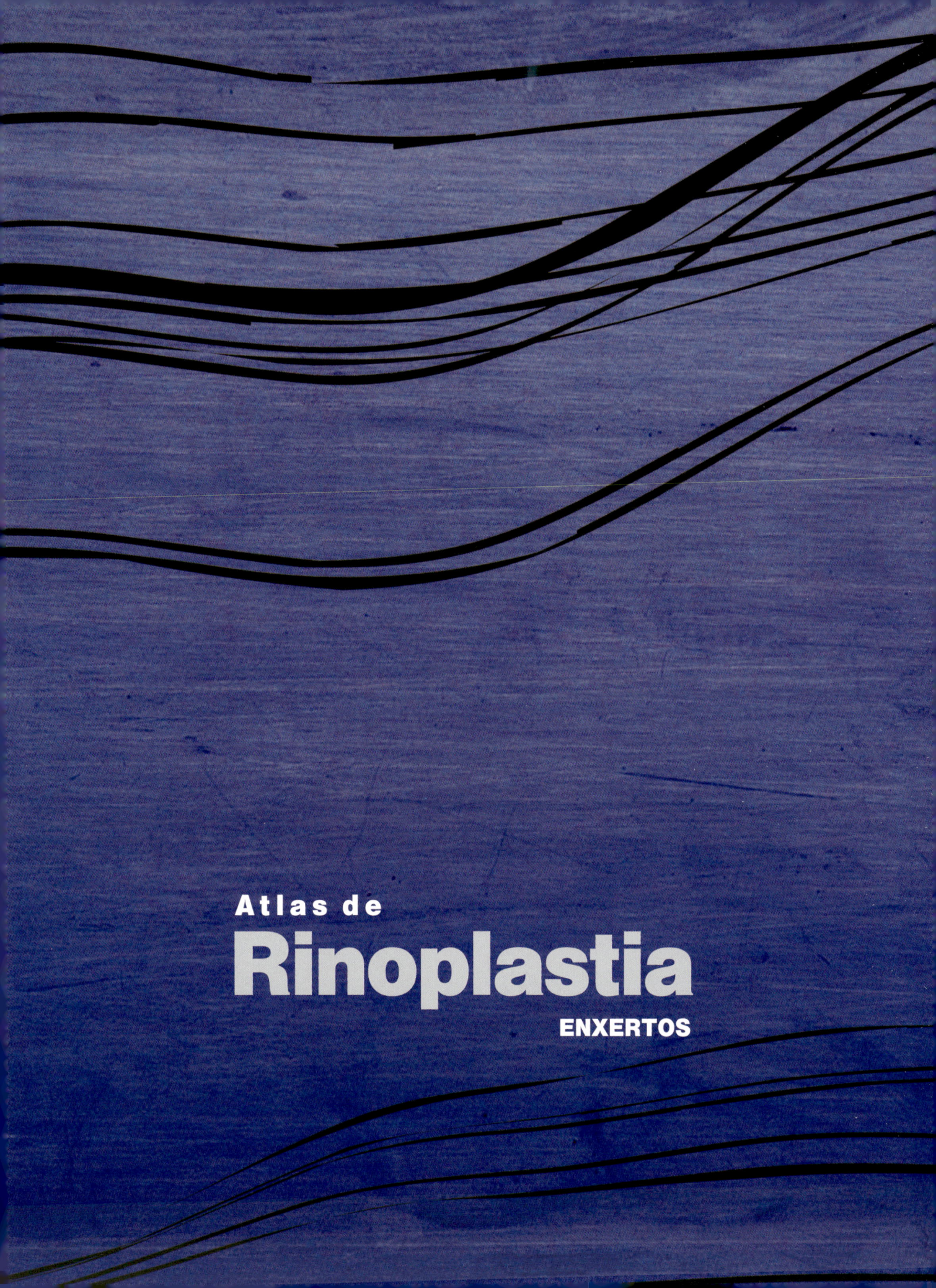

Atlas de Rinoplastia
ENXERTOS

1 ANATOMIA

O conhecimento detalhado da anatomia do nariz é um pré-requisito fundamental para o êxito de uma rinoplastia. A complexidade das estruturas do nariz desempenha papel importante tanto sob o ponto de vista funcional quanto estético. A busca da forma idealizada não pode prescindir da correta permeabilidade respiratória. Essas considerações, muito embora óbvias, nem sempre são respeitadas.

As figuras foram retiradas do *Atlas de Anatomia Humana*, de F. Netter. No dizer do próprio autor, a anatomia não muda, mas, sim, a nomenclatura e forma de apresentação. O cirurgião, via de regra, tem uma visão mais simplista da anatomia. Deve, entretanto, atender aos seus fundamentos, o que as ilustrações transmitem de forma clara e objetiva.

As lâminas da anatomia, como de hábito, mostram detalhes descritos numa situação de normalidade. As imagens ou a anatomia fornecem subsídios da maior importância para o diagnóstico e, consequentemente, orientação para o tratamento das rinodismorfias. Sua leitura é simples; uma vez familiarizados com os cortes, ela pode ser facilmente comparada com a anatomia normal.

O uso de enxerto, de osso ou cartilagem, pretende corrigir as alterações que fujam à normalidade, recriando a anatomia, assim como a estética nasal.

FACE

Fig. 1-1 FACE ÓSSEA.
Vista anterior, salientando as estruturas nasais e perinasais envolvidas numa rinoplastia.
Abertura piriforme externa.
- Ossos nasais
- Processos frontais
- Lâmina perpendicular do etmoide
- Conchas nasais
- Vômer
- Espinha nasal anterior

Fig. 1-2 VISTA IGUALMENTE ANTERIOR.
Tomografia computadorizada – corte mostrando desvio das estruturas que compõem o septo.

Fig. 1-3 TOMOGRAFIA COM RECONSTRUÇÃO EM 3D.
São impressionantes os detalhes do esqueleto facial que este recurso propicia. Observar o enxerto da calota no dorso nasal. Neste caso, com certo desvio.

Fig. 1-1

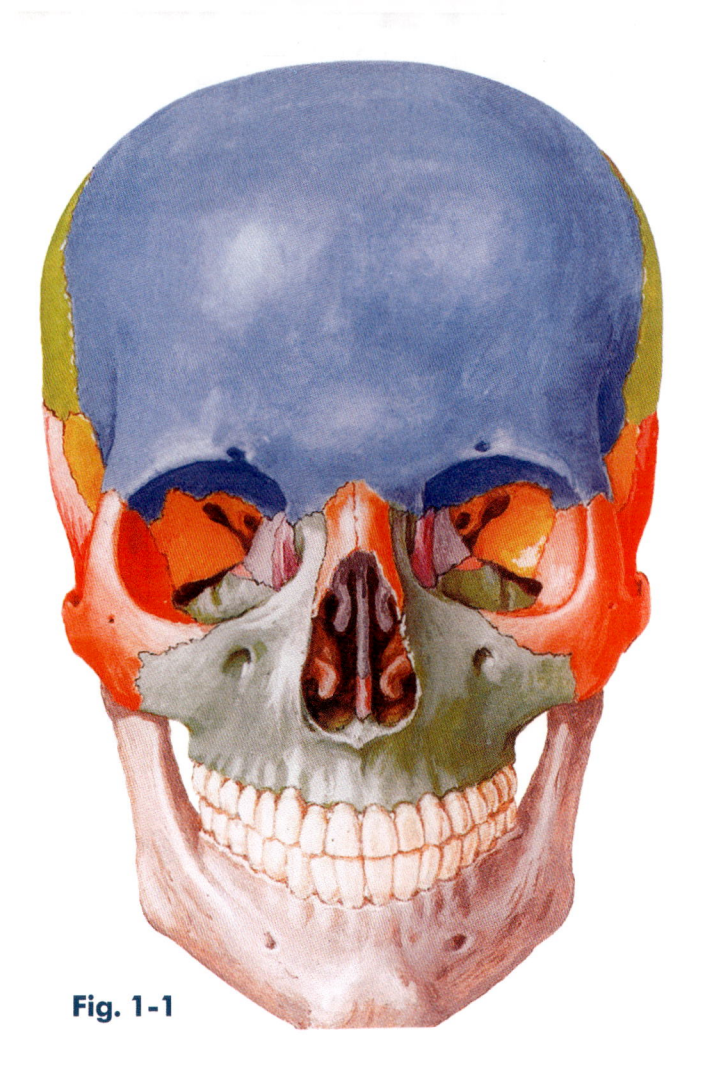

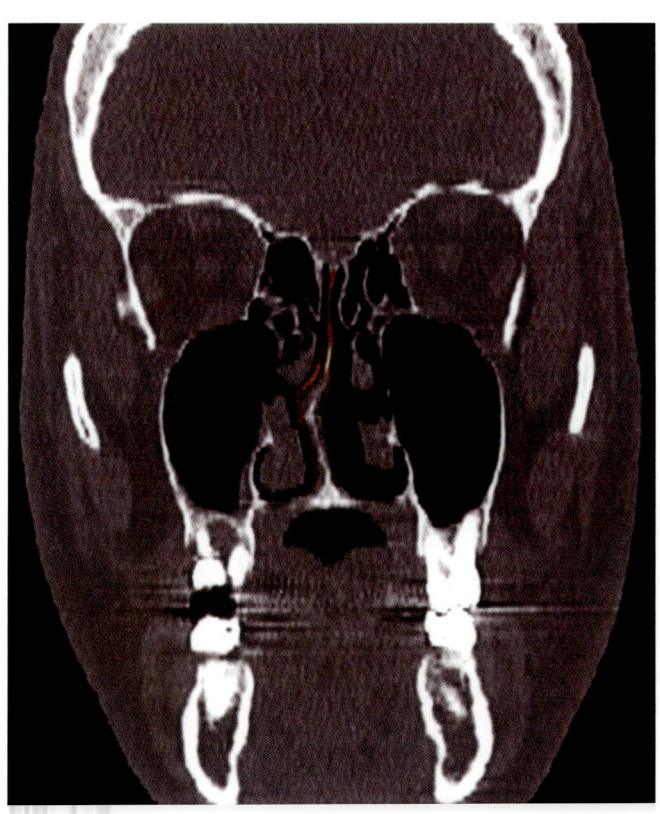

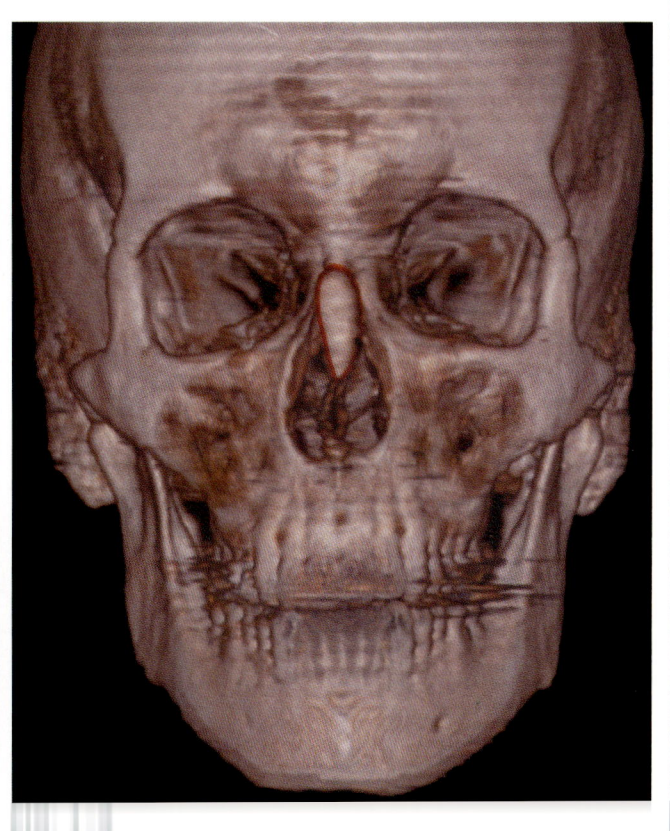

MISCELÂNEA DO APORTE ANATÔMICO ENVOLVIDO NA CIRURGIA

Fig. 1-4 PROCESSO FRONTAL DA MAXILA.
- Ossos nasais
- Espinha nasal superior da maxila
- Cartilagens laterais superiores
- Cartilagem do septo
- Cartilagem lateral inferior
- Ramo medial da cartilagem lateral inferior
- Tecido fibroadiposo da asa do nariz

Fig. 1-5 VISTA INFERIOR DA PONTA.
Ramos lateral e medial das cartilagens laterais inferiores desempenham forte papel na estética nasal

Fig. 1-6 COMPLEXO NEUROVASCULOMUSCULAR DO NARIZ.
- Artéria e nervo infraorbitais
- Artéria facial com seus ramos que apontam ao nariz
- Artéria e nervo infraorbitais
- Artéria facial com seus ramos que apontam ao nariz
- Artéria e nervo externos ao nariz
- Nervo infratroclear
- Músculos:
  – Corrugador do supercílio
  – Prócero
  – Nasal-transverso e alar
  – Depressor do septo
  – Orbicular da boca

Fig. 1-4

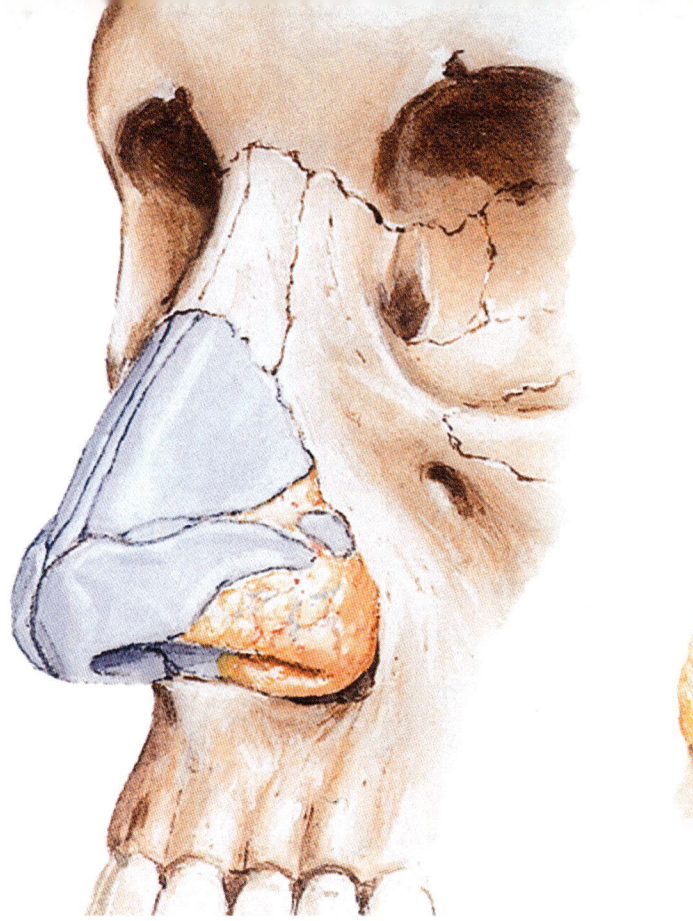

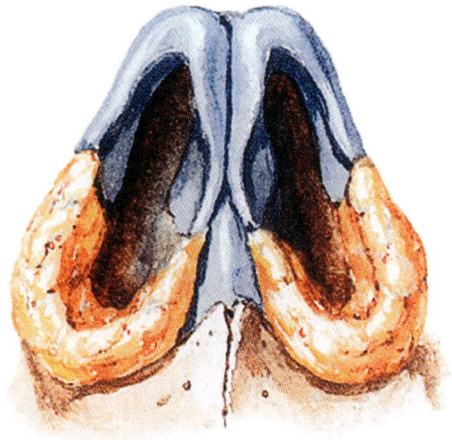

Fig. 1-5

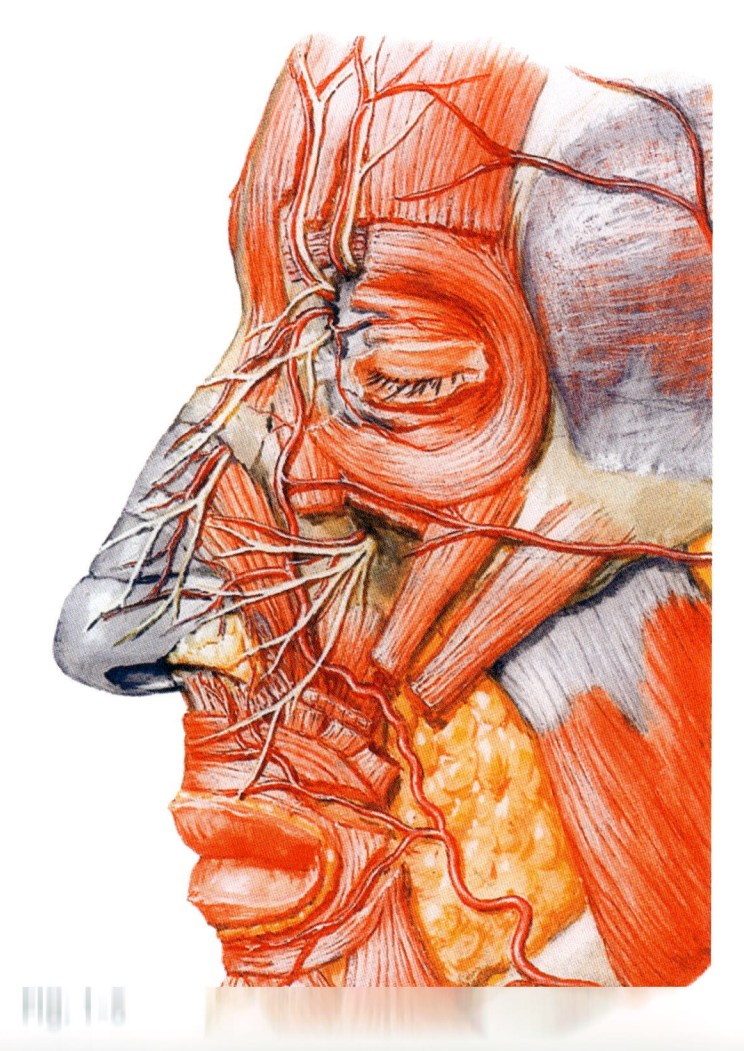

ANATOMIA

CAVIDADES DO NARIZ

Fig. 1-7 PAREDE MEDIAL.
- Osso nasal
- Vômer
- Espinha nasal anterior
- Crista nasal
- Lâmina perpendicular do etmoide
- Lâmina crivosa
- Processo palatino da maxila
- Cartilagem quadrangular do septo
- Cartilagem alar – ramo medial

Fig. 1-8 PAREDE LATERAL.
- Osso nasal
- Espinha nasal do osso frontal
- Crista do nariz
- Osso lacrimal
- Conchas: superior – média – inferior
- Maxila: processo frontal – espinha nasal anterior
- Processo palatino – processo alveolar
- Osso palatino
- Cartilagem alar superior
- Cartilagem lateral inferior

Fig. 1-9 PAREDE LATERAL.
- Conchas: superior – média – inferior
- Meatos: superior – médio – inferior
- Processo palatino da maxila
- Crista do nariz – lâmina horizontal do osso palatino
- Seio frontal
- Coana
- Palato mole

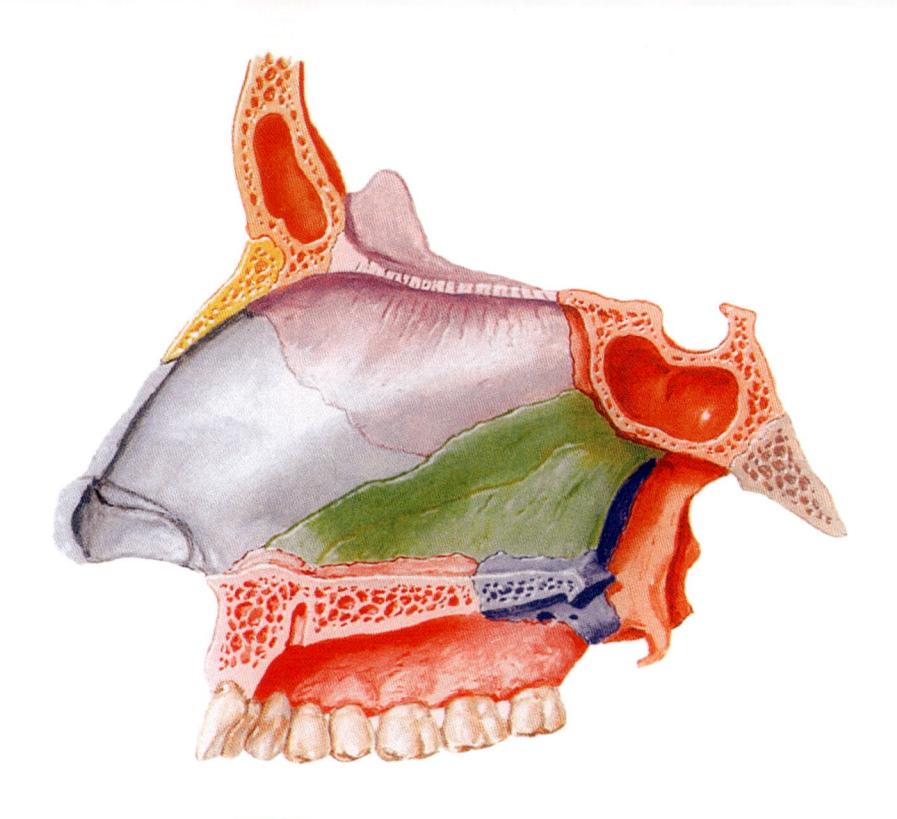

Fig. 1-7

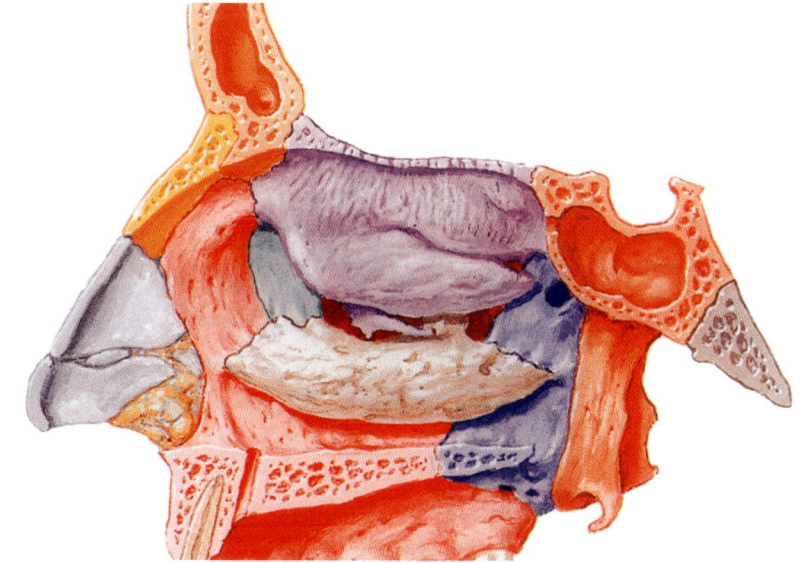

Fig. 1-8

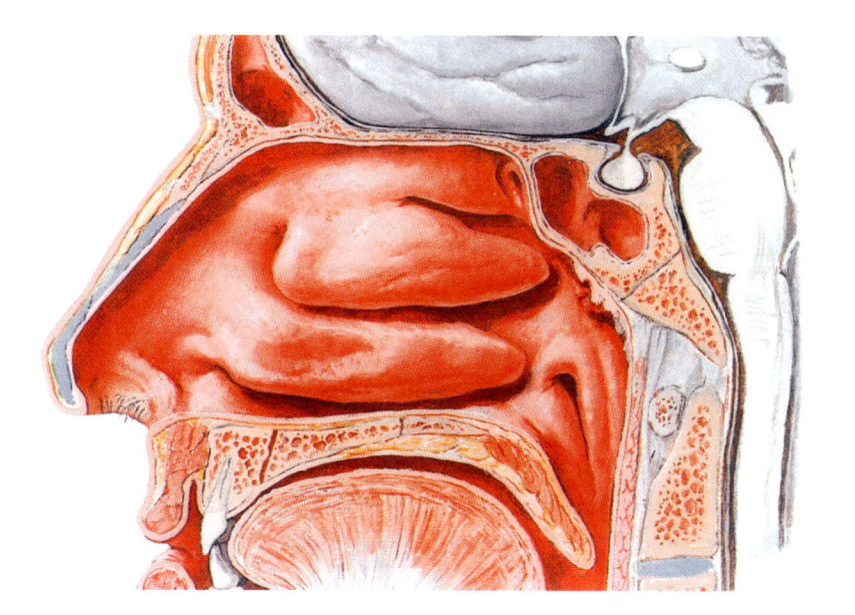

Fig. 1-9

SEIOS PARANASAIS

Fig. 1-10 CORTE CORONAL.
- Cavidades do nariz
- Septo
- Conchas: superior – média – inferior
- Palato duro
- Seio maxilar – seio frontal
- Processo do seio maxilar
- Meatos
- Palato duro
- Processo alveolar do maxilar

Fig. 1-11 CORTE TRANSVERSAL.
- Cavidades do nariz
- Seios esfenoidais
- Células etmoidais
- Septo
- Nervo óptico

Fig. 1-12 TOMOGRAFIA MOSTRANDO ALGUMAS CAVIDADES.
Septo tortuoso e espessado em alguns segmentos.

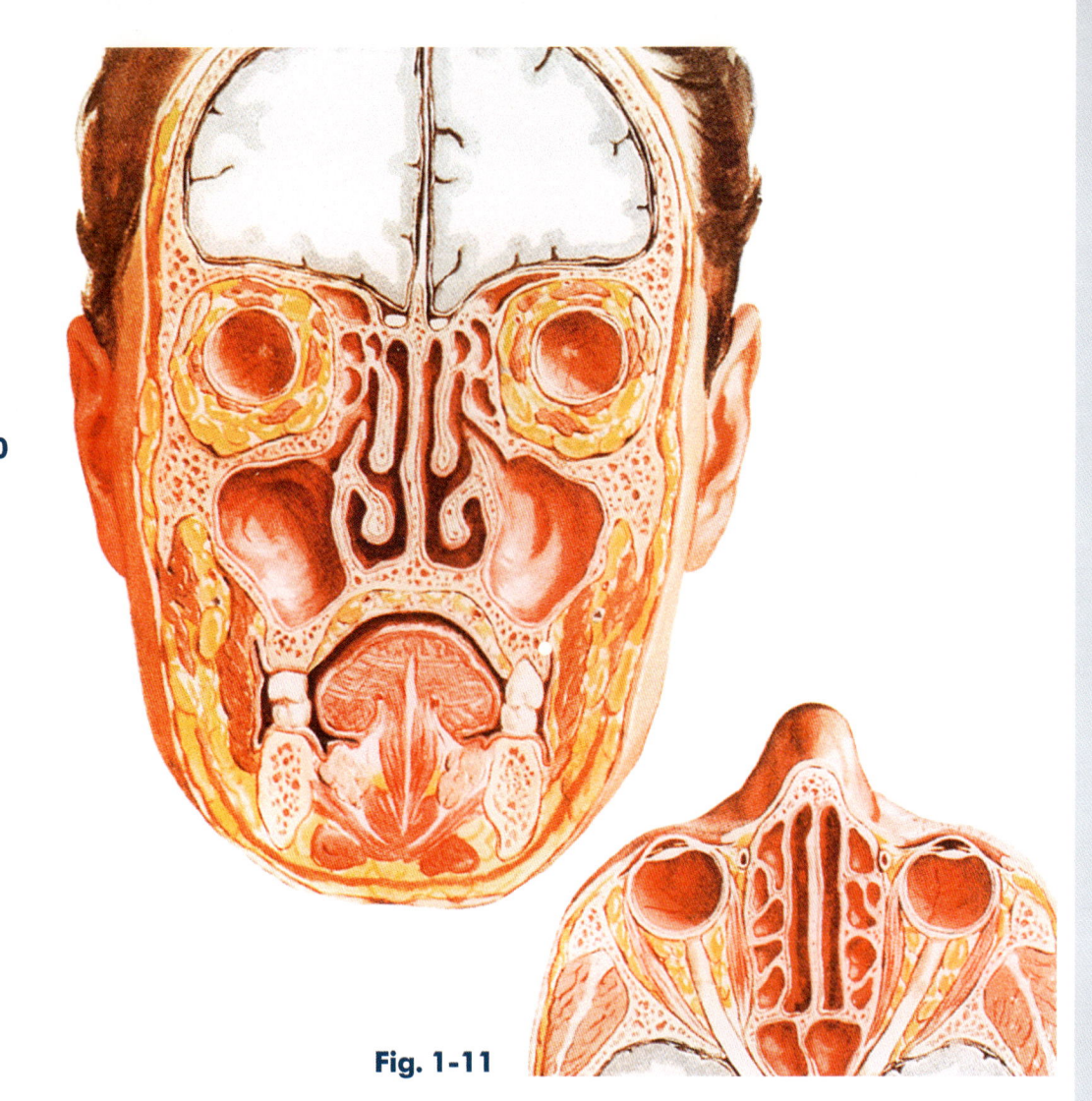

Fig. 1-10

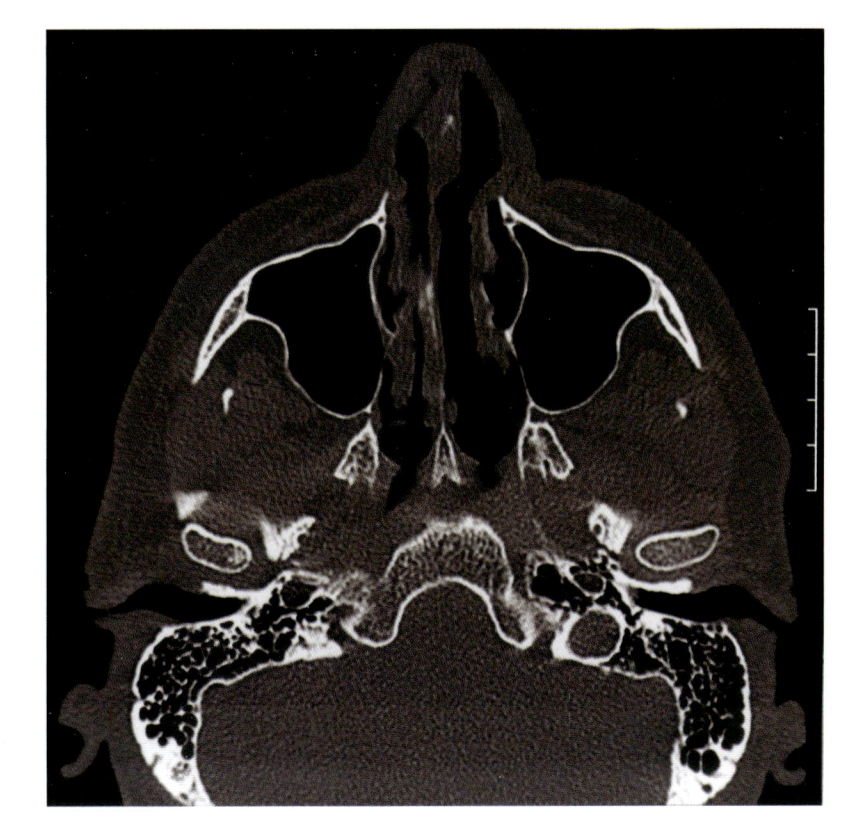

Fig. 1-11

Fig. 1-12

ANATOMIA

CRÂNIO (NORMA VERTICAL)

Fig. 1-13 VISTA EXTERNA.
- Osso frontal
- Sutura coronal
- Osso parietal ⇒ área de eleição para tomada do enxerto
- Sutura sagital
- Forame parietal

Fig. 1-14 VISTA INTERNA.
- Osso frontal
- Osso parietal ⇒ atenção para o limite em profundidade do enxerto
- Osso occipital

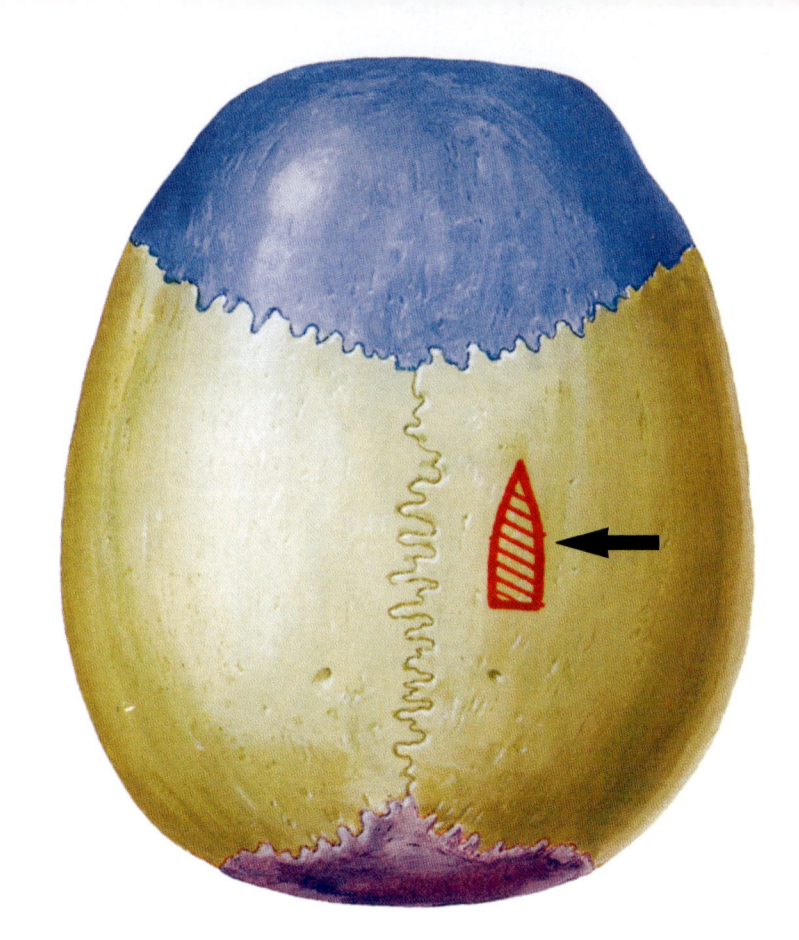

Fig. 1-13

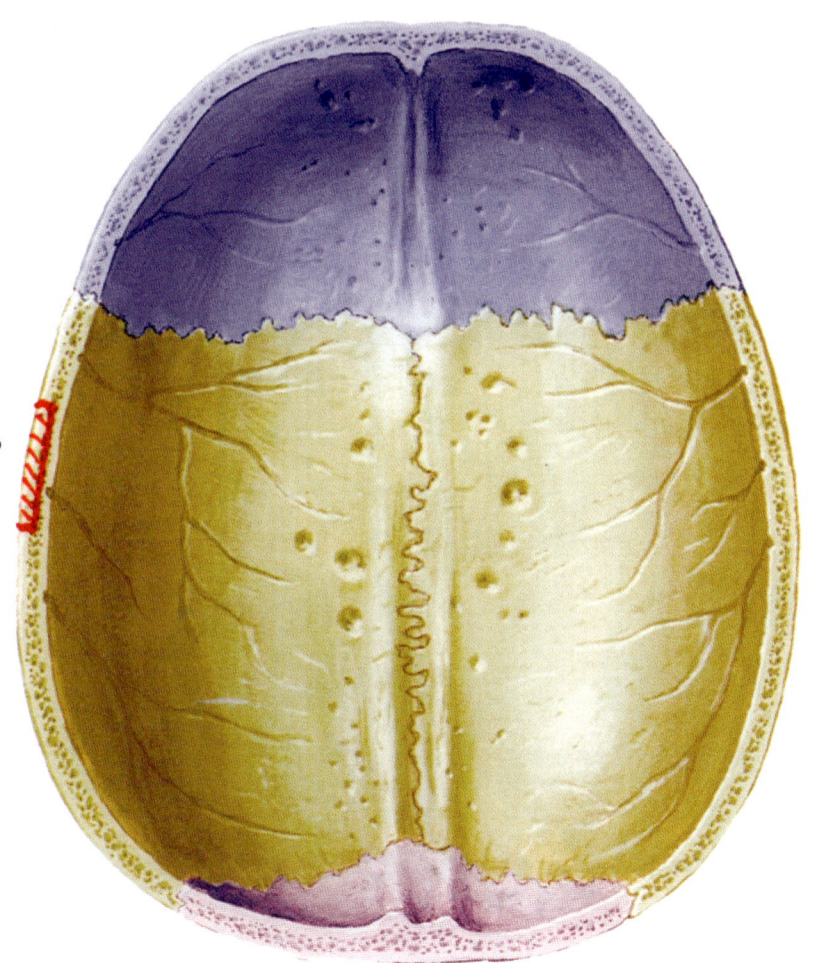

Limite da retirada do enxerto

Fig. 1-14

ANATOMIA

11

TRONCO

Os círculos mostram os segmentos de eleição para doação de enxerto ósseo de costela, crista ilíaca e cartilagem costal.

Fig. 1-15 ARCABOUÇO ÓSSEO E CARTILAGINOSO.
- Costelas
- Cartilagens costais
- Crista ilíaca:
  - Lábio interno
  - Linha intermédia
  - Lábio externo
  - Tubérculo ilíaco

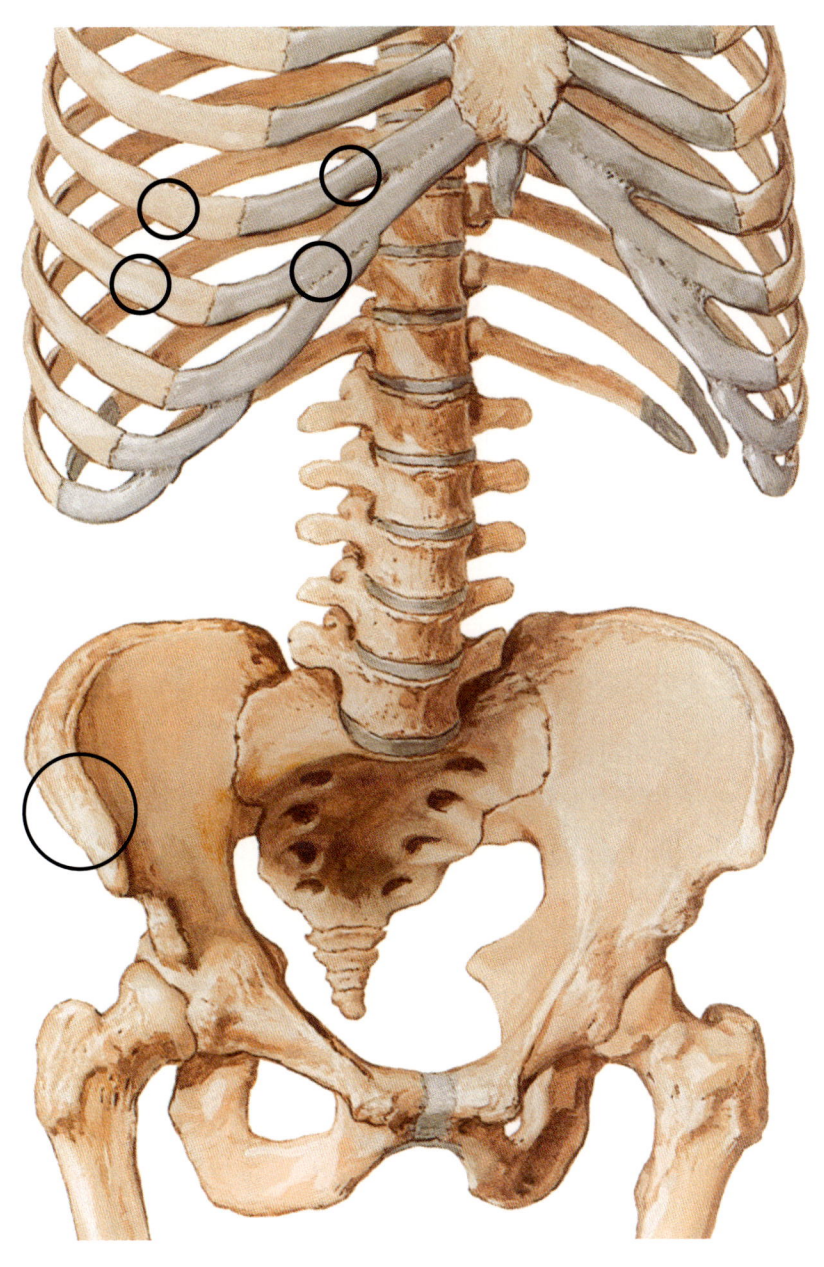

Fig. 1-15

PREPARO DO PACIENTE

ROTINA DO PREPARO

Muito embora uma rinoplastia possa ser realizada com anestesia local, damos franca preferência à geral. Ela traduz mais conforto para o paciente e o cirurgião, além de inegável segurança.

Fig. 2-1 Paciente preparada para a cirurgia. Campos simetricamente fixados à cabeça. Orelhas sempre de fora, prontas para uma eventual retirada de enxerto. Rodilha maleável dando estabilidade e projetando a cabeça para frente. Olhos protegidos.

Fig. 2-2 Infiltração com anestésico e vasoconstritor 1:400.000.

Fig. 2-1

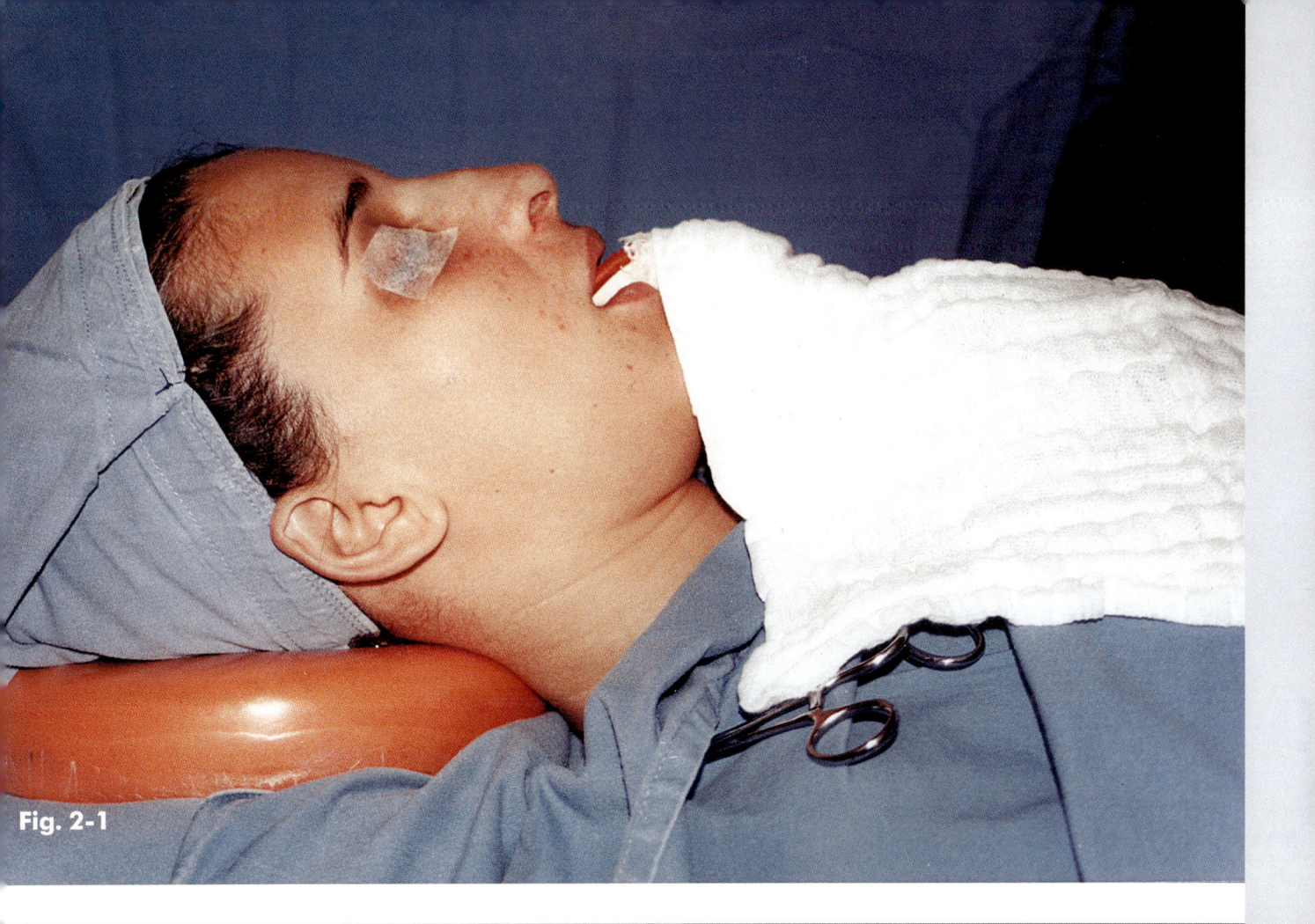

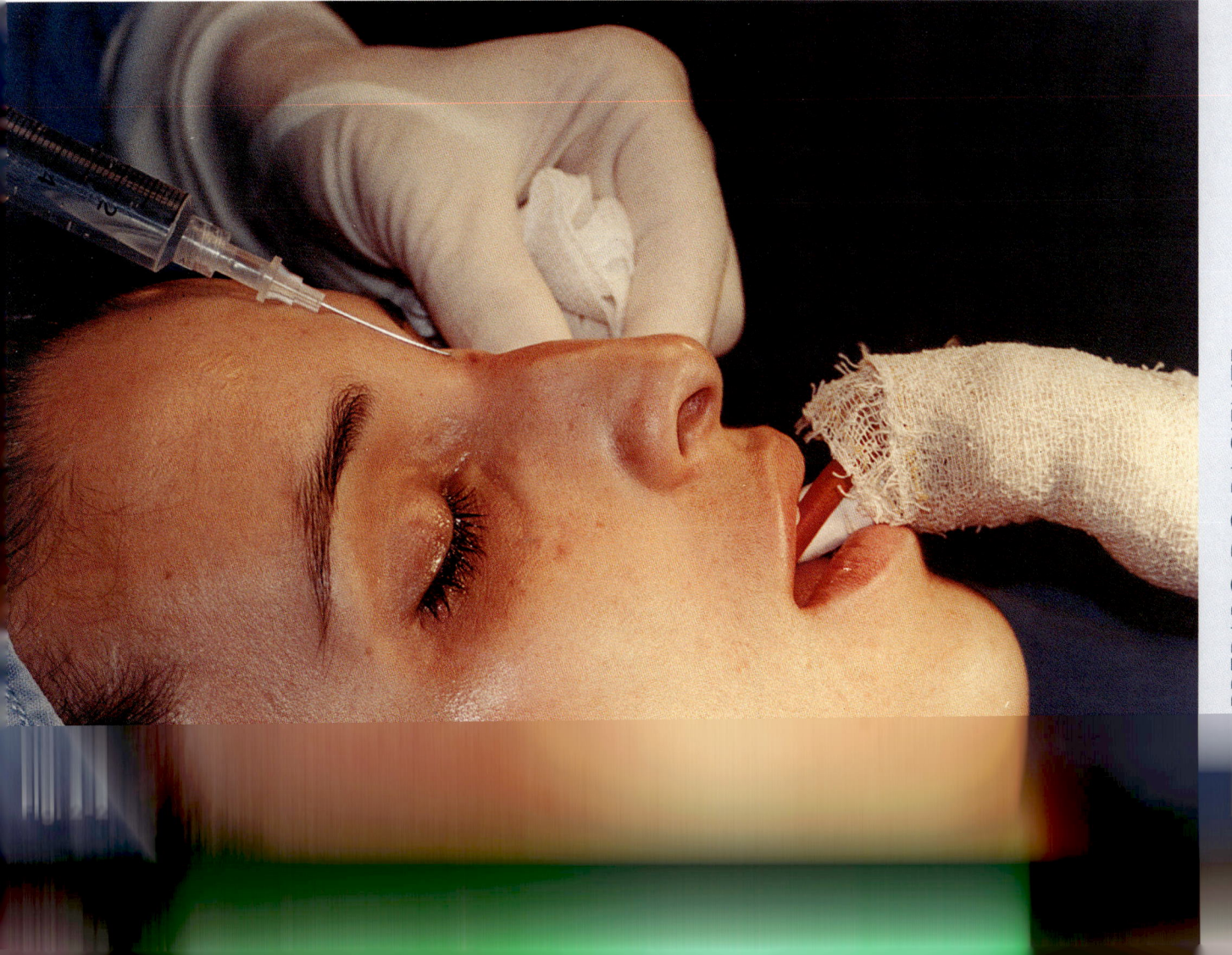

PREPARO DO PACIENTE

ROTINA DO PREPARO

Figs. 2-3 e **2-4** Complementando a infiltração. Anestesia da parte interna. Melhor executar com carpule. É importante o volume infiltrado para facilitar a atuação sobre o septo. Caso haja disponibilidade, fazer tamponamento com cocaína a 5%. Provoca importante vasoconstrição.

Fig. 2-3

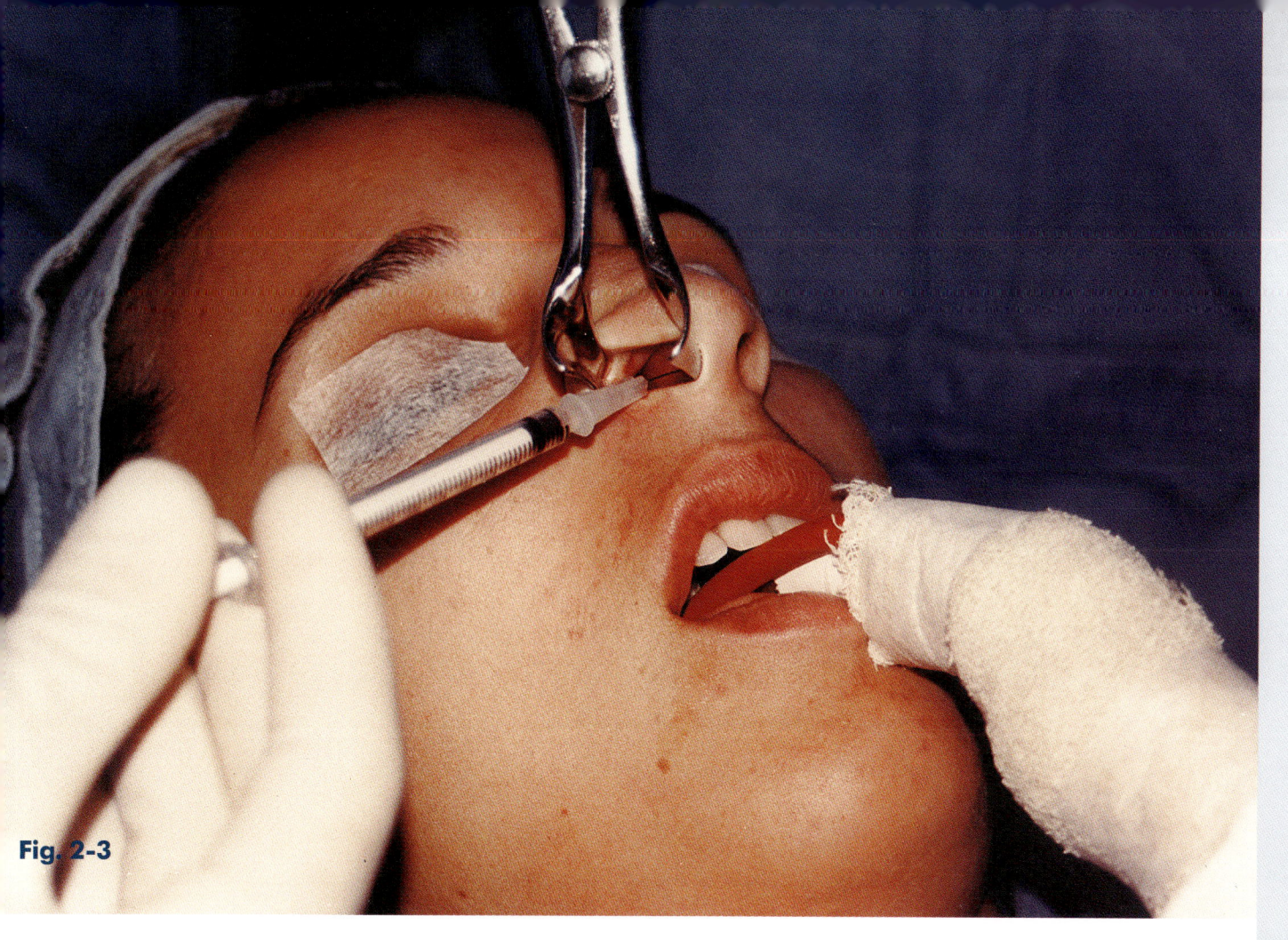

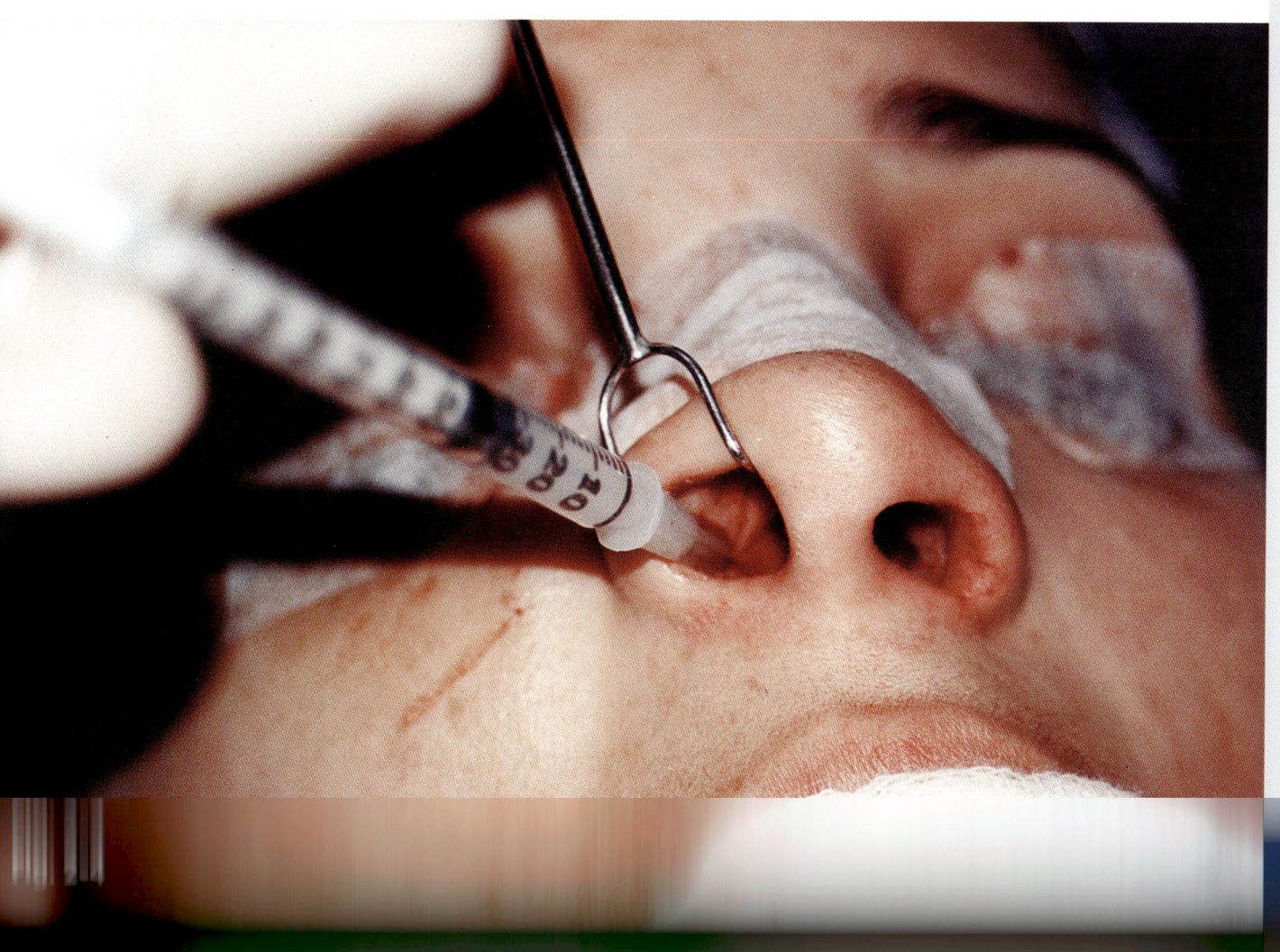

PREPARO DO PACIENTE

3

UMA RINOPLASTIA BÁSICA FECHADA

UMA RINOPLASTIA BÁSICA FECHADA

Fig. 3-1 Dispositivo de Gruber – utilizado como afastador autoestático e para relembrar a altura da ponta em relação ao dorso, em torno de 6 mm.

Fig. 3-2 Traçado da incisão intercartilaginosa para acesso à rinopolastia fechada.

Fig. 3-1

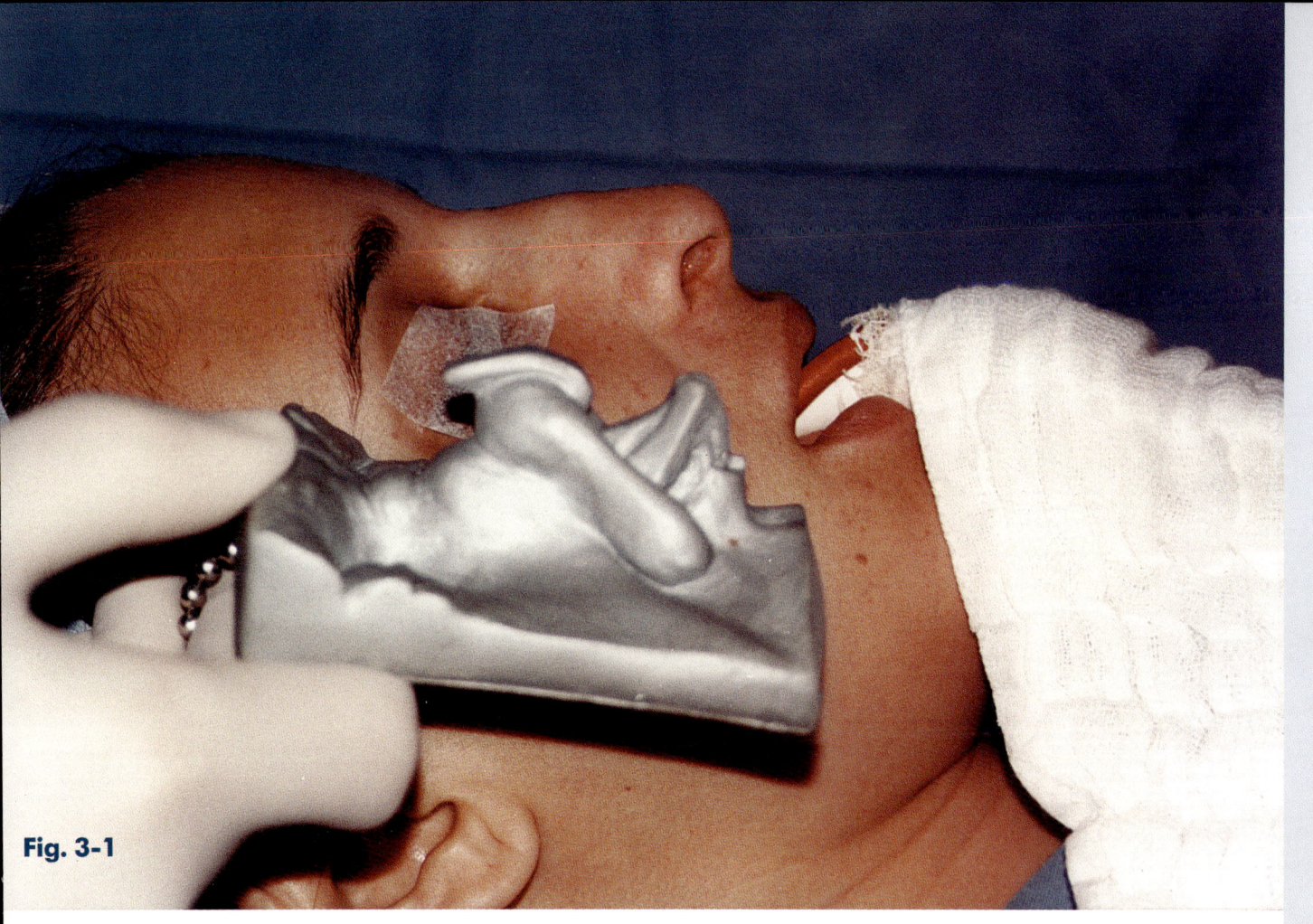

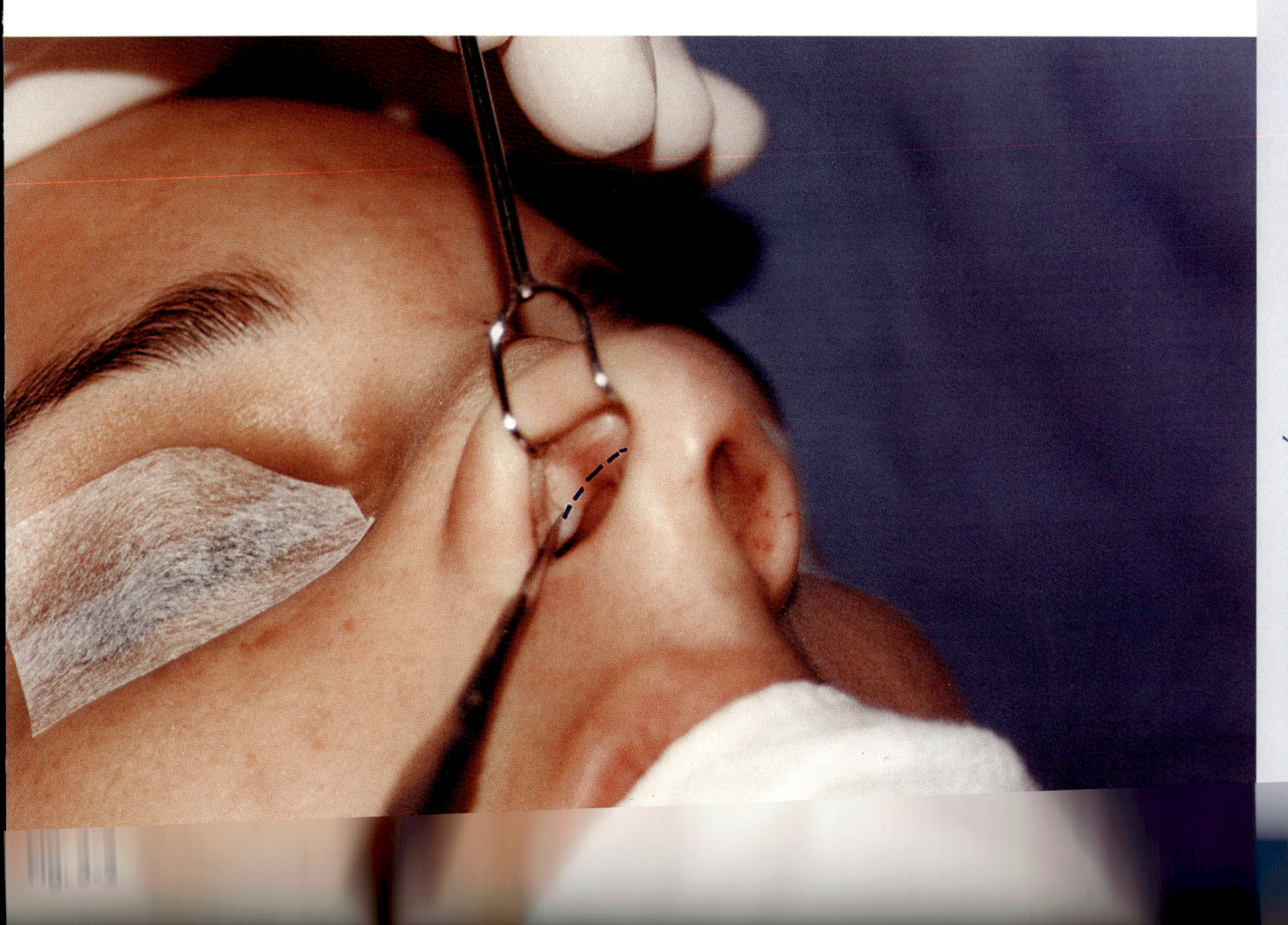

UMA RINOPLASTIA BÁSICA FECHADA

UMA RINOPLASTIA BÁSICA FECHADA

Fig. 3-3 Complementando o acesso, com a incisão de subsepto. A tração da columela para baixo propicia deixar mais tecido naquele segmento.

Fig. 3-4 Acesso completo.

Fig. 3-3

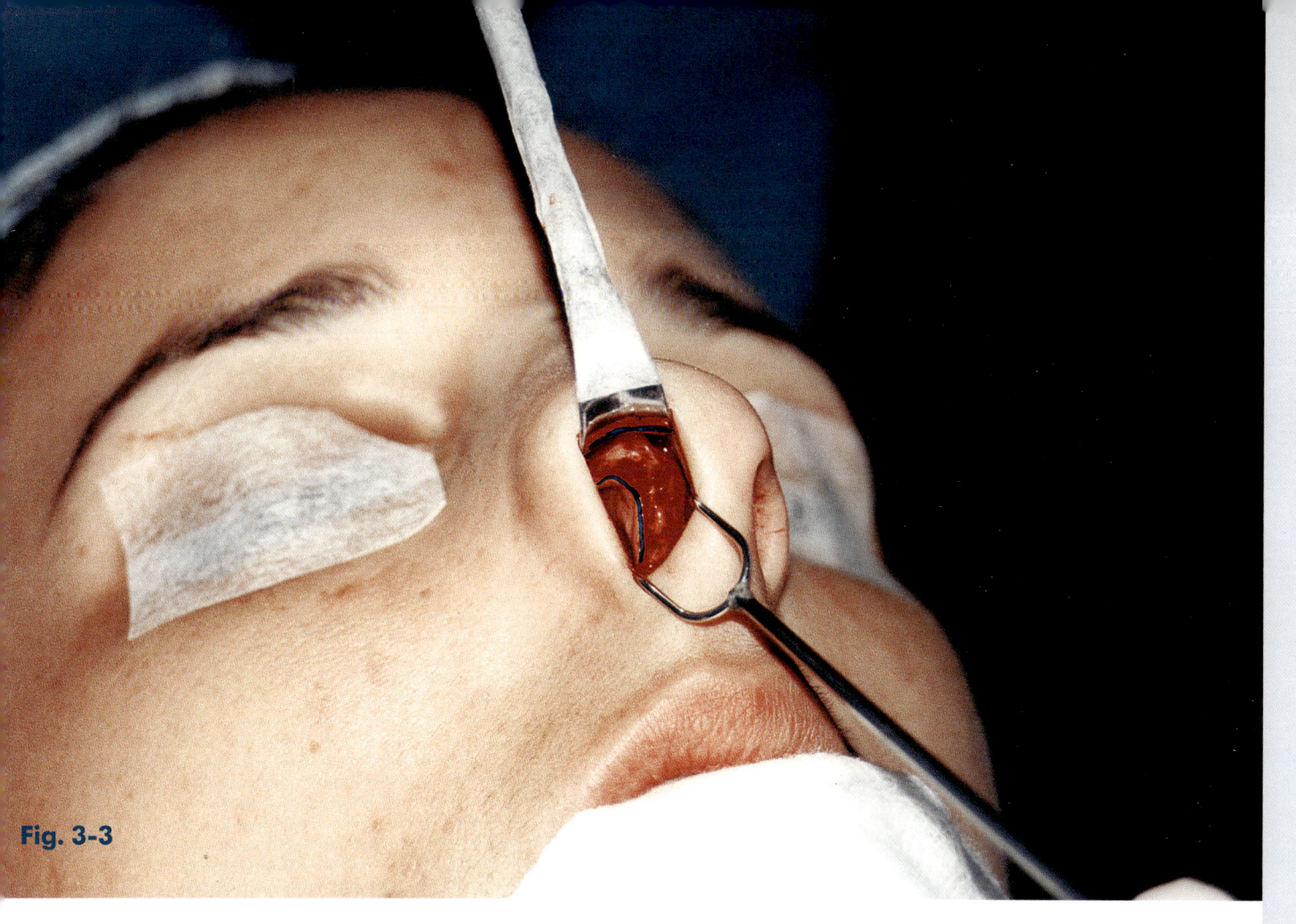

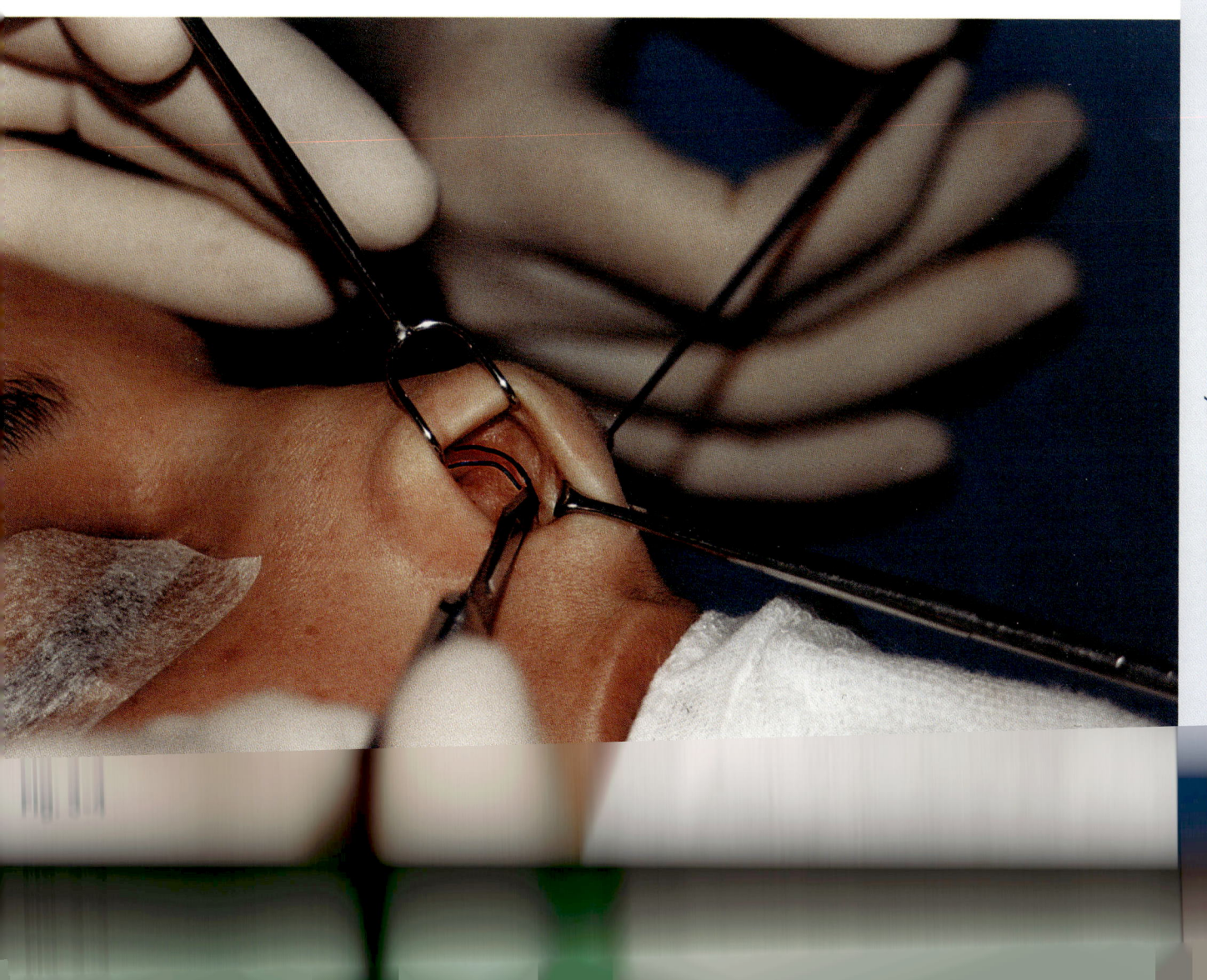

UMA RINOPLASTIA BÁSICA FECHADA

UMA RINOPLASTIA BÁSICA FECHADA

Fig. 3-5 Apondo a giba retirada sobre o dorso nasal. A giba pode ser preparada e reutilizada como enxerto.

Fig. 3-6 Cirurgia terminada. Montagem com micropore, tamponamento – uma opção, dependendo da indicação. Placa de polímero termomoldável, dimensionada para o caso.

Fig. 3-5

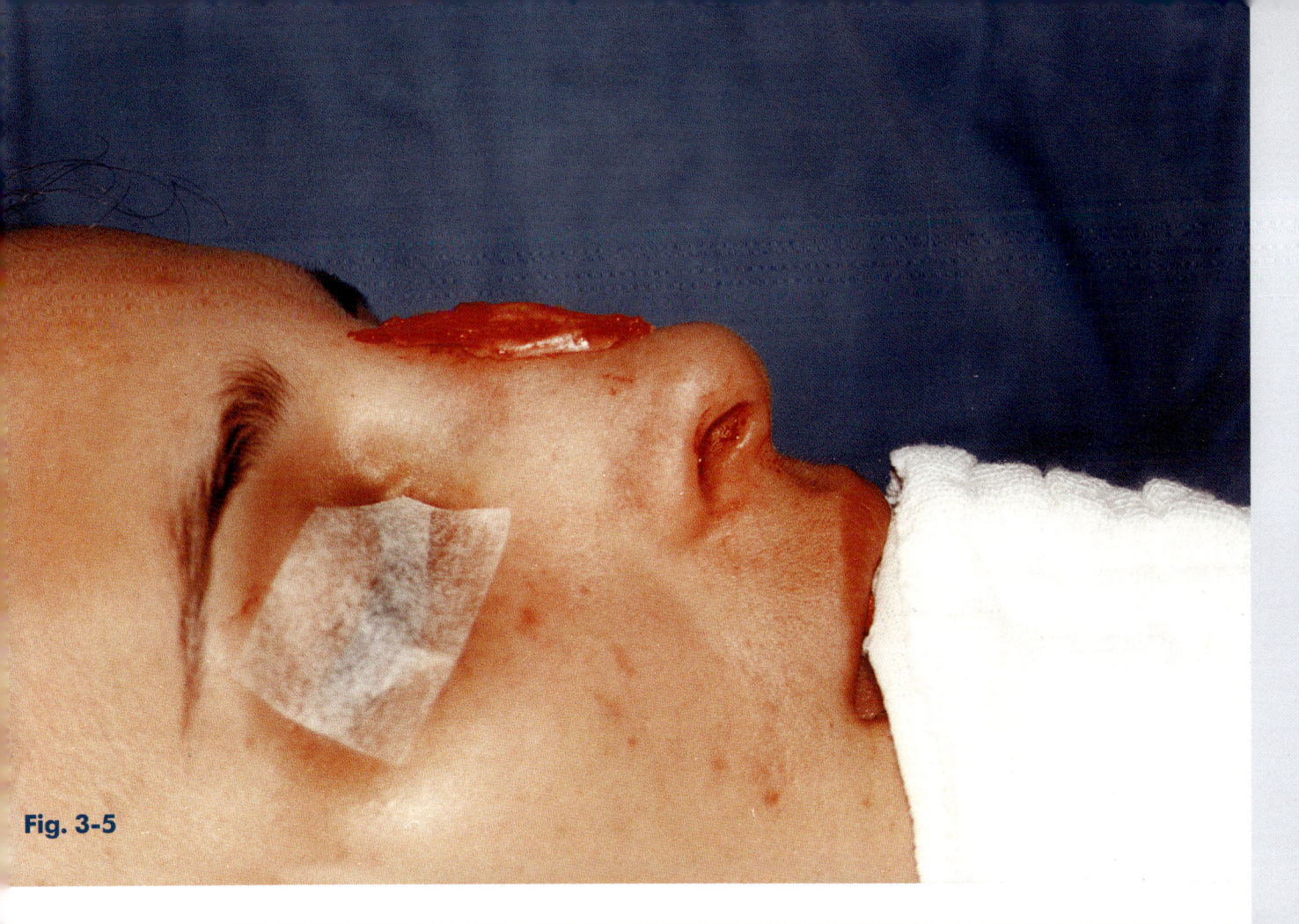

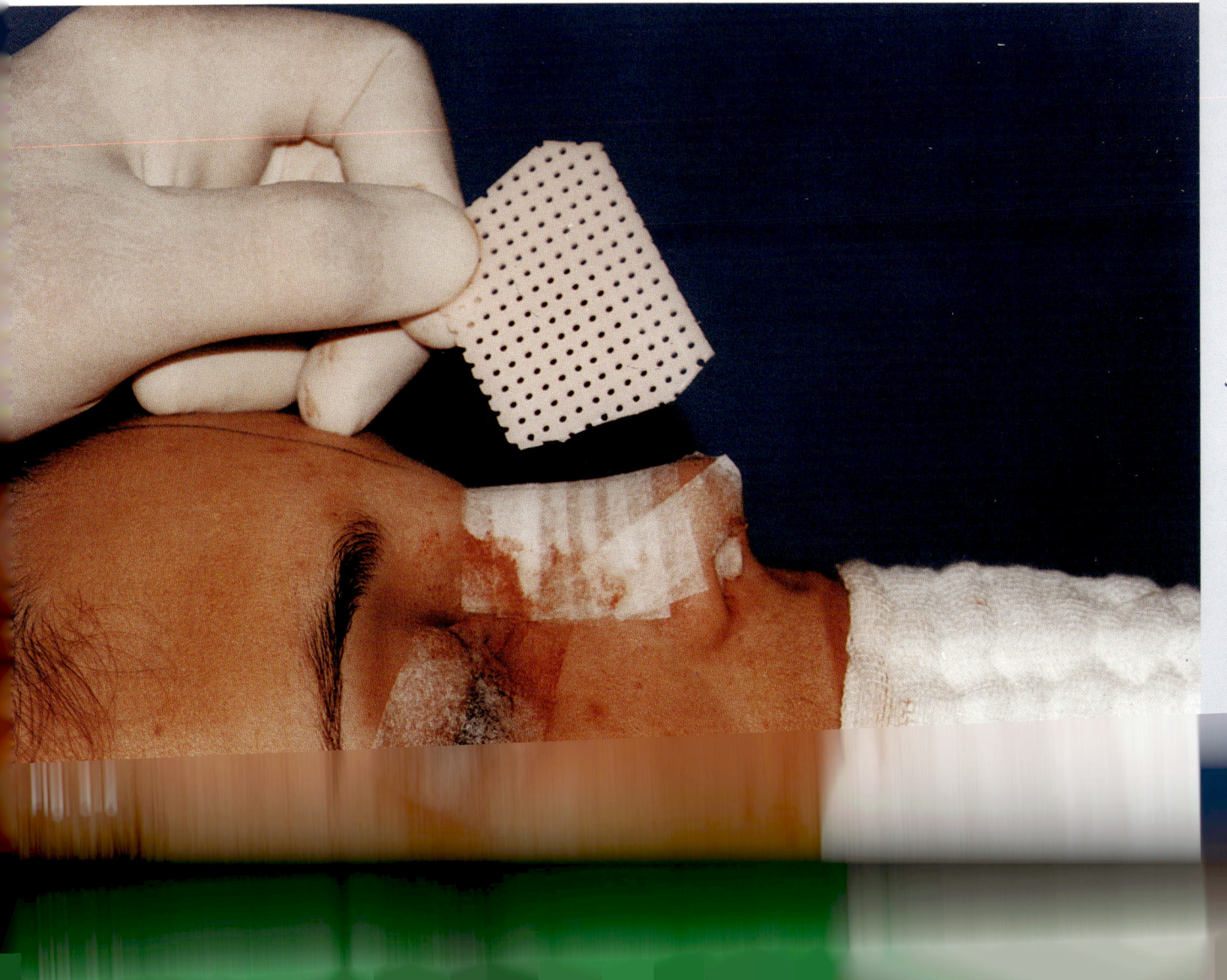

UMA RINOPLASTIA BÁSICA FECHADA

Figs. 3-7 e **3-8** Aquecimento da placa de modelagem em recipiente específico para essa finalidade. A rede apresenta dupla função: proteger as mãos do cirurgião e evitar deformação da peça, se for retirada com uma pinça.

Fig. 3-7

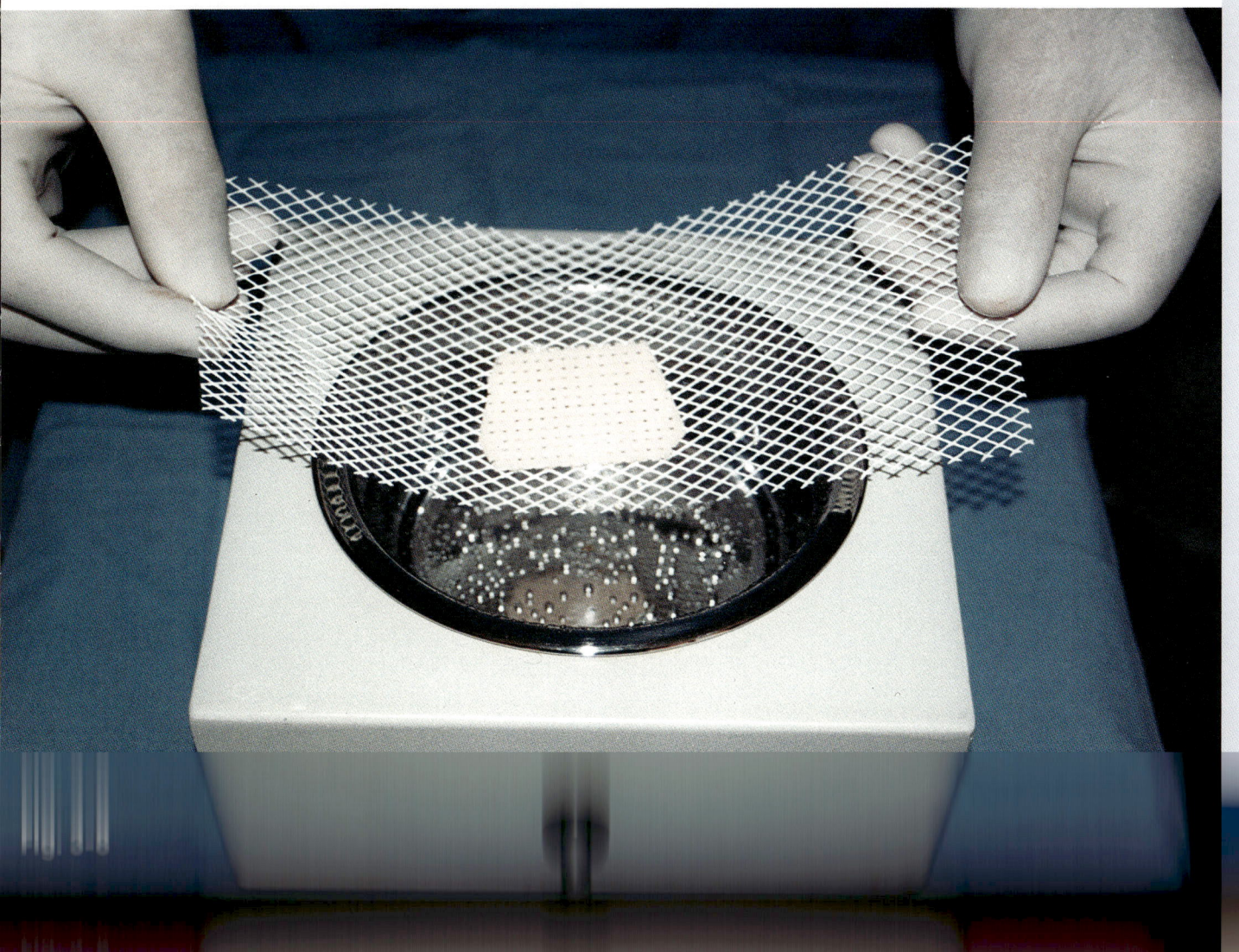

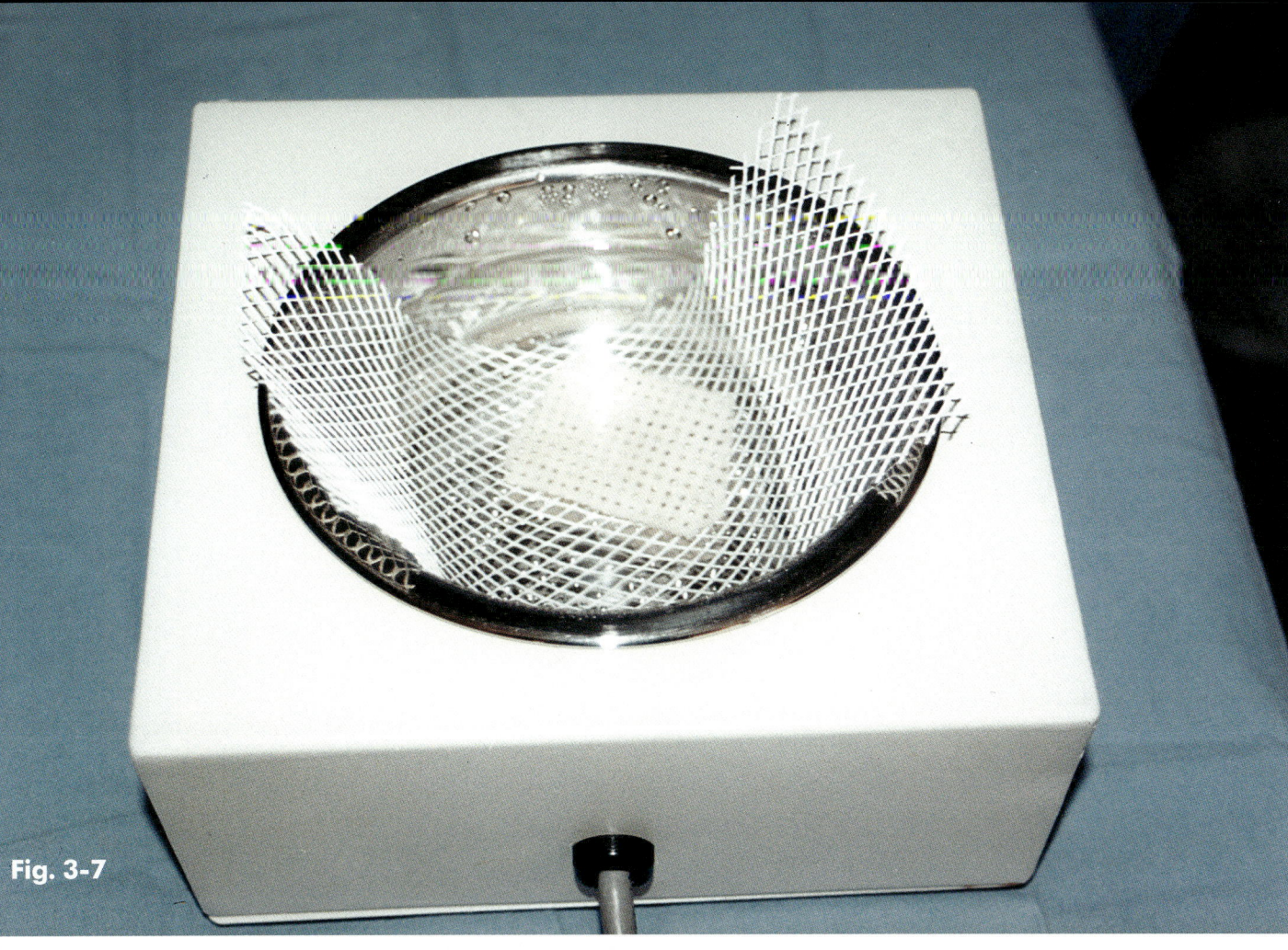

UMA RINOPLASTIA BÁSICA FECHADA

UMA RINOPLASTIA BÁSICA FECHADA

Fig. 3-9 Após a moldagem com a placa ainda maleável, ela é estabilizada com soro frio.

Fig. 3-10 A linha, que vai da região frontal até a ponta do nariz, é para assegurar sua posição correta.

Fig. 3-9

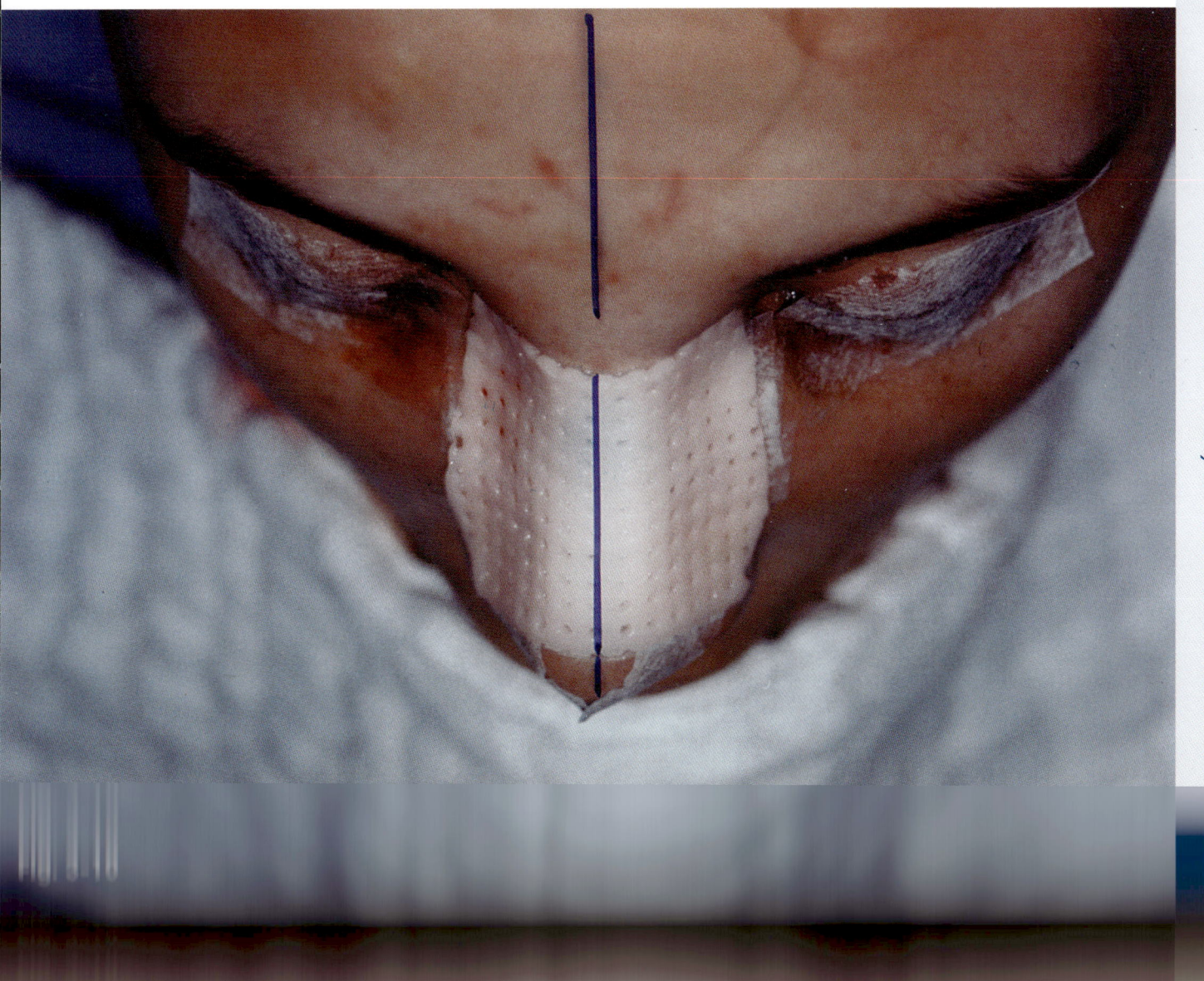

UMA RINOPLASTIA BÁSICA FECHADA

ACESSOS PARA UMA RINOPLASTIA COM OU SEM ENXERTOS

4

INTERCARTILAGINOSO

Fig. 4-1 O acesso intercartilaginoso norteou a origem das rinoplastias estéticas e ainda tem sua presença. Alguns cirurgiões permanecem fiéis a este acesso, não aceitando a rinoplastia aberta. Sem dúvida, a chamada fechada é uma cirurgia egoísta, sendo difícil a curva de aprendizado. O dorso pode ser enxertado facilmente por este acesso, a ponta exige um cirurgião experiente para trabalhar os enxertos com segurança.

Fig. 4-1

ACESSOS PARA UMA RINOPLASTIA COM OU SEM ENXERTOS

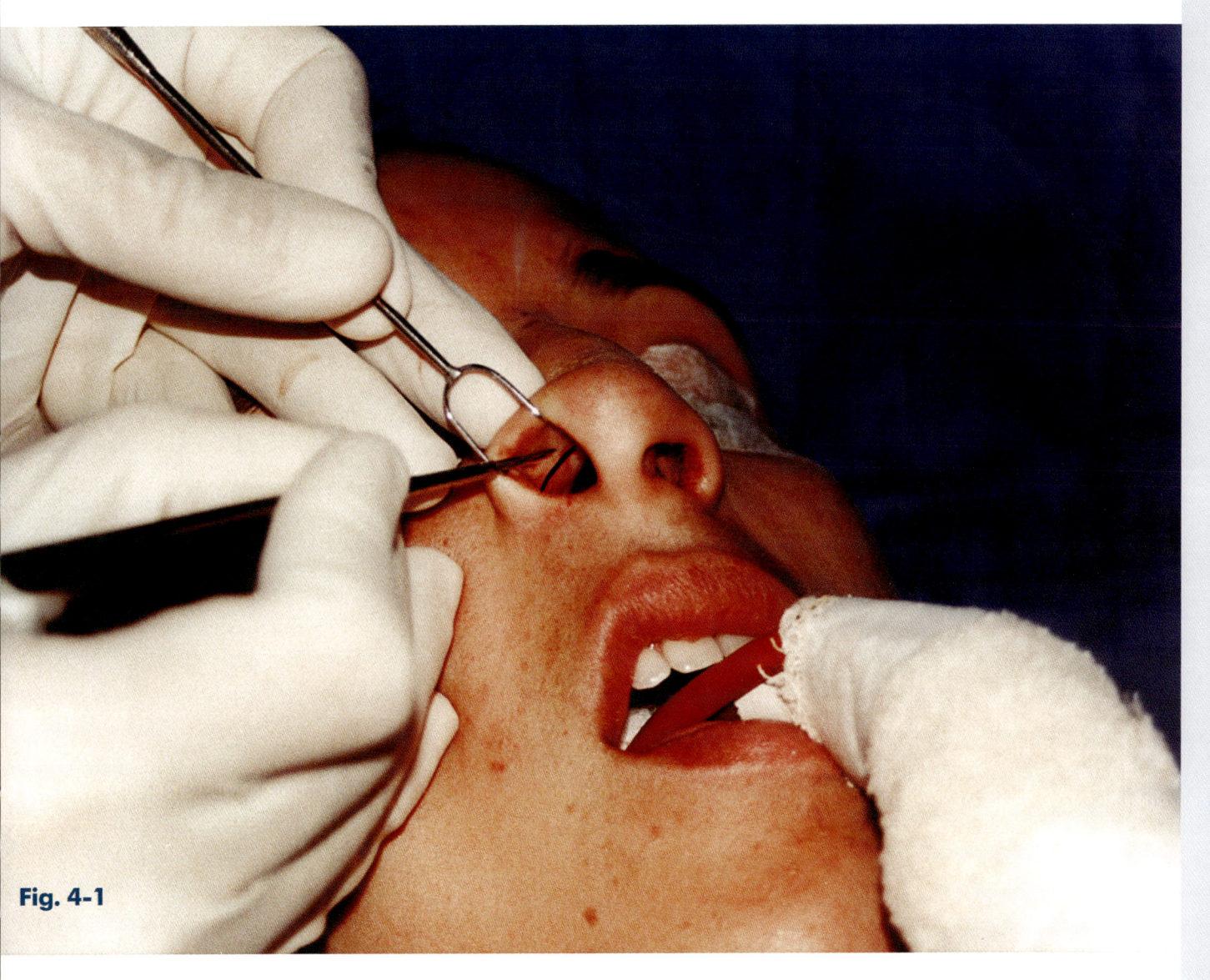

TRANSCARTILAGINOSO

Fig. 4-2 Semelhante ao intercartilaginoso, porém incisando-se simultaneamente pele-mucosa-cartilagem do vestíbulo na projeção que será trabalhada. Preserva a estrutura remanescente da ponta, ressecando com facilidade e precisão o segmento cranial das cartilagens laterais inferiores. Com este acesso, há certa dificuldade para aplicação dos enxertos.

Fig. 4-2

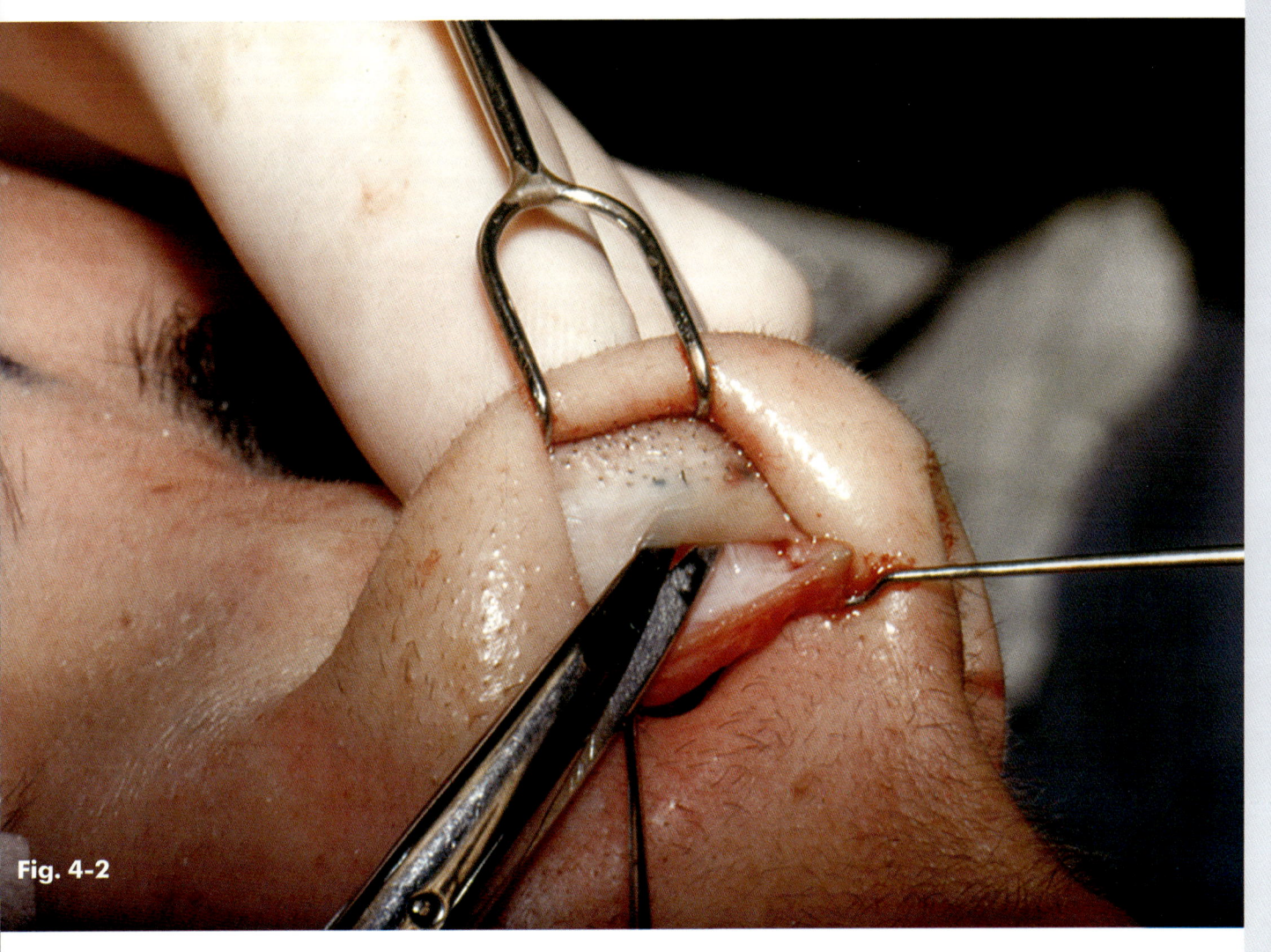

SEMIABERTO

Figs. 4-3 a **4-5** Denominação chamada alça de balde. Fácil visualização da ponta, permitindo que seja tratada com ou sem enxerto. Limitação para o dorso.

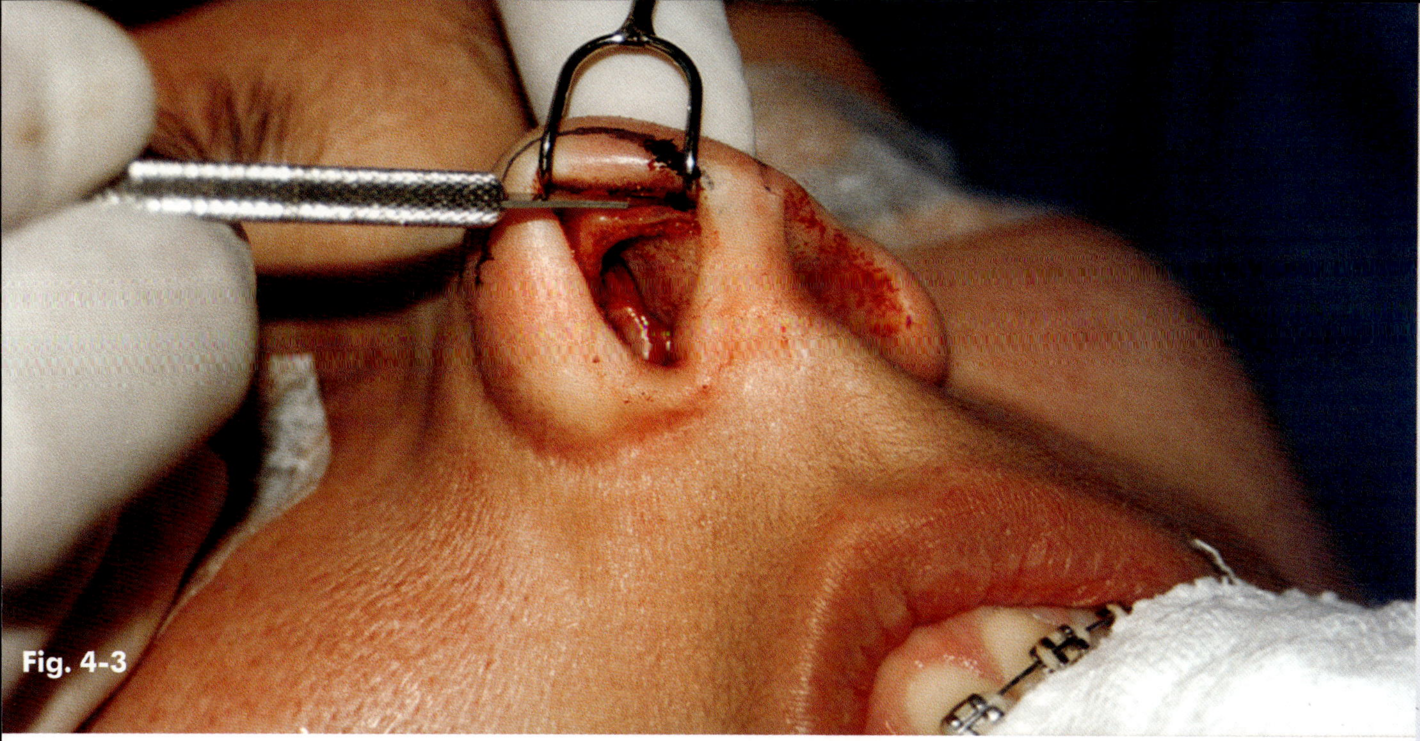

Fig. 4-3

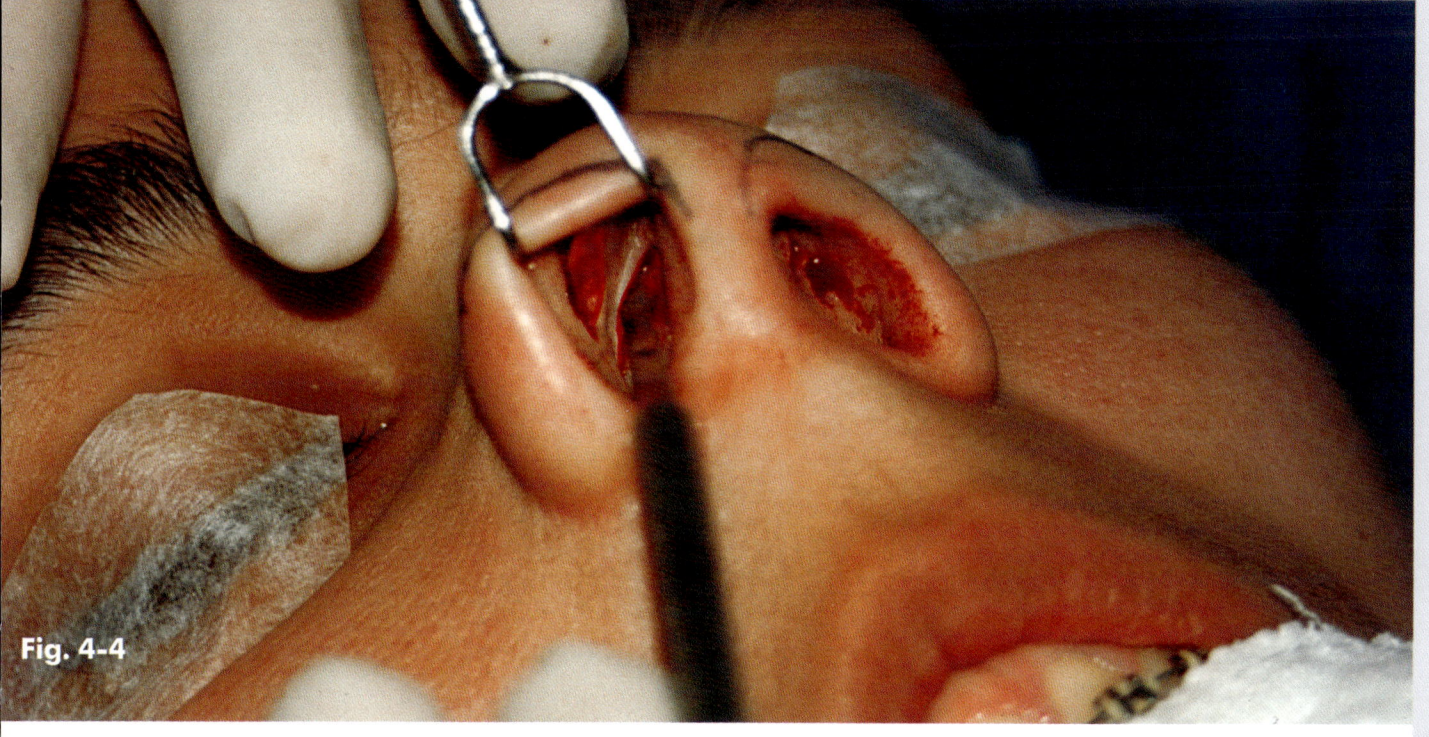

Fig. 4-4

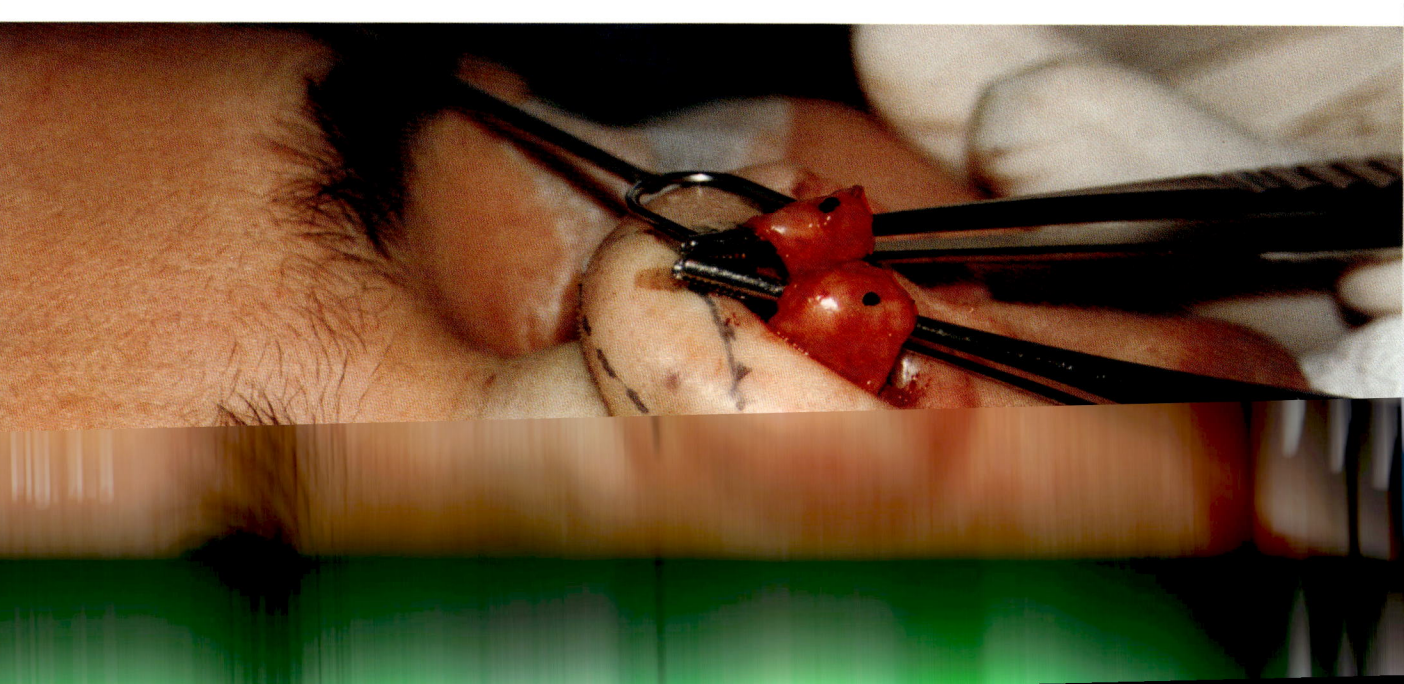

ACESSOS PARA UMA RINOPLASTIA COM OU SEM ENXERTOS

DIRETO

Fig. 4-6 Situação de exceção, quando já se encontra uma cicatriz no dorso nasal. Dependendo da sua localização, os enxertos podem ser trabalhados com facilidade.

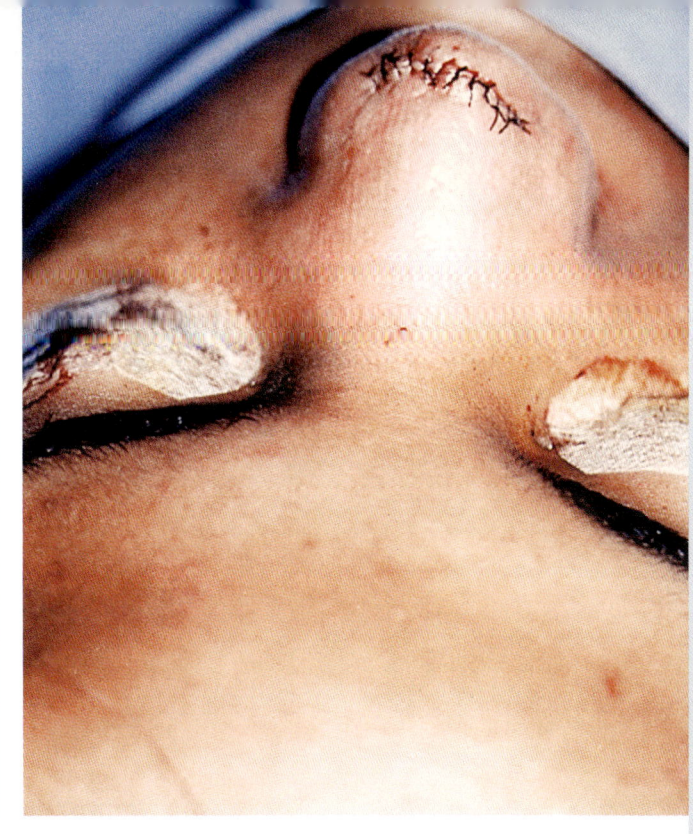

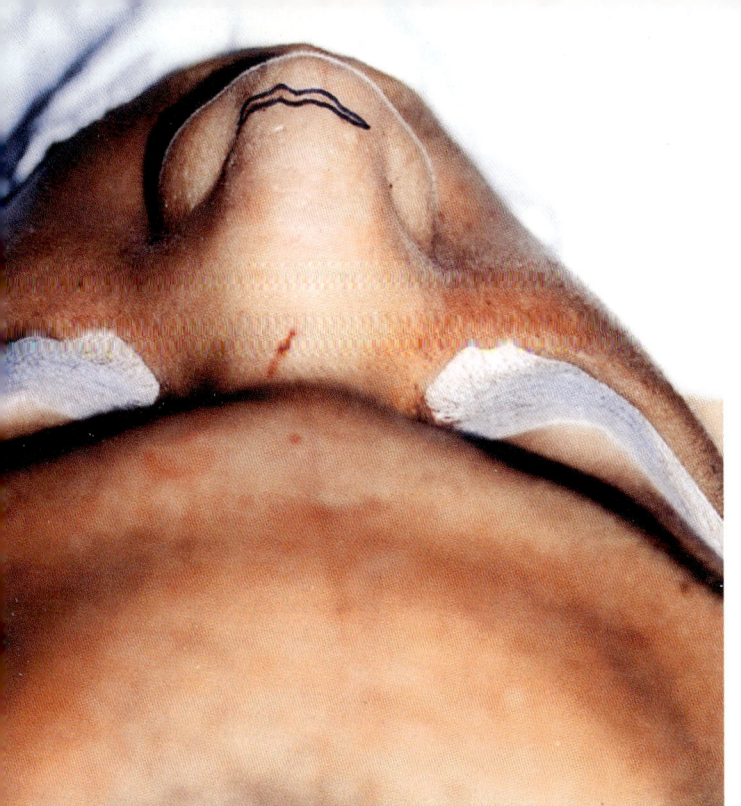

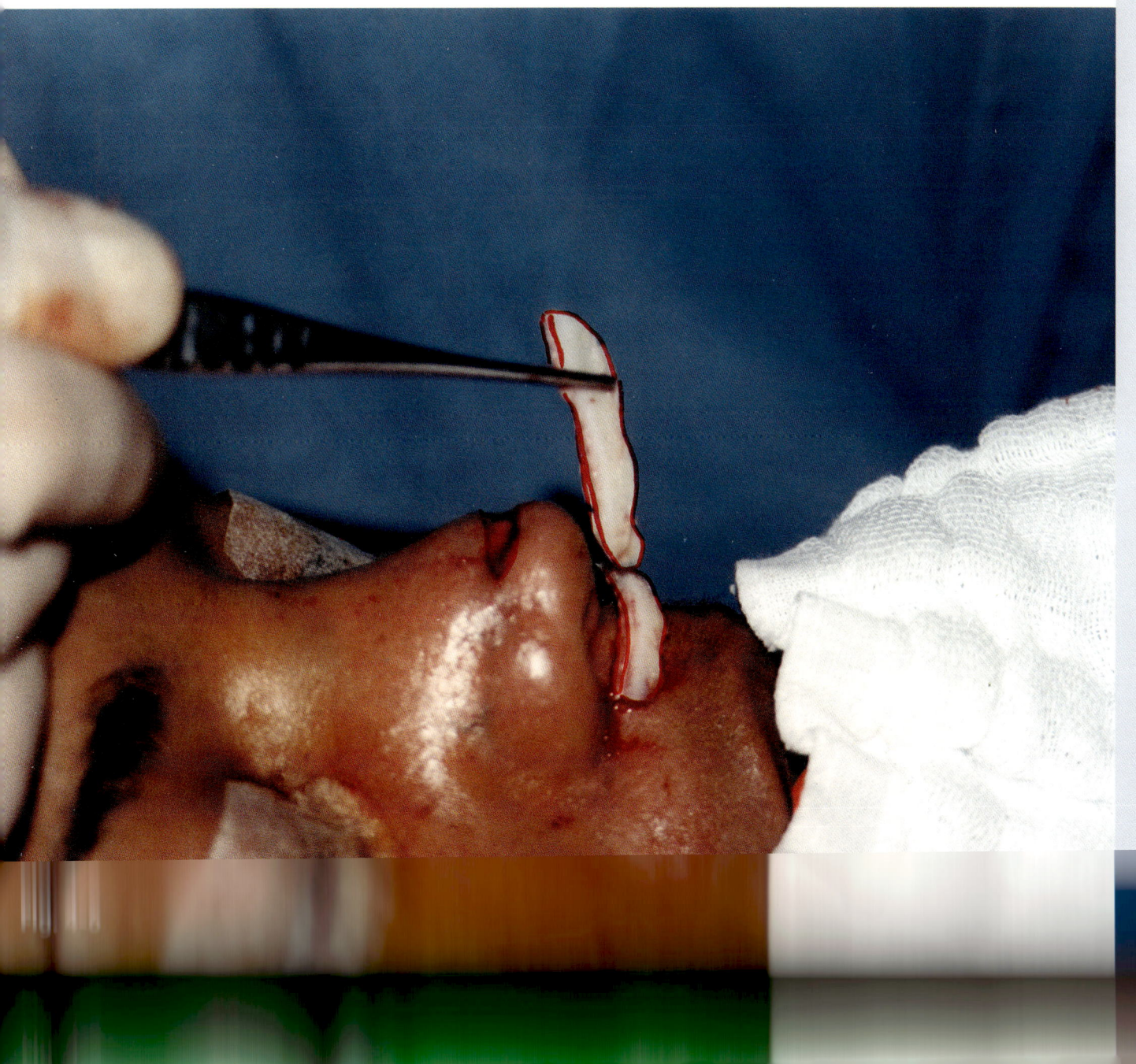

ACESSOS PARA UMA RINOPLASTIA COM OU SEM ENXERTOS

FRONTAL

Fig. 4-7 Usado com frequência, uma vez que somos adeptos da cirurgia frontal aberta, o que facilita a retirada de enxerto de calota com fácil introdução pela raiz do nariz. Também é útil e preciso para modelar o ângulo frontonasal com cartilagem.

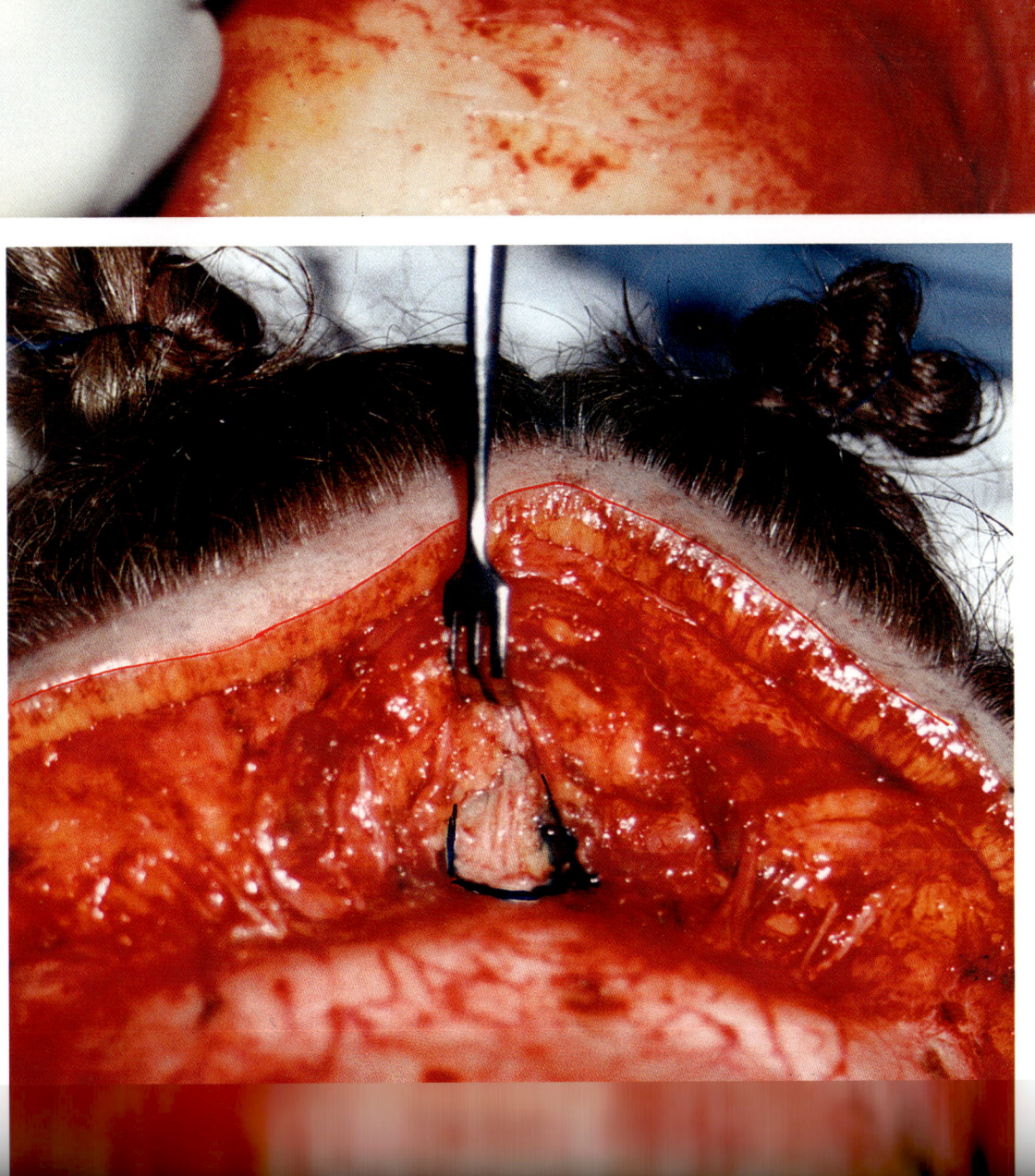

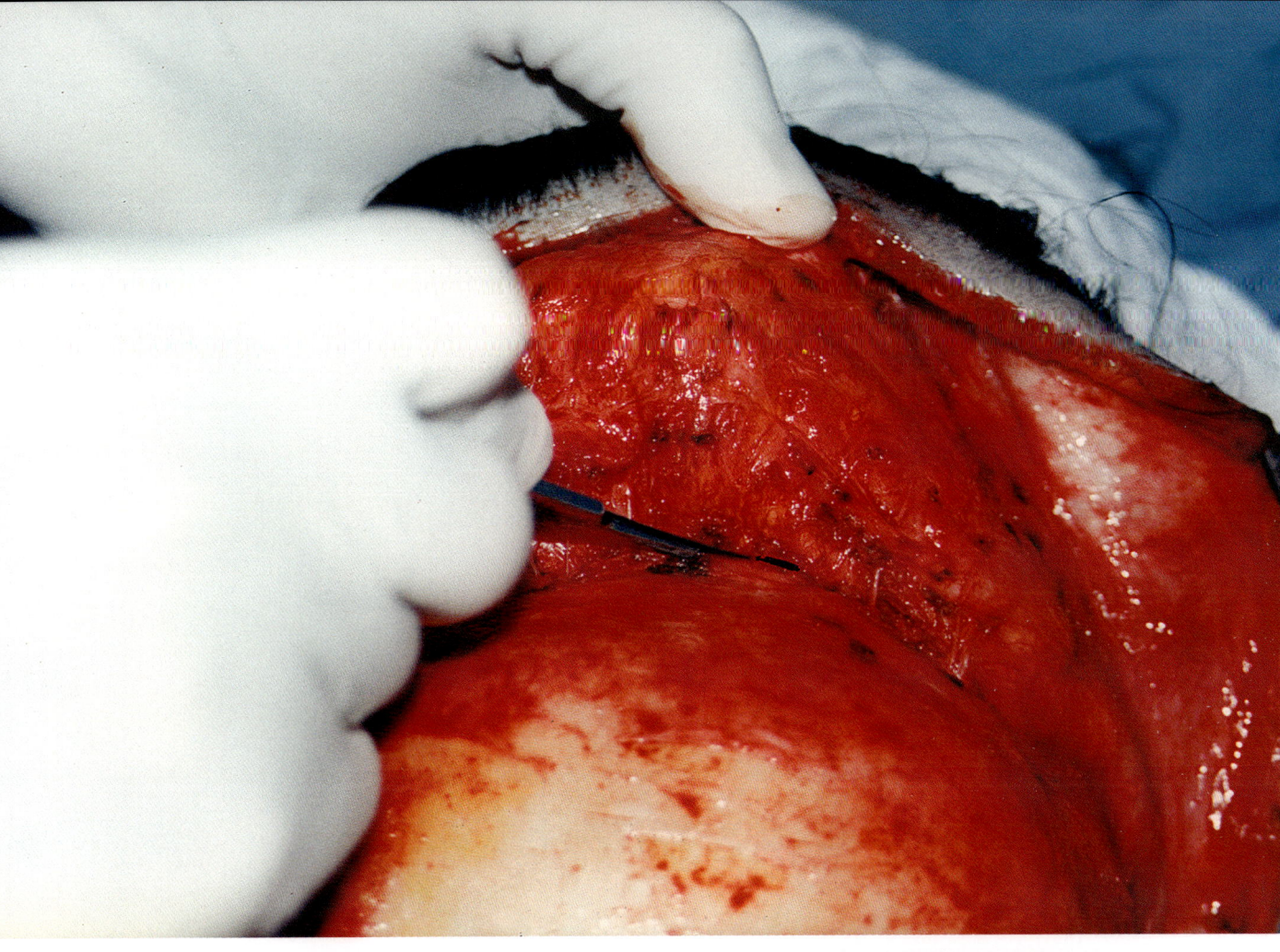

ACESSOS PARA UMA RINOPLASTIA COM OU SEM ENXERTOS

TRANSCOLUMELAR

Figs. 4-8 e **4-9** Acesso extraordinário para o tratamento de septos complexos, oferecendo um amplo campo cirúrgico. Também é necessário para encurtamento da columela.

Fig. 4-8

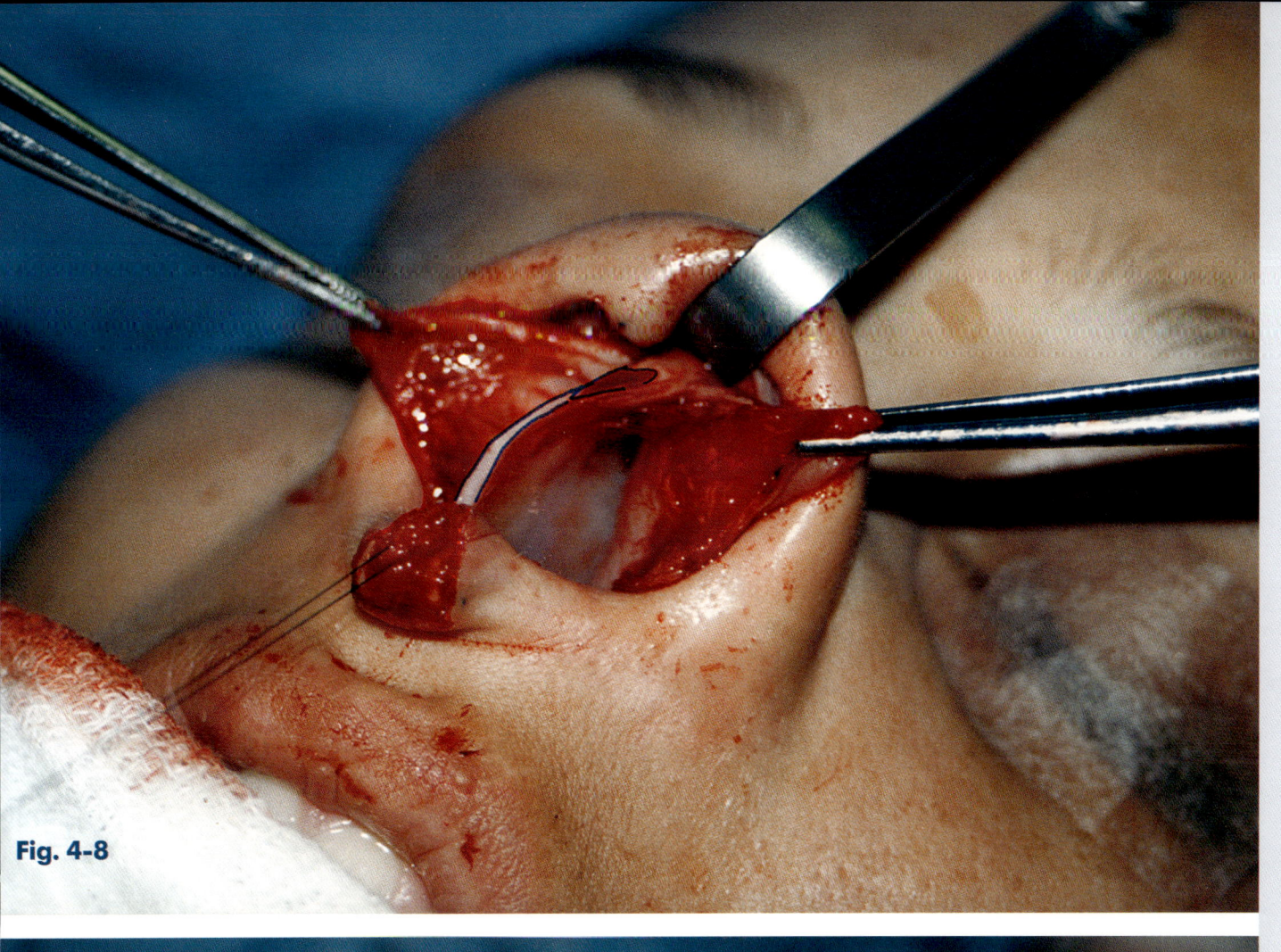

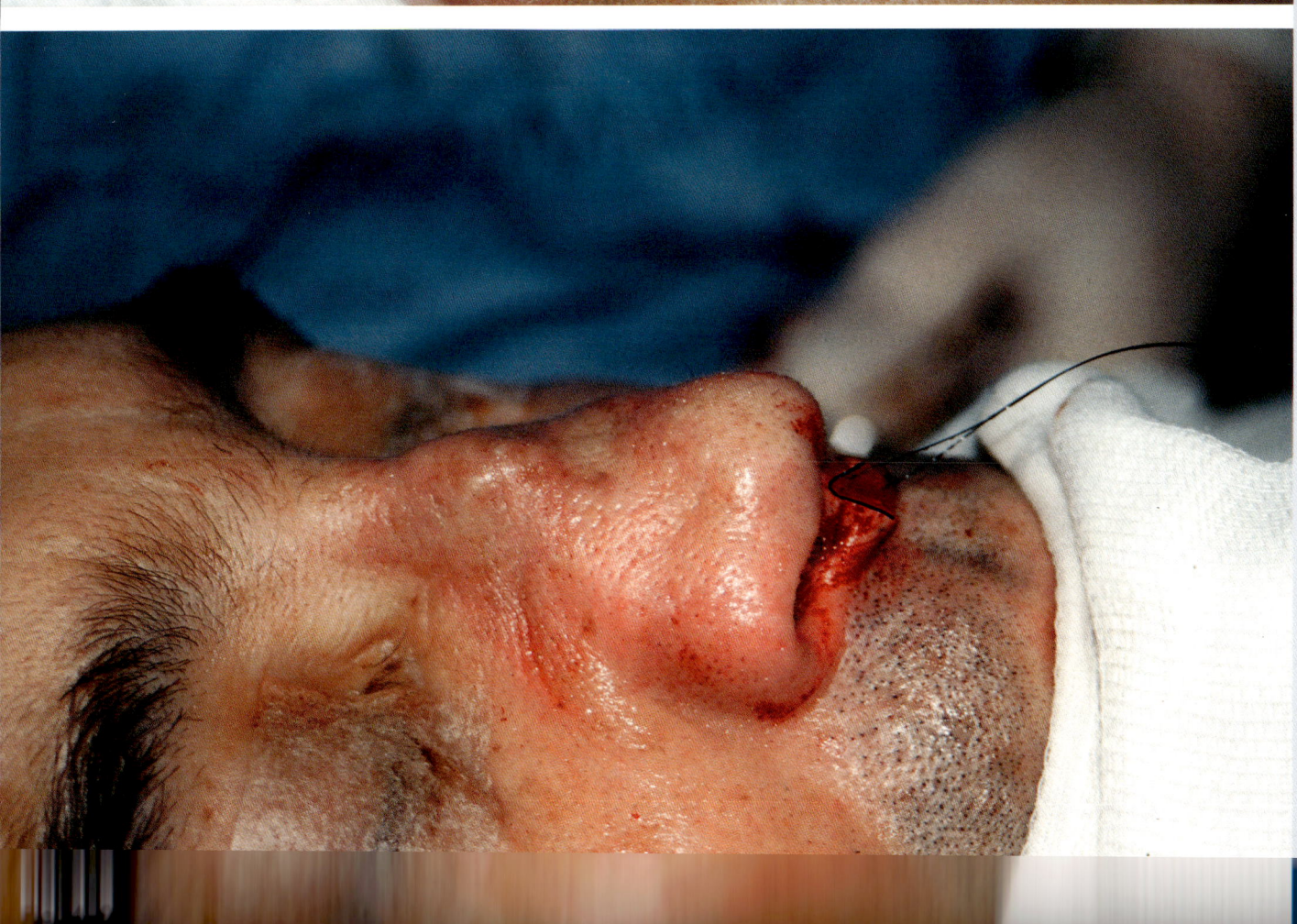

ACESSOS PARA UMA RINOPLASTIA COM OU SEM ENXERTOS

ABERTO

Fig. 4-10 Atribuído a Rethi, possibilita fácil acesso a toda estrutura do nariz para a colocação de enxerto, assim como uma clara curva de aprendizado. O tipo de incisão pelo qual optamos tem a forma de "V" e se localiza no menor cinturamento da columela. Não procedem as críticas a esta técnica sob alegação de má cicatrização. Essa ocorrência se deve a seu manuseio errôneo. Sendo bem trabalhada, a cicatriz é praticamente inaparente.

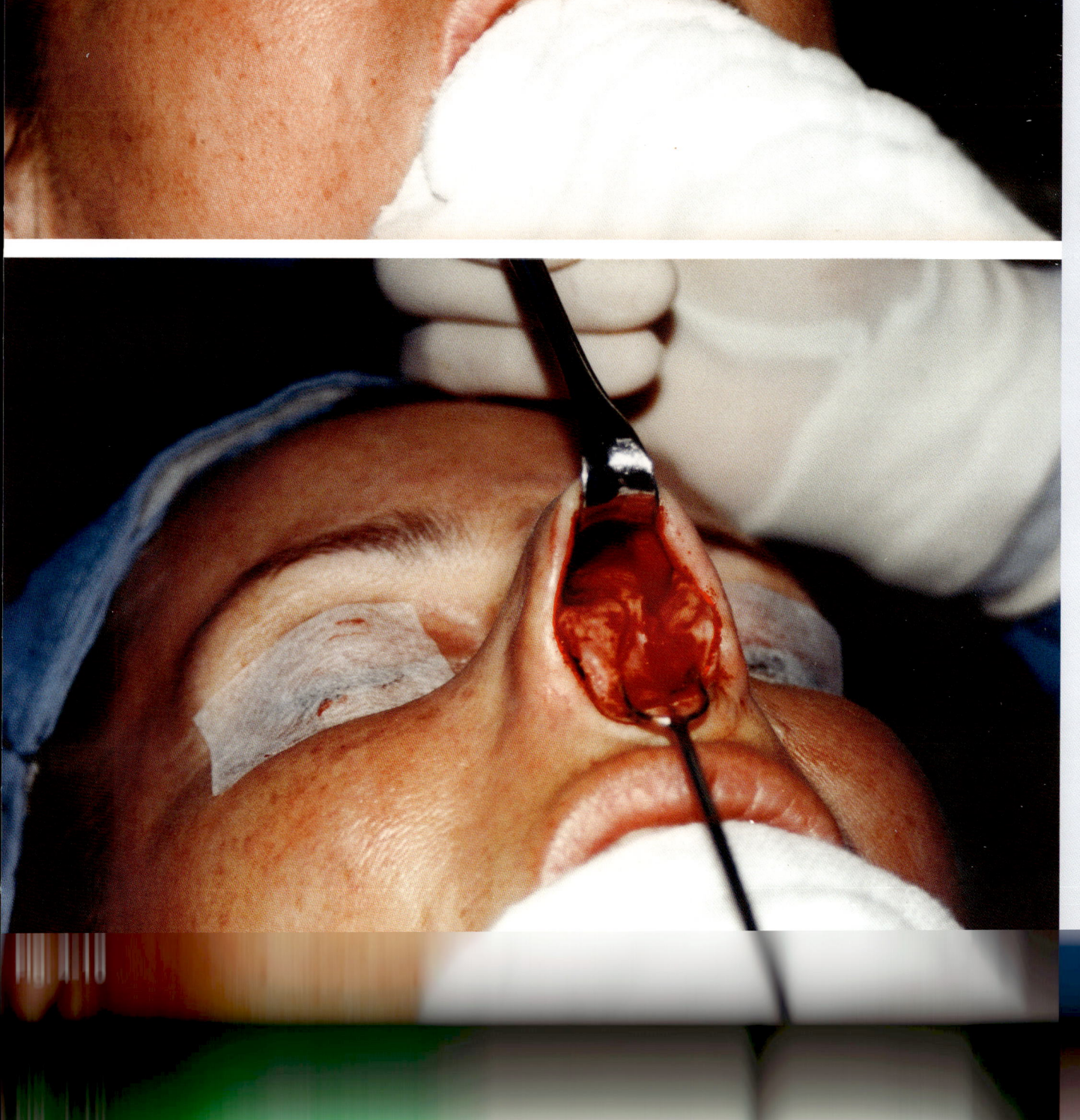

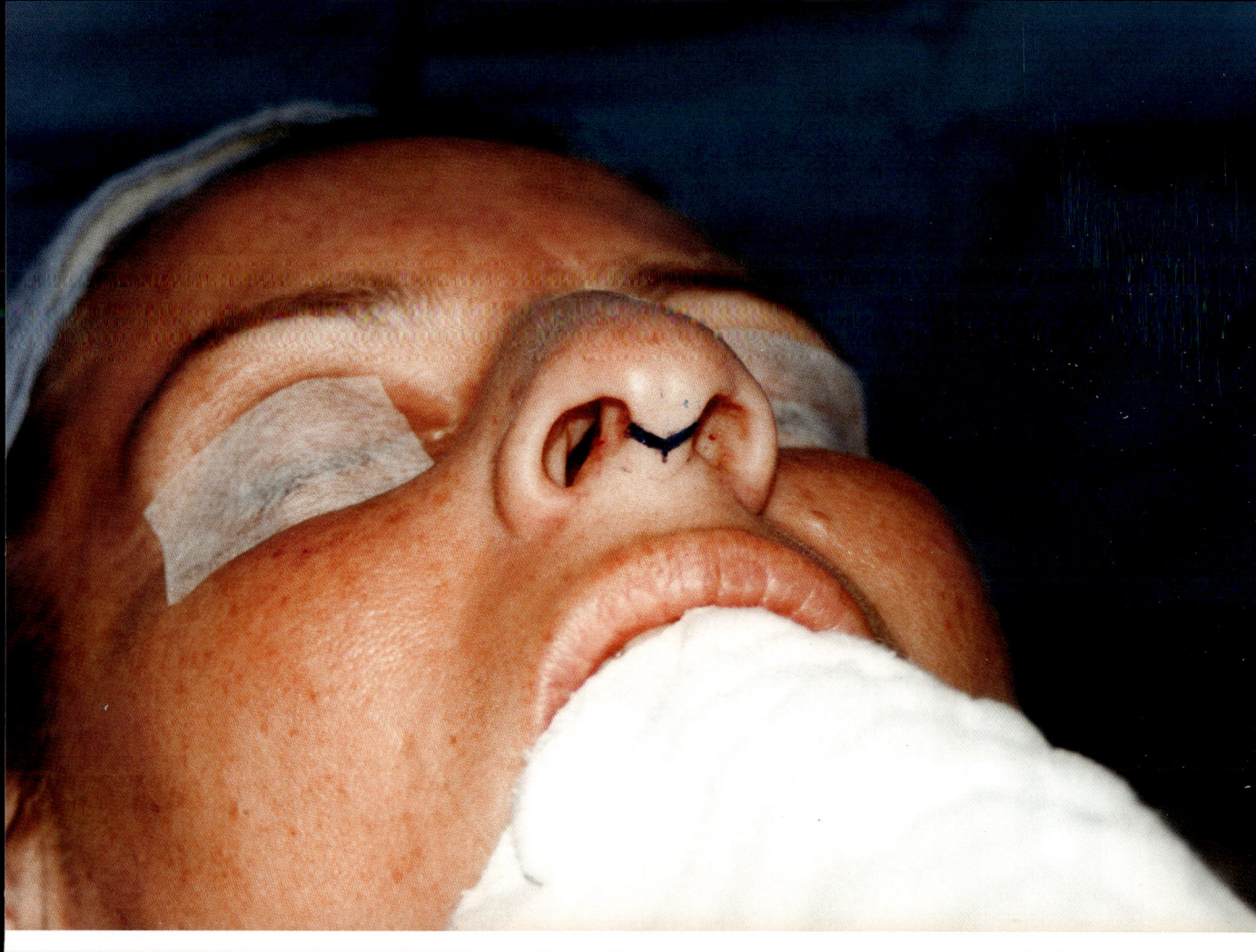

ACESSOS PARA UMA RINOPLASTIA COM OU SEM ENXERTOS

5
ENXERTOS E IMPLANTES

Vamos nos fixar somente nos autoenxertos, que representam nossa rotina de trabalho. Os implantes, muito embora aceitos pelo universo da cirurgia plástica, não são nossa escolha. As cirurgias de repetição, em razão de erros sucessivos ou pós-trauma, podem exaurir as fontes doadoras, forçando o cirurgião a recorrer a métodos alternativos. Sempre que possível, tentamos privilegiar os autoenxertos.

SOBRE OS ENXERTOS

A origem, assim como o tipo de enxerto, se conecta com o seu destino. Usualmente, osso é empregado na deficiência do mesmo material, o que ocorre, também, com cartilagem. Neste caso sua utilização é mais ampla, podendo mesmo substituir o osso.

Os enxertos ósseos são originários da tíbia, costela, crista ilíaca ou calota craniana. Raramente utilizamos costela, eventualmente crista ilíaca e, com frequência, calota craniana. Este último é de fácil obtenção, modelagem e emprego, além de propiciar resultados excelentes e de longa duração (ver Cap. 6, Fig. 6-4A-D).

A cartilagem tem estrutura histológica peculiar, variando de consistência segundo a idade e o tipo. Nos jovens, ela é mais densa e pouco friável, nos pacientes idosos ocorre o oposto. A cartilagem septal é a eleita para esteio, expansão e tala (ver Cap. 6, Fig. 6-3). Pode ainda ser afinada ou dividida para modelar as asas. A cartilagem auricular tem uma vasta gama de aplicações, provavelmente é a mais versátil. O remanejamento das laterais, quando indicado, serve de complemento importante, principalmente pela delicadeza do material.

ESCOLHA DOS ENXERTOS

A escolha do enxerto depende de cada situação. A necessidade primordial é que o tecido a ser utilizado seja adequado à sua meta. Normalmente, algumas condições são básicas: viabilidade de doação, forma e volume necessários, facilidade de obtenção e, sem dúvida, entre as várias opções, qual a preferência do cirurgião.

IMPLANTES DIVERSOS

Alguns cirurgiões utilizam implantes, principalmente na ausência de doação. Usar implante não faz parte da nossa rotina. Costumamos retirar implantes diversos, principalmente silicone, ao invés de colocá-los.

Fig. 5-1 Peça de silicone retirada de dorso nasal, aposta sobre o gradil costal, de onde será retirado enxerto para substituir o implante.

Fig. 5-1

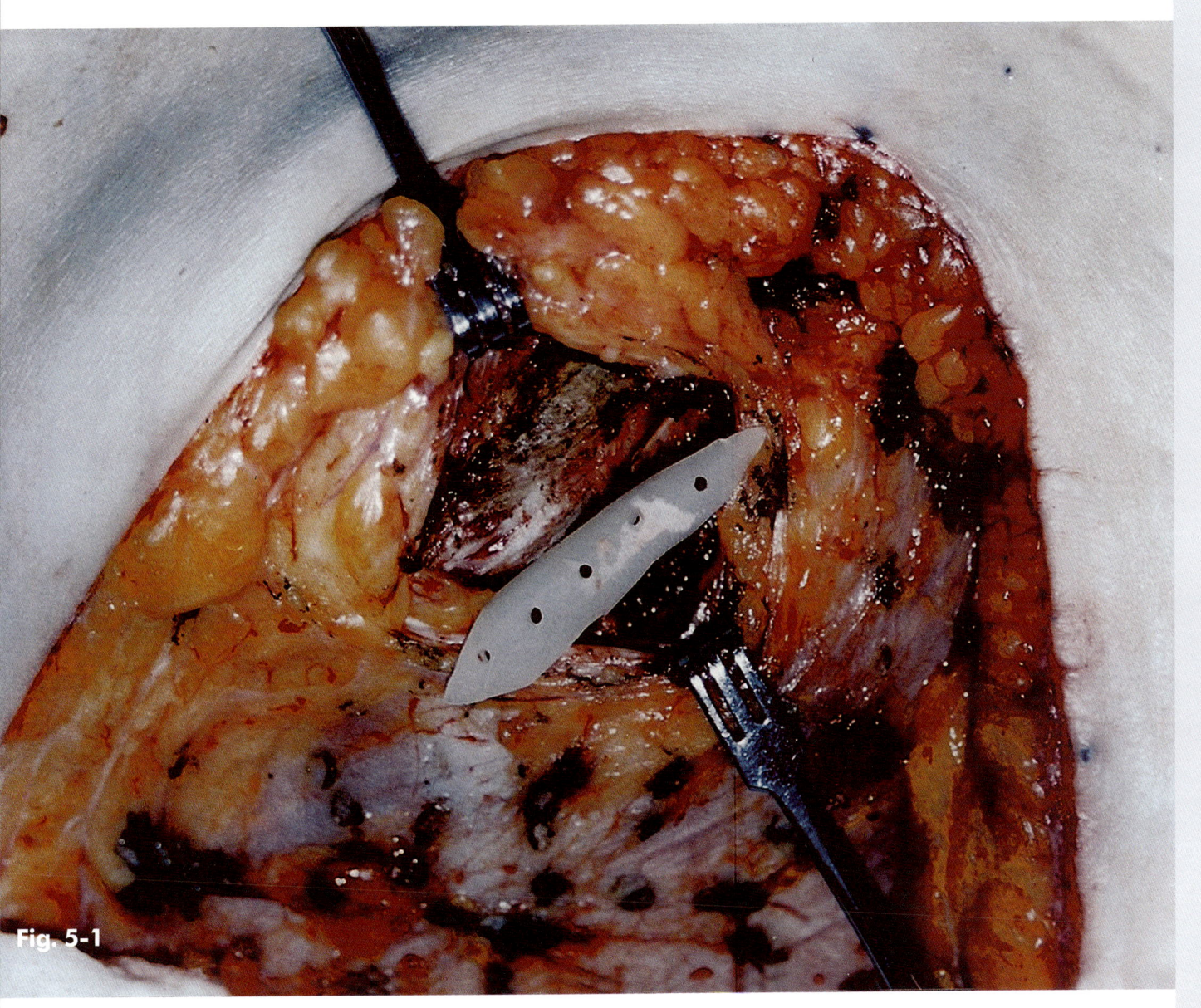

6

OBTENÇÃO DOS ENXERTOS

Cartilagem

Osso

CARTILAGEM

Orelha

Auricular anterior

Fácil acesso. Traçado ligeiramente por trás da curvatura da antélice. Permite escolha da curvatura a que se destina. Infiltrar a pele pela frente e por trás. Facilita a dissecção. A cicatriz é irrelevante (**Fig. 6-1A** e **B**).

A

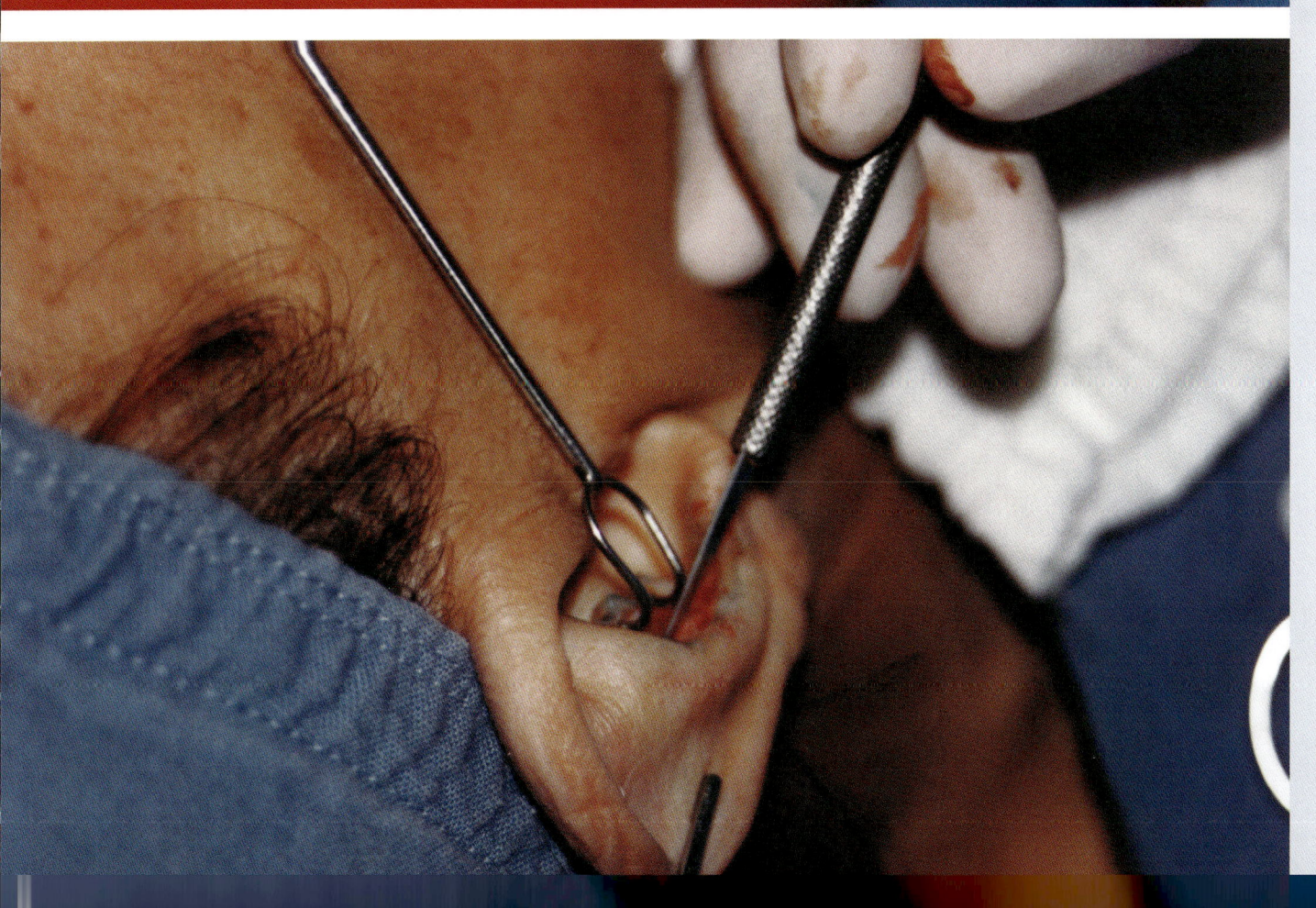

OBTENÇÃO DOS ENXERTOS

CARTILAGEM

Retroauricular

Possibilita generosa doação. Destina-se ao dorso, à columela e à ponta. A cartilagem é modelada ou fragmentada. Esta situação representa um recurso extraordinário para projetar a ponta. O acesso para introduzir os fragmentos é pelo ápice da ponta ou a reborda alar (**Fig. 6-1C**).

Composto

Pode ser obtido em qualquer região da orelha. Mais uma vez a área de eleição é direcionada para o seu destino. O mais frequente é na raiz da hélice, avançando para a face (**Fig. 6-1D**).

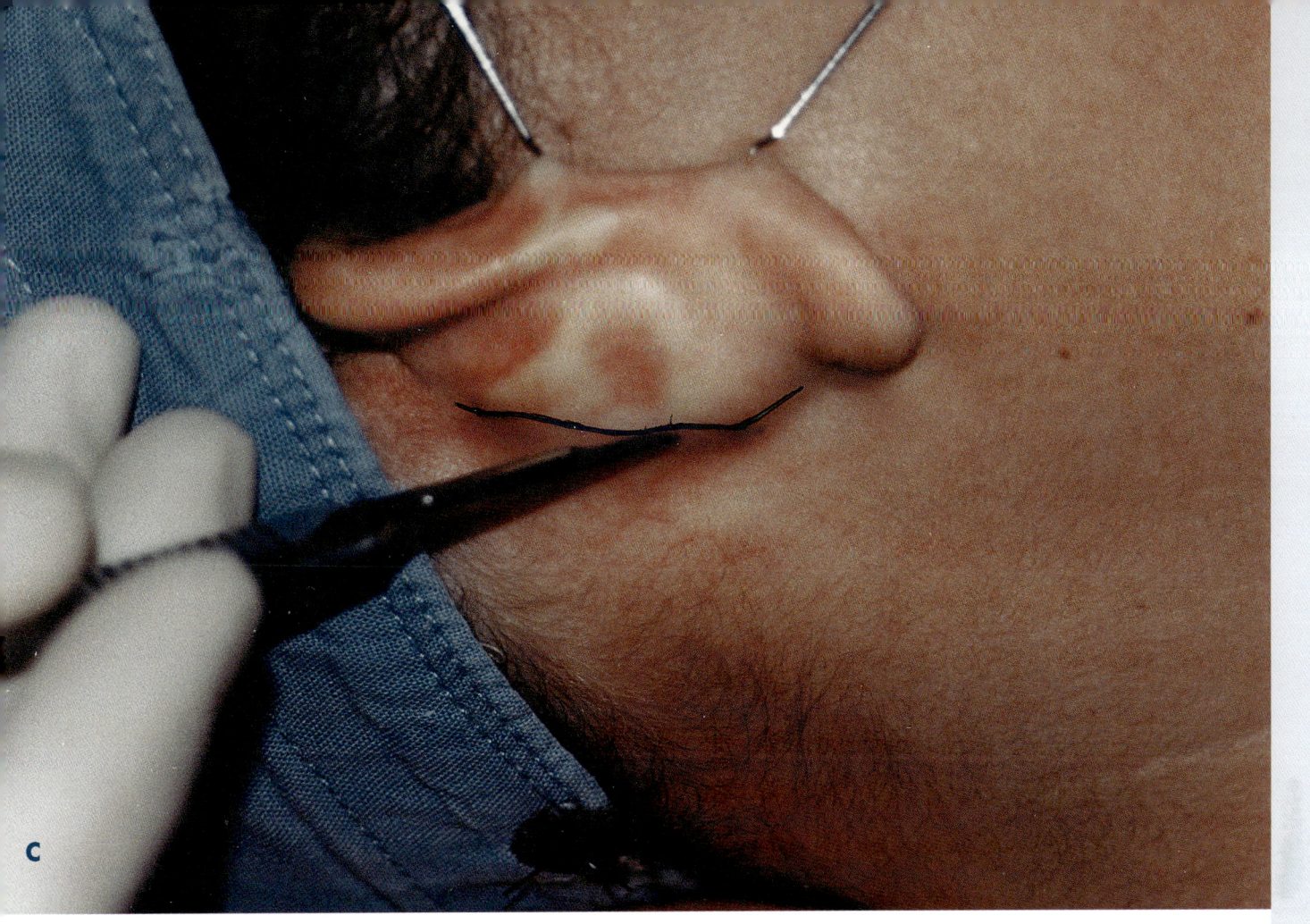

C

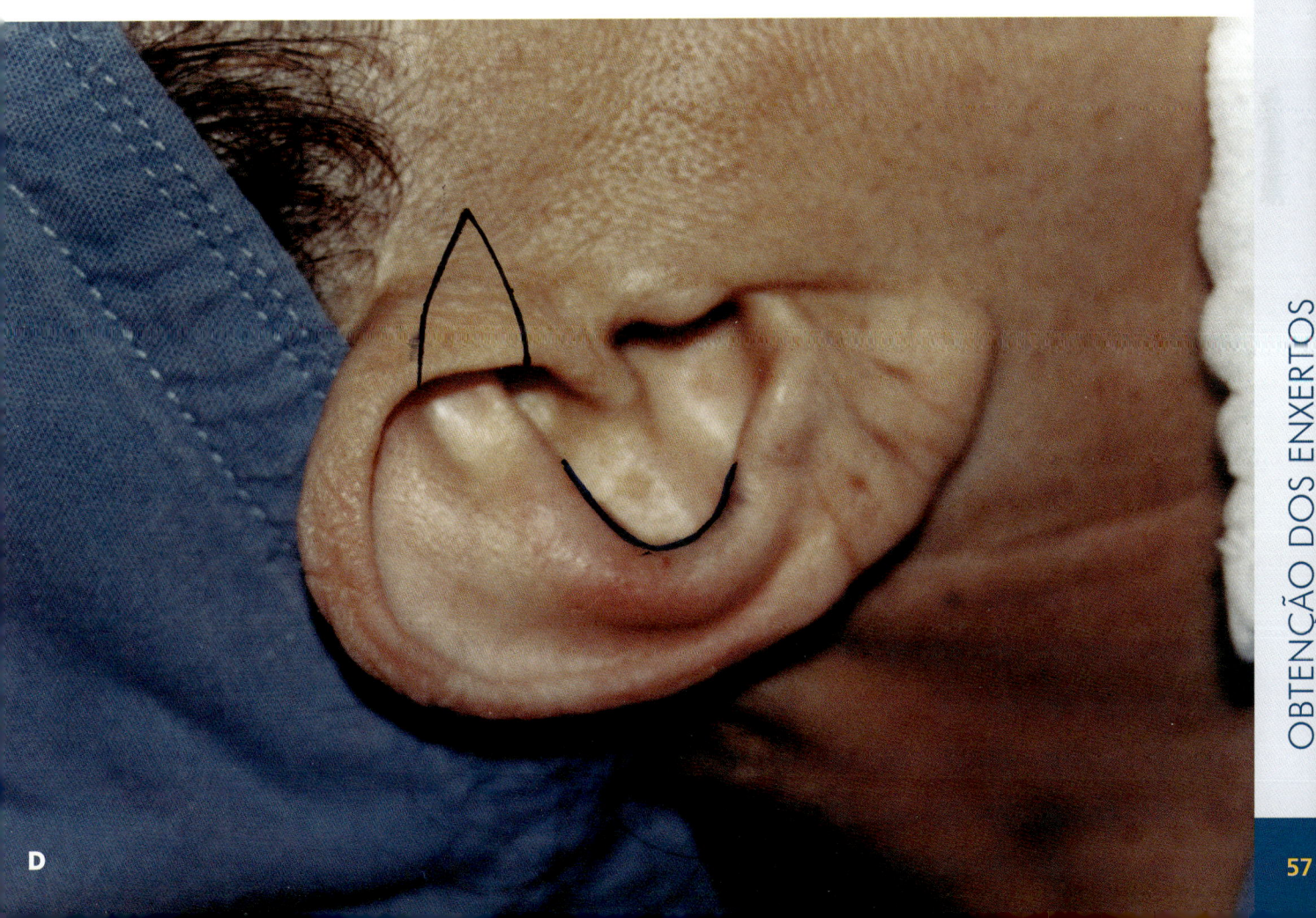

D

OBTENÇÃO DOS ENXERTOS

CARTILAGEM

Costal

Acessso na projeção do segmento que se pretende retirar ou aproveitando uma eventual cicatriz preexistente (ex.: mastoplastia) (**Fig. 6-2A** e **B**).

A

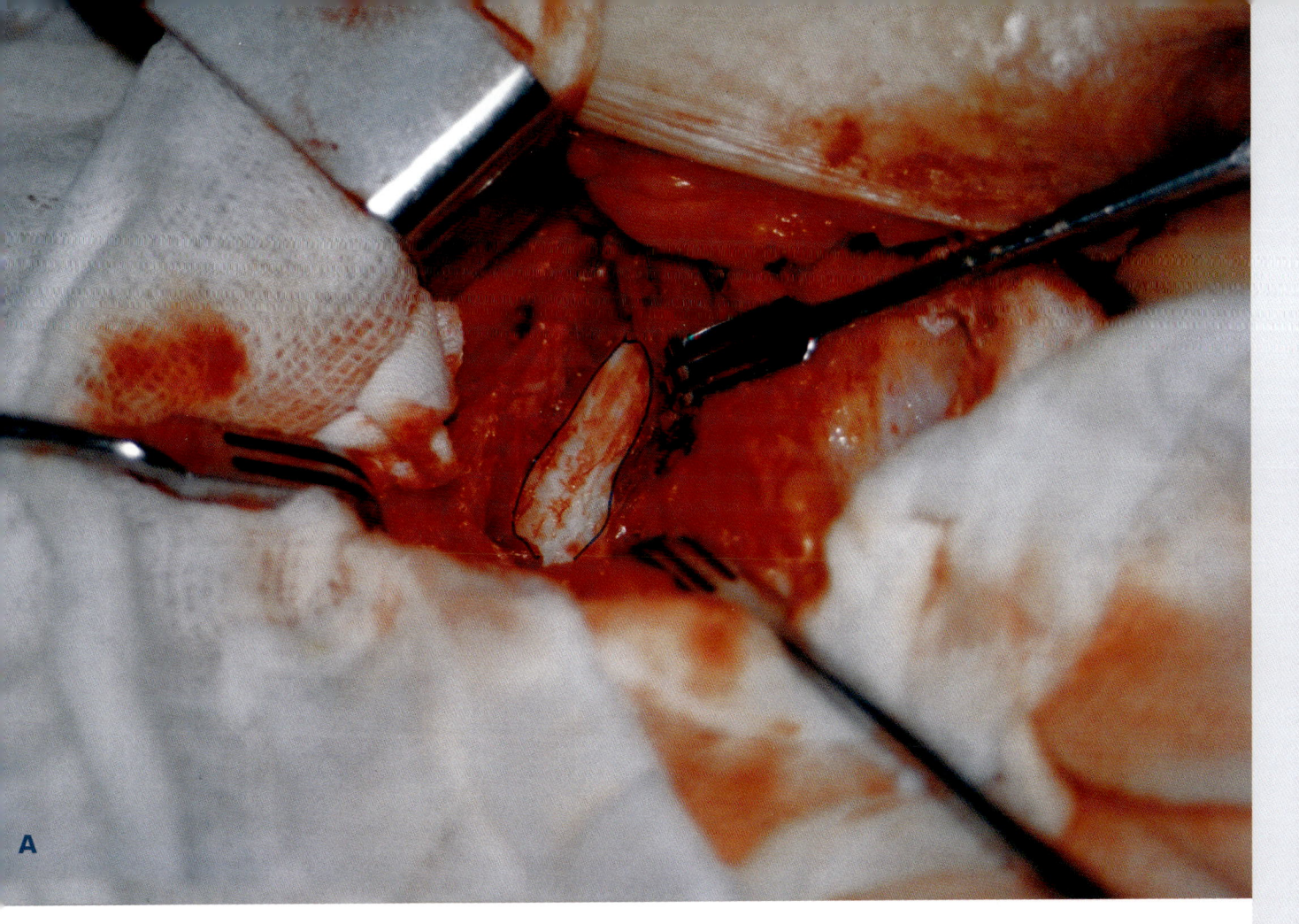

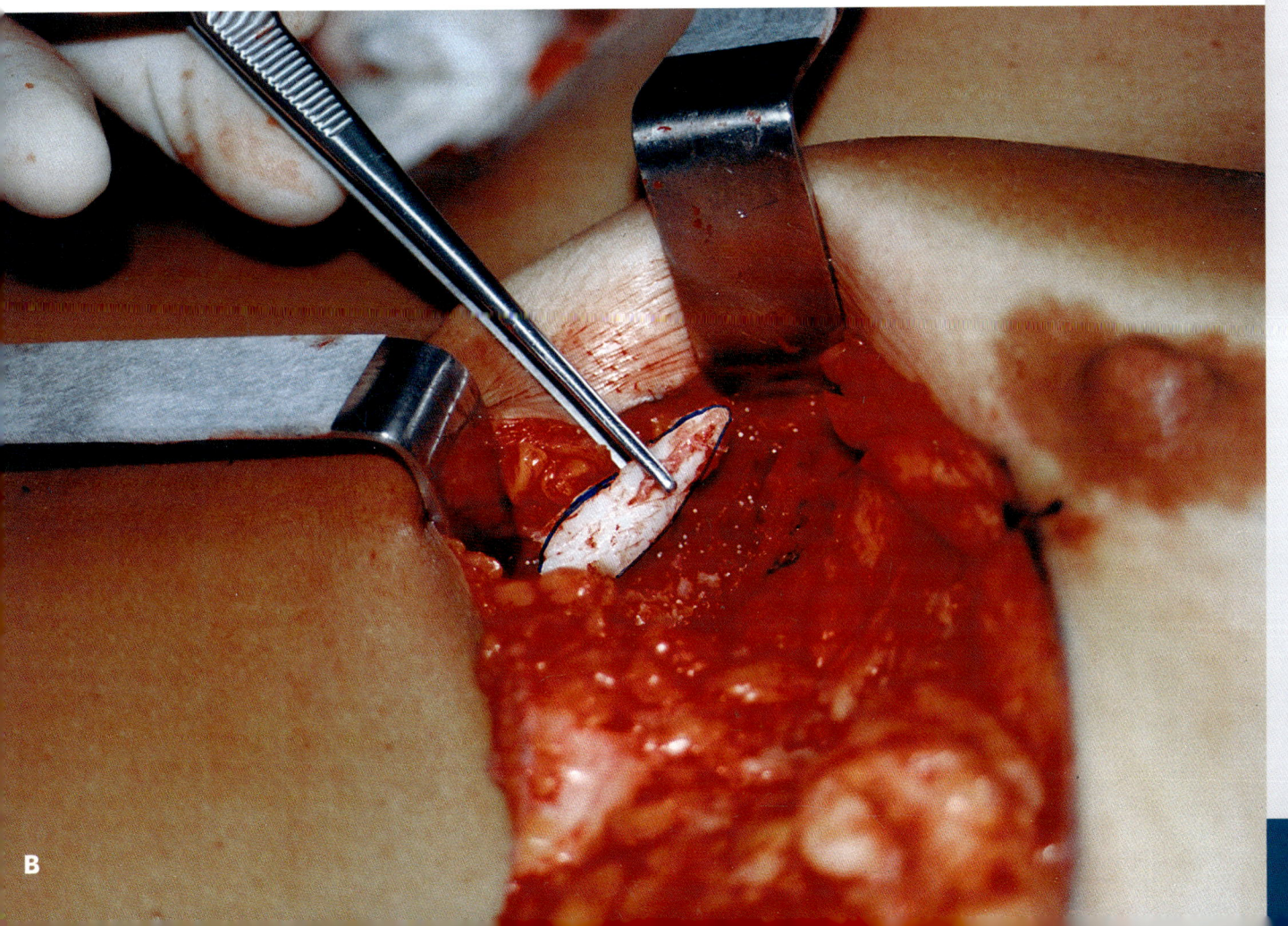

B

OBTENÇÃO DOS ENXERTOS

CARTILAGEM

Nasal

Usualmente a retirada de enxerto é realizada no transcurso de uma rinoplastia, englobando cartilagens do septo e laterais (**Fig. 6-3A** e **B**).

A

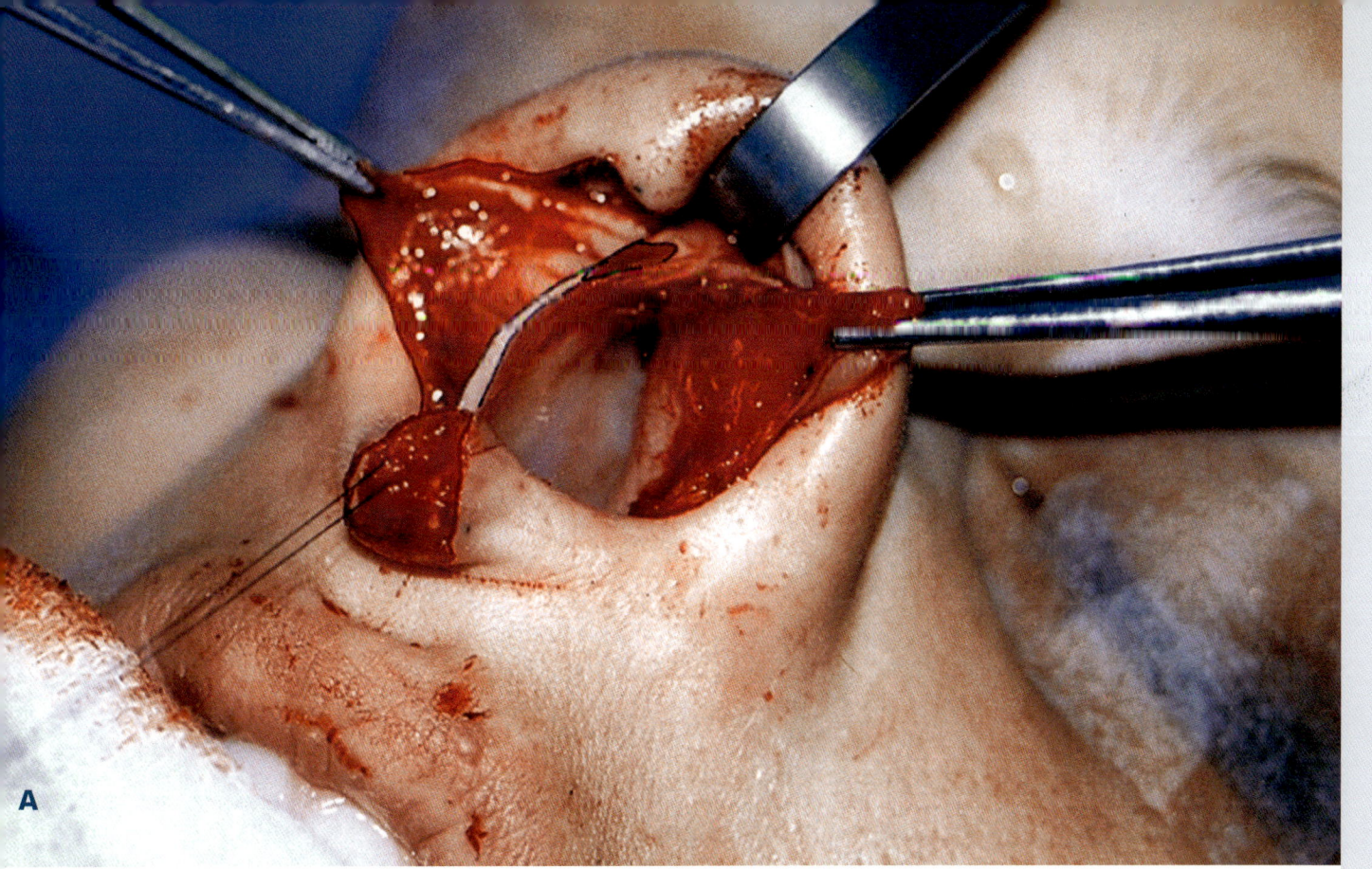

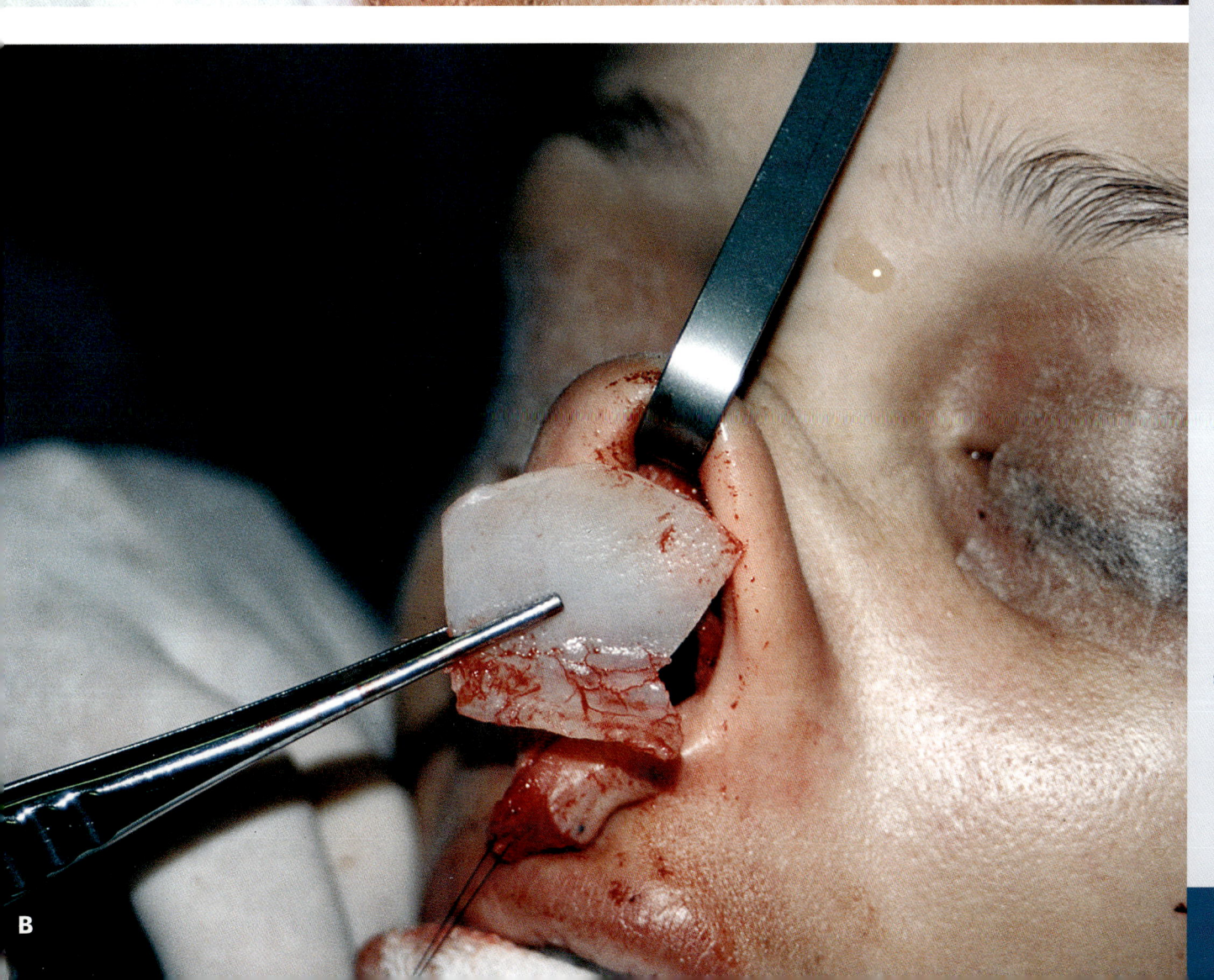

B

OBTENÇÃO DOS ENXERTOS

OSSO

Calota craniana

O acesso pode ser direto ou aproveitando uma cirurgia frontal aberta. Escolher a região mais plana do parietal.

Fig. 6-4A e **B** Acesso direto. Exposição do parietal e desenho do enxerto a ser retirado.

OBTENÇÃO DOS ENXERTOS

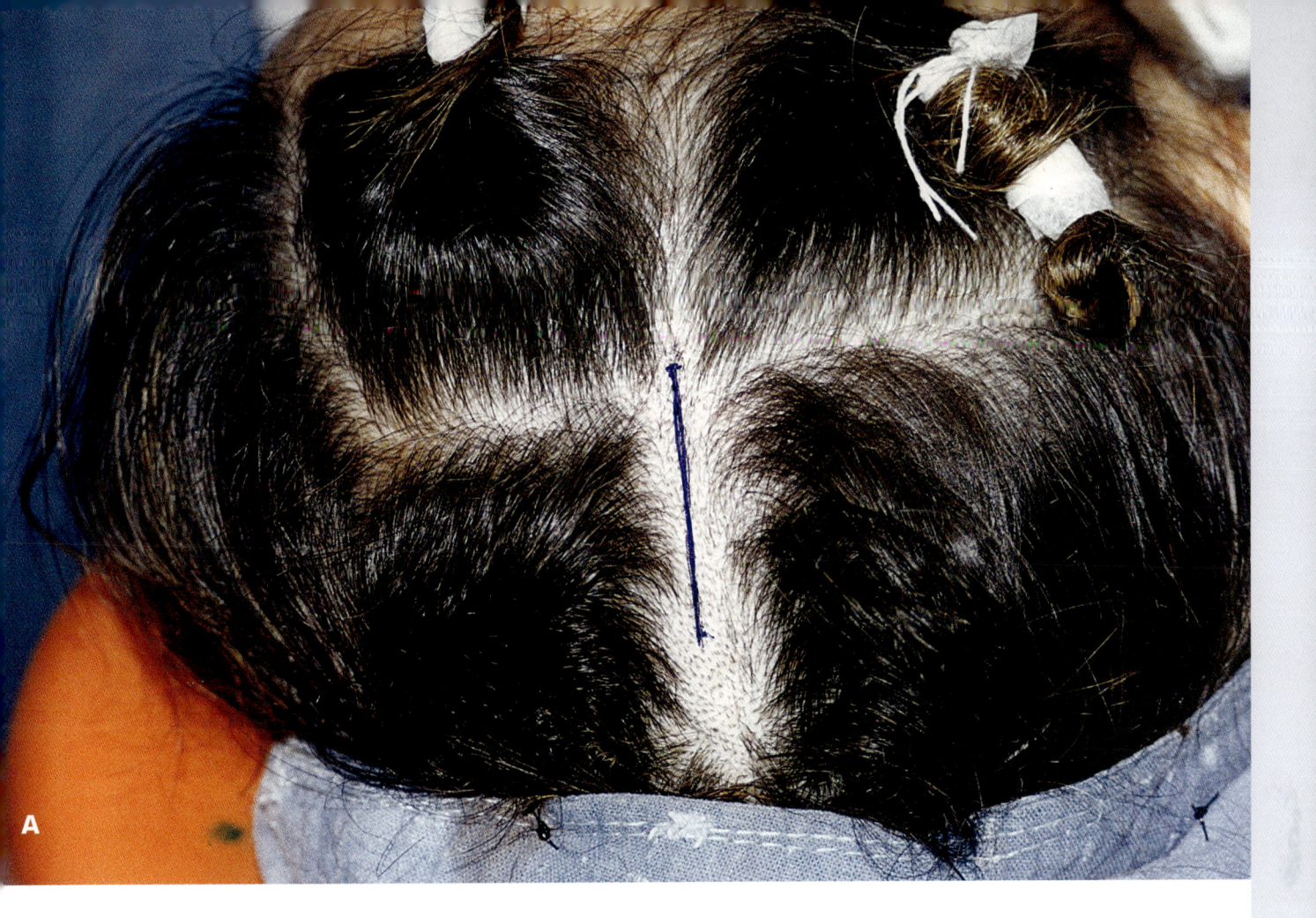

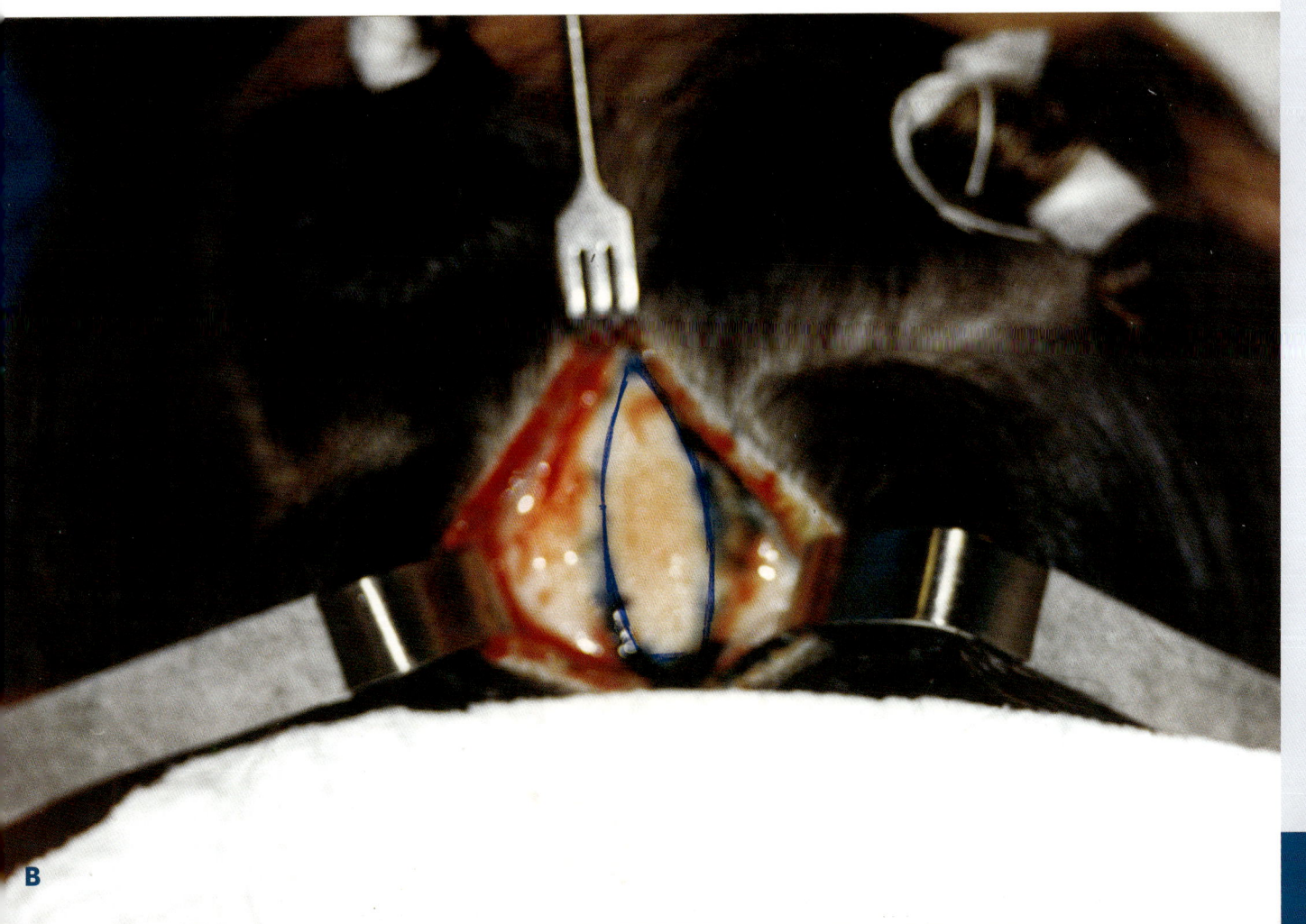

Fig. 6-4C e **D** Início do traçado com esmeril rotativo. Complementação da retirada da peça com escopro.

C

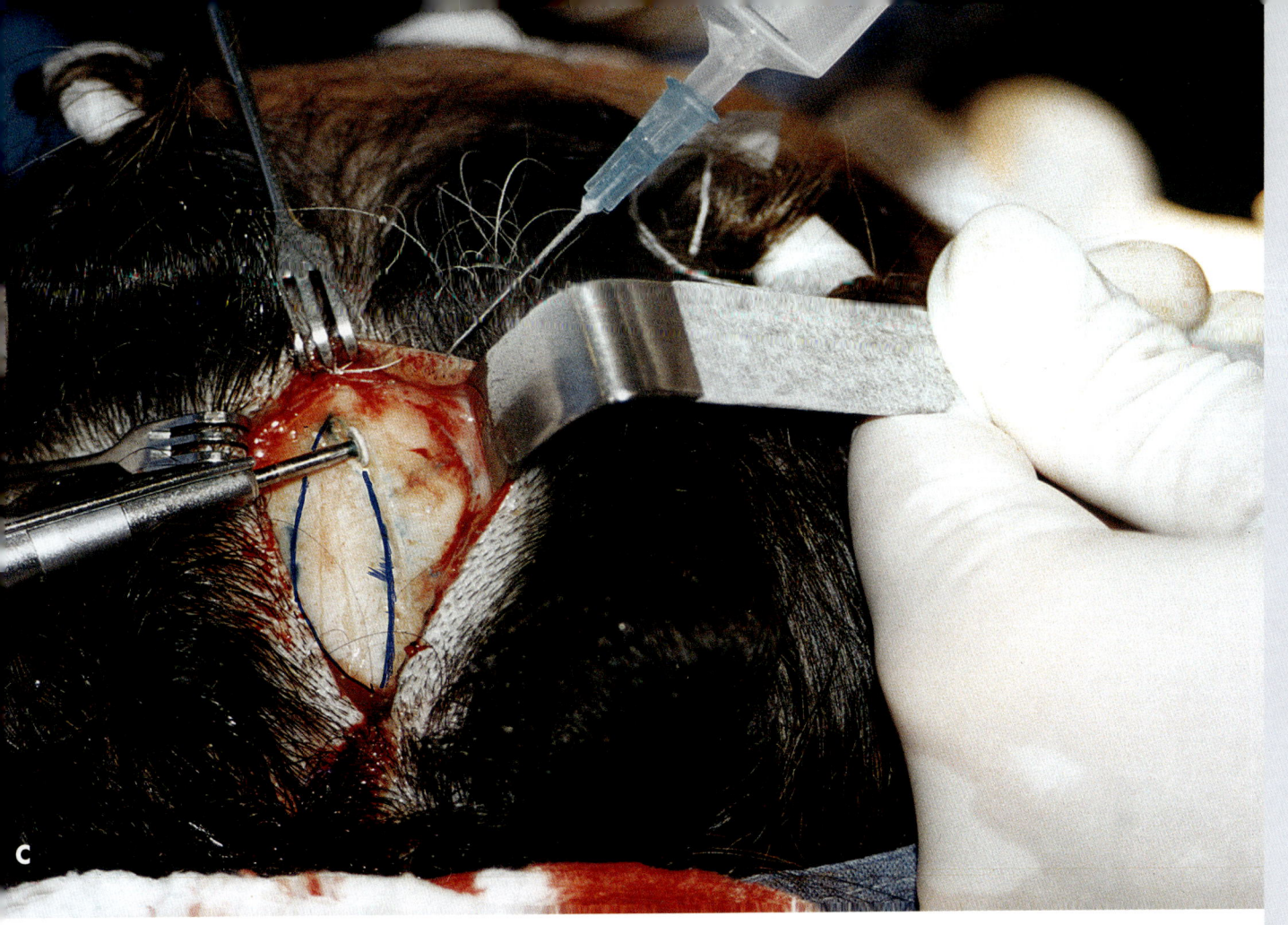

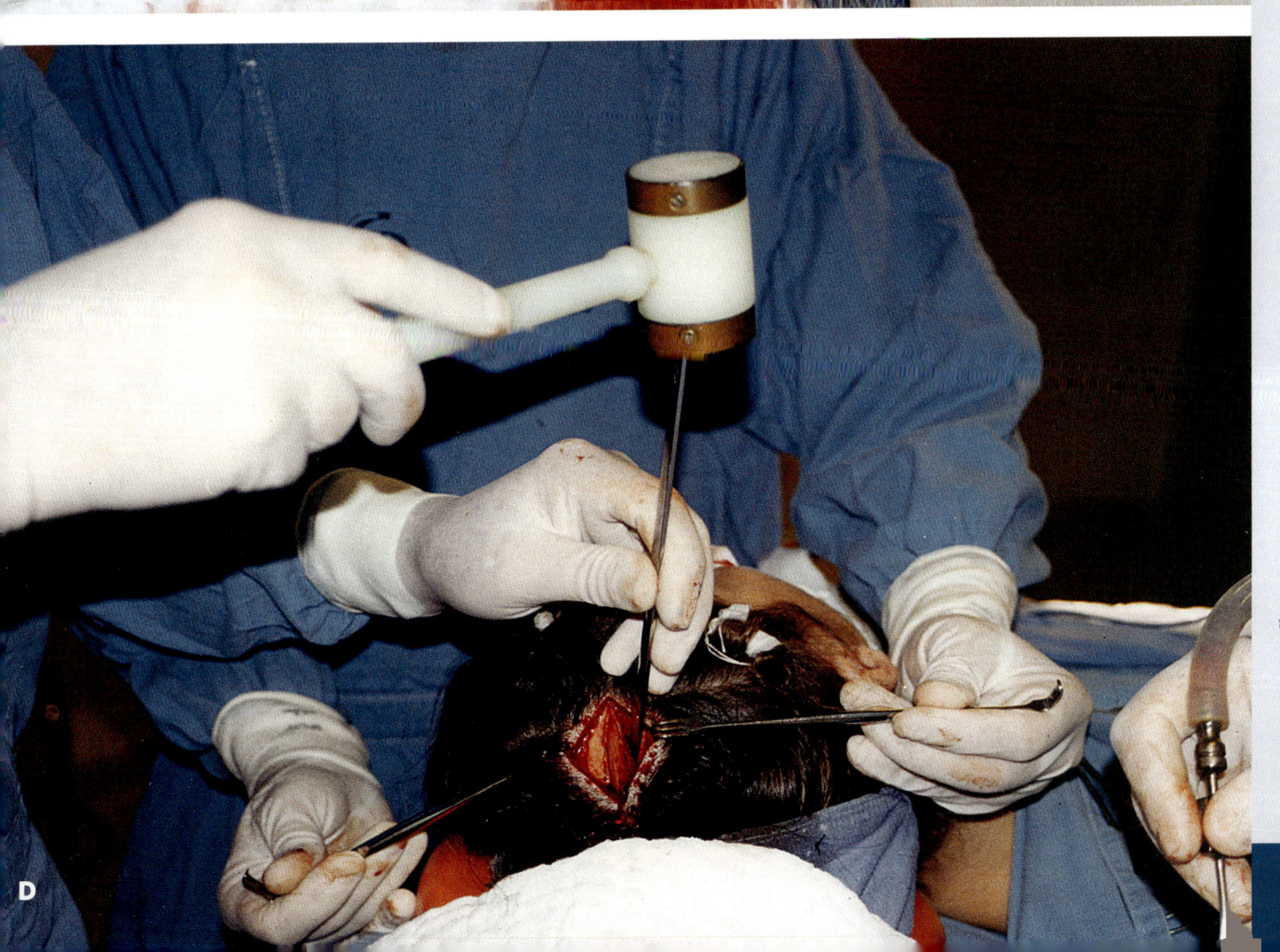

D

OBTENÇÃO DOS ENXERTOS

OSSO

Fig. 6-4E e **F** Modelando o enxerto com esmeril rotativo. Fragmento em forma de naveta com cerca de 4 cm expondo a camada esponjosa.

OBTENÇÃO DOS ENXERTOS

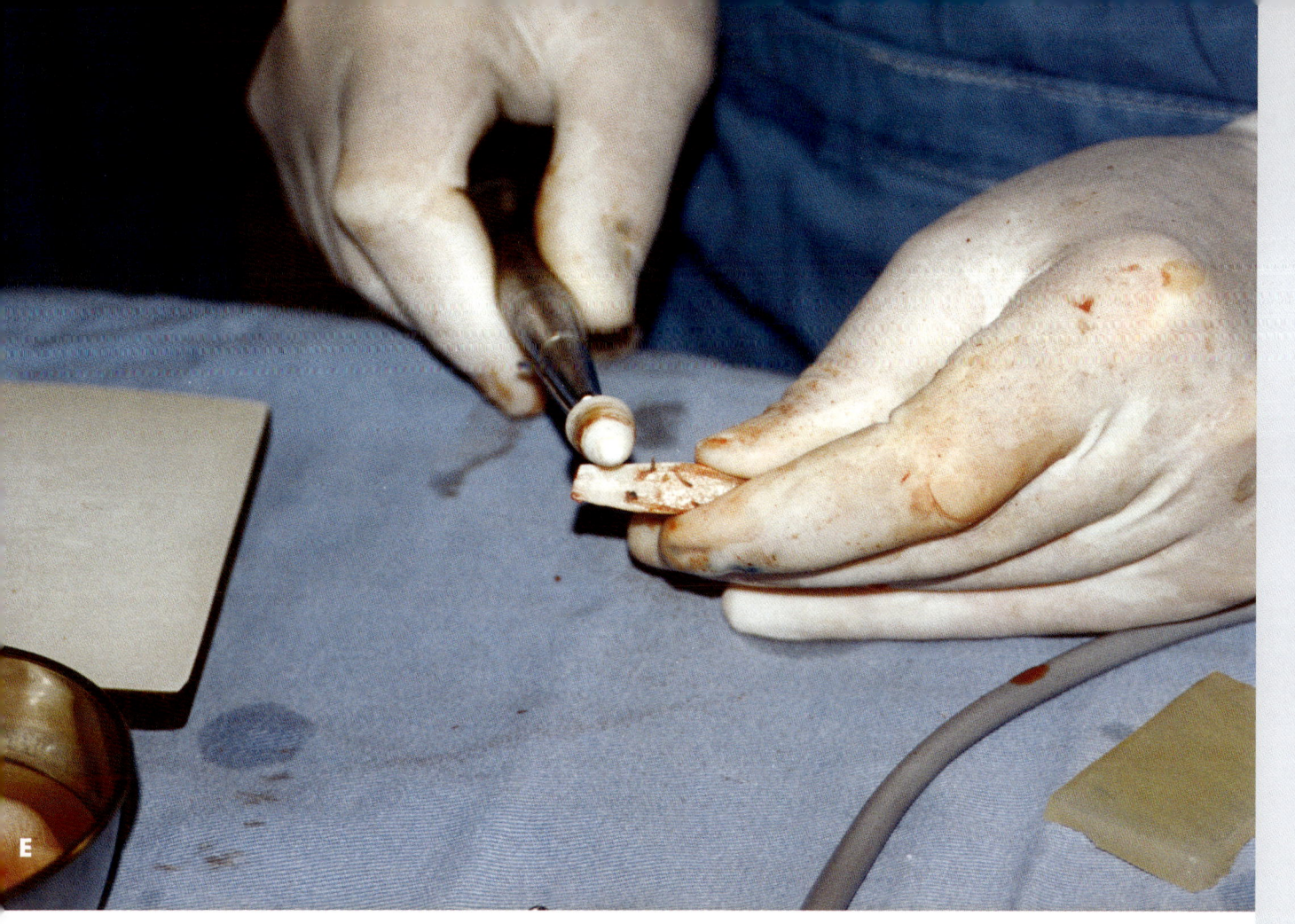

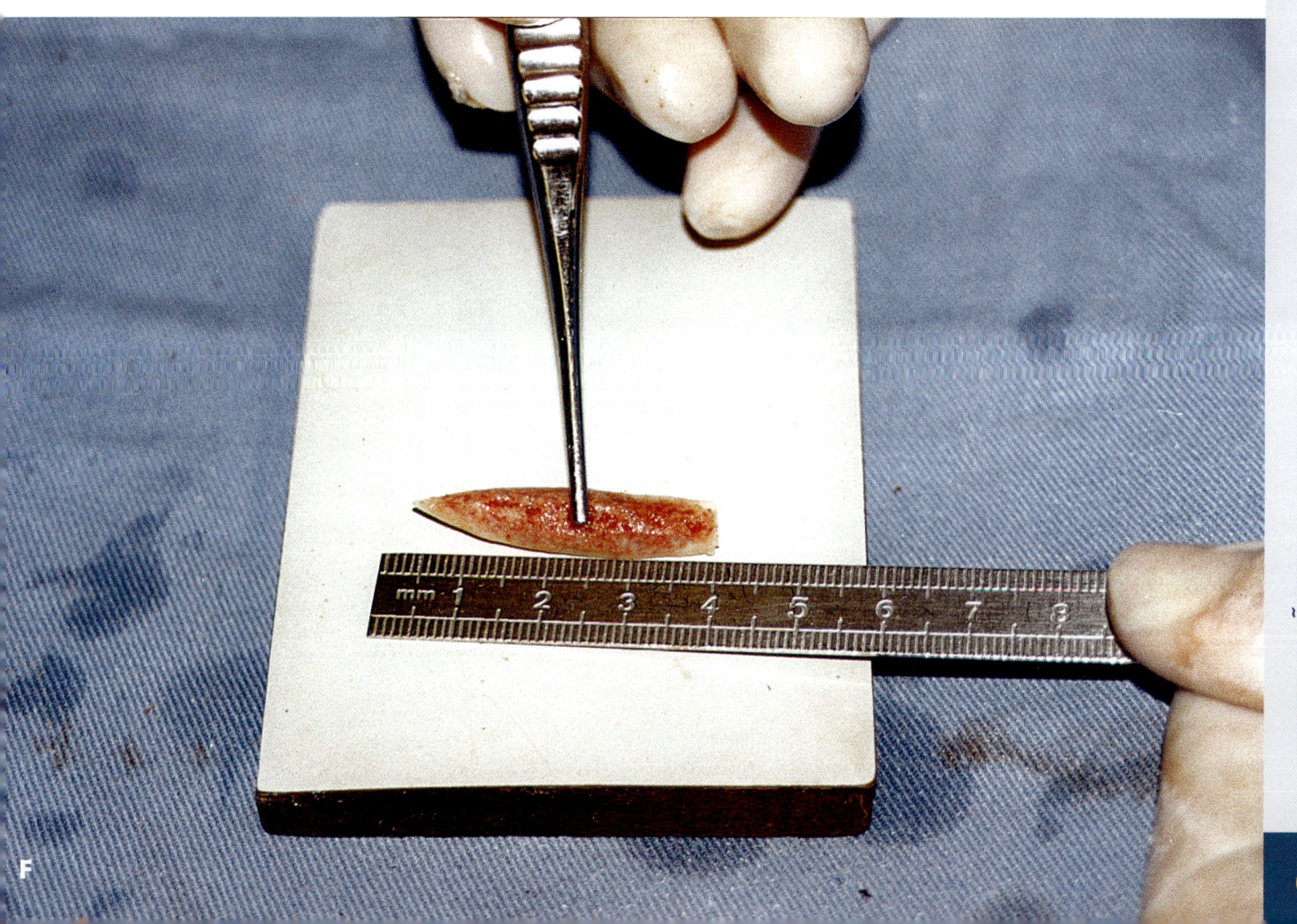

OSSO

Fig. 6-4G e **H** Retirando a peça. Oclusão da zona doadora com cera de Ochsner.

OBTENÇÃO DOS ENXERTOS

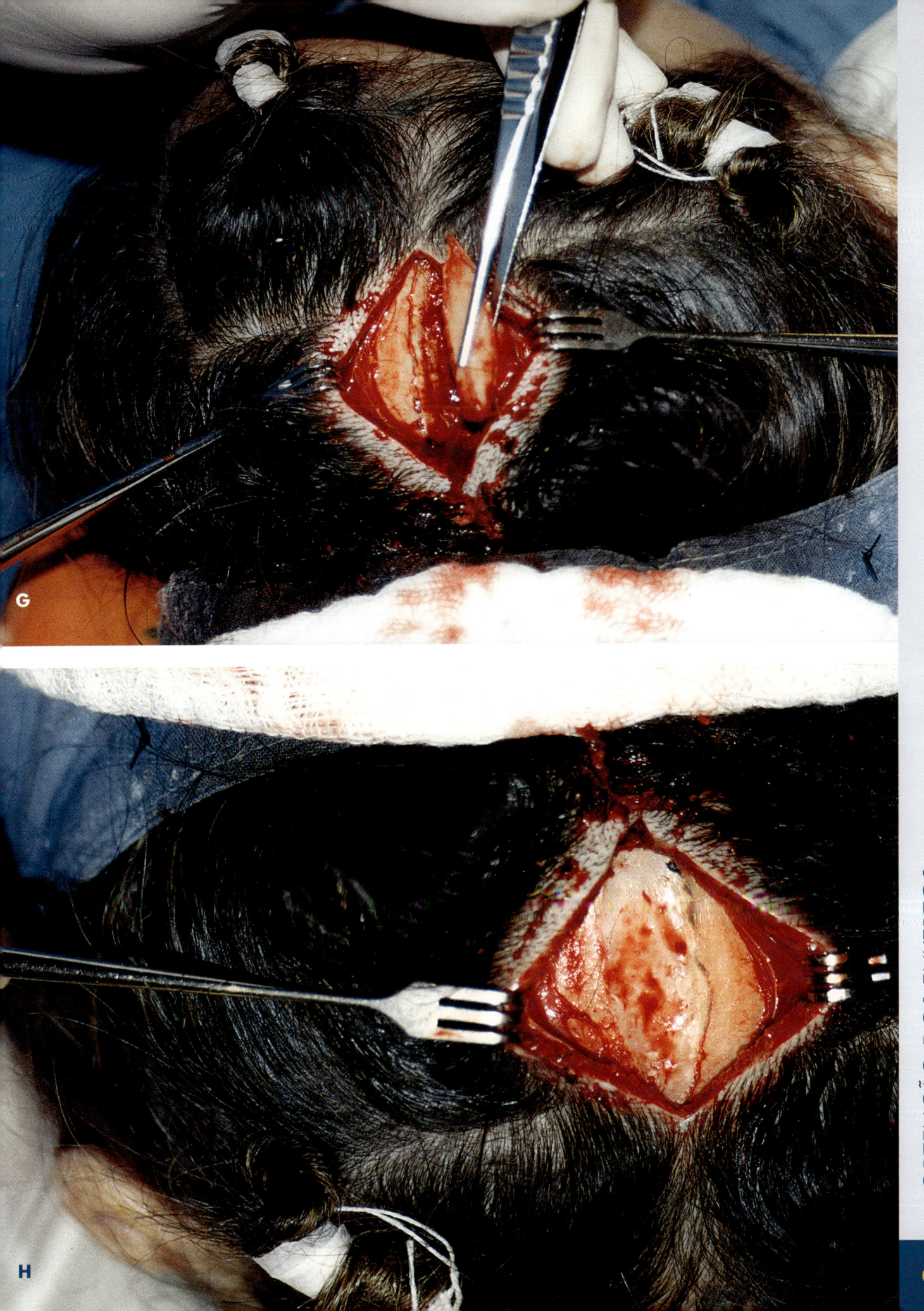

OSSO

Fig. 6-4I e **J** Apondo a peça já trabalhada sobre o dorso nasal.
Importante: a camada esponjosa deve ser voltada para a pele, o que irá promover um contorno mais suave.
Introduzindo o enxerto.
A parte truncada será encaixada em uma loja feita na raiz do nariz.

OBTENÇÃO DOS ENXERTOS

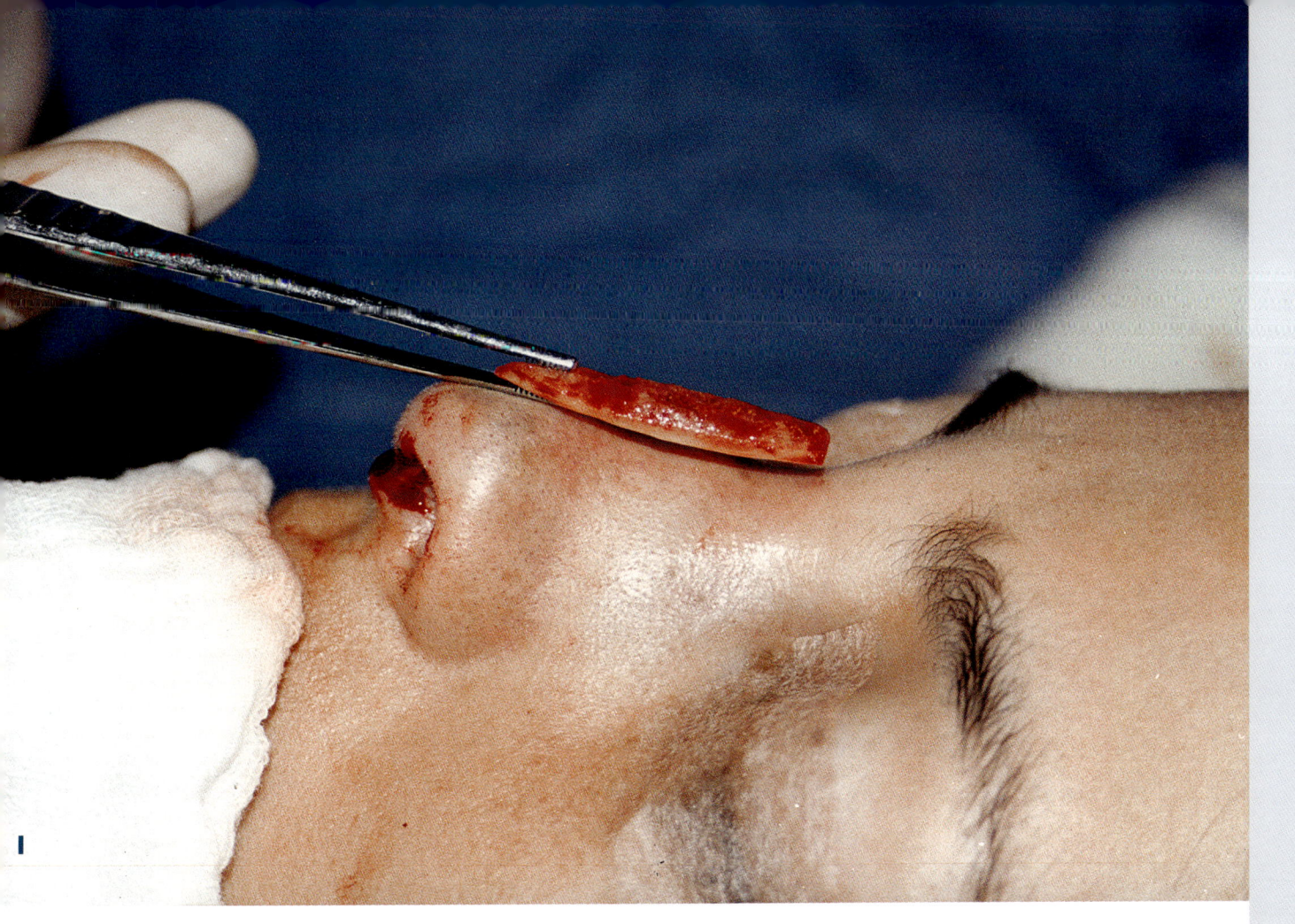

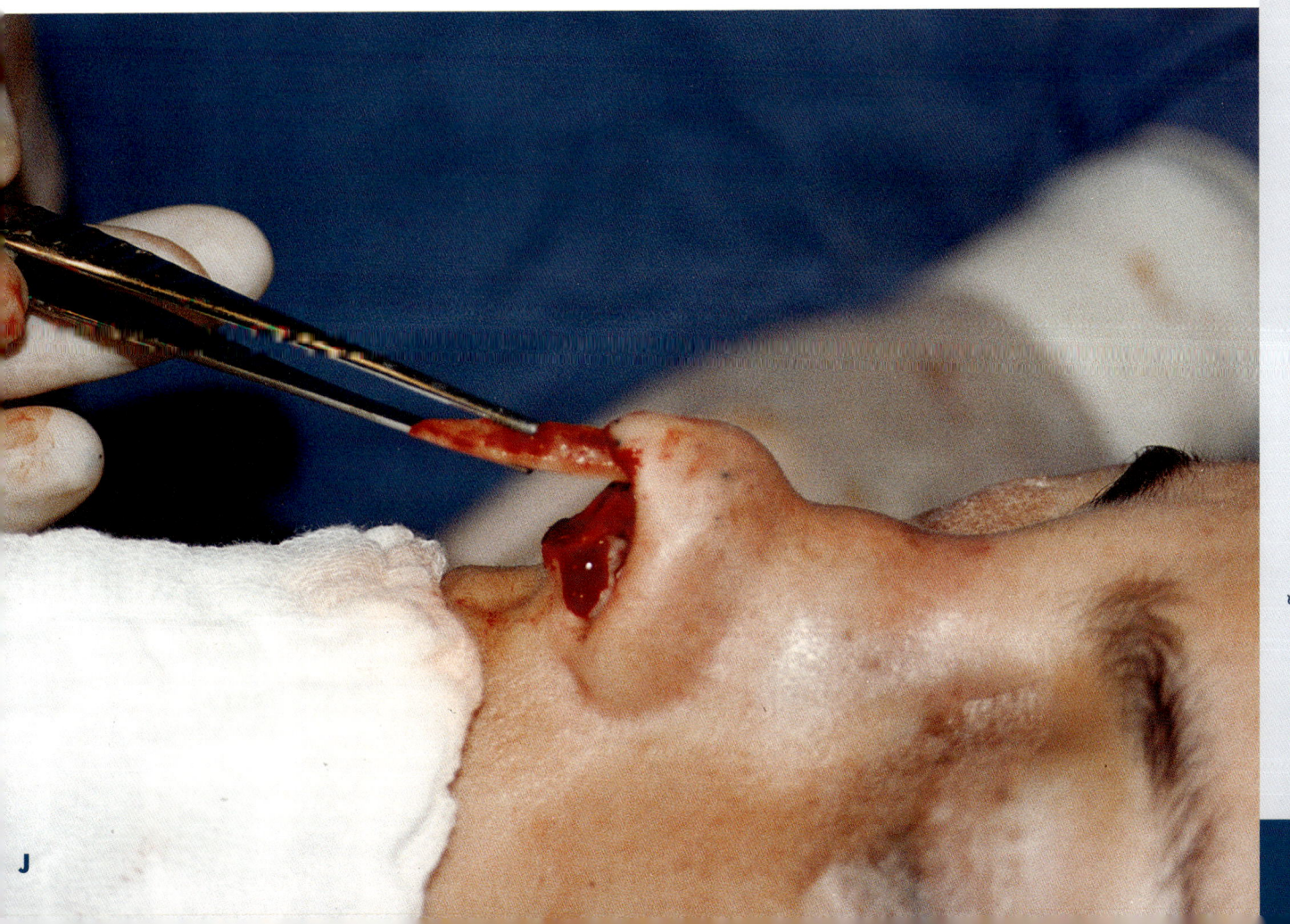

71

Fig. 6-4K Cirurgia terminada com o enxerto em sua loja definitiva. Ligeira convexidade no dorso para maior naturalidade de forma.

K

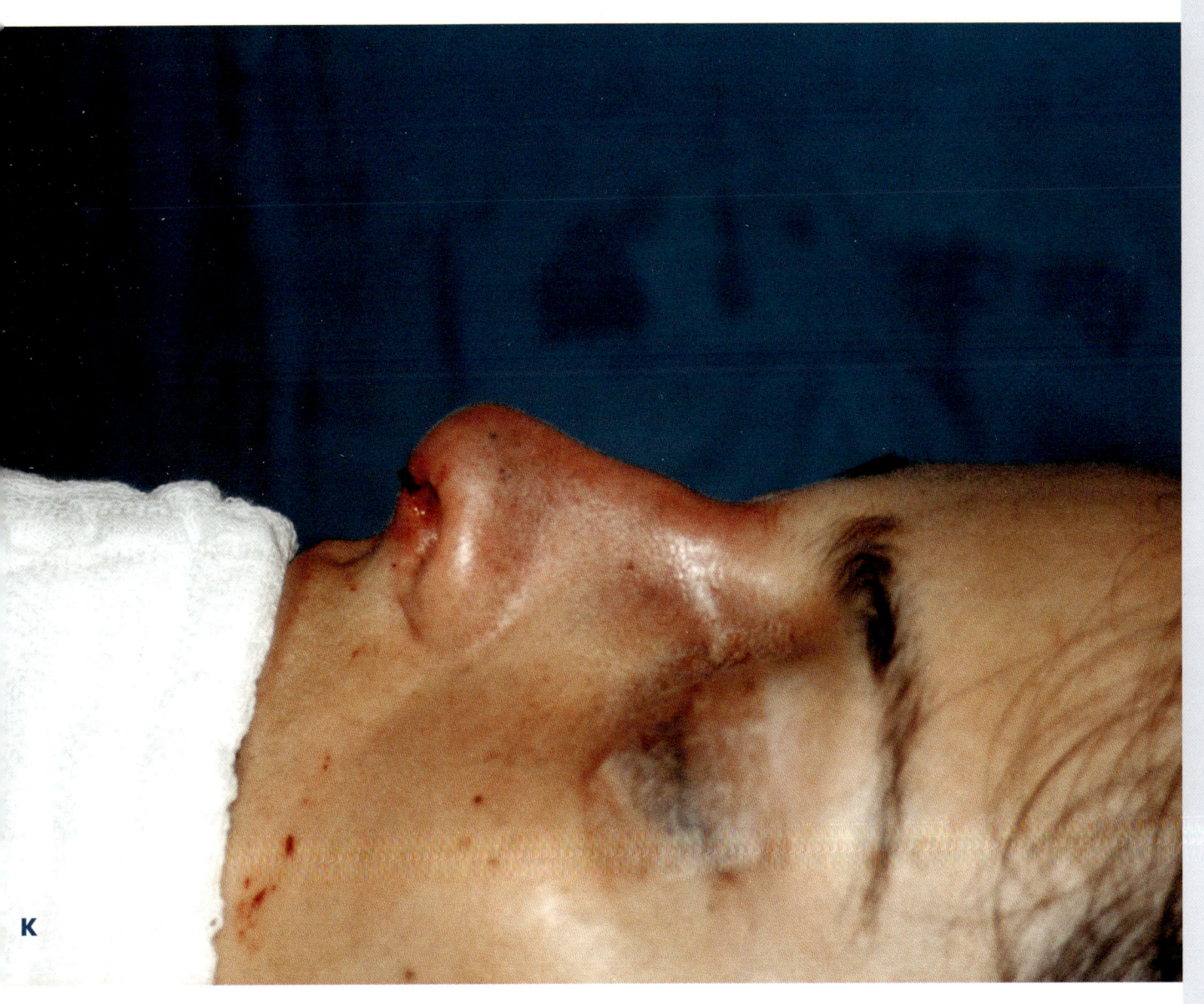

OBTENÇÃO DOS ENXERTOS

73

OSSO

Fig. 6-4L a **O** Efeito típico do enxerto de calota craniana.
A foto pré-operatória de frente mostra o achatamento do dorso e a expressão de tristeza da paciente.
No pós-operatório, está patente a alegria com o resultado.
Ligeiro desvio do enxerto, provavelmente devido a erro na dissecção da loja.

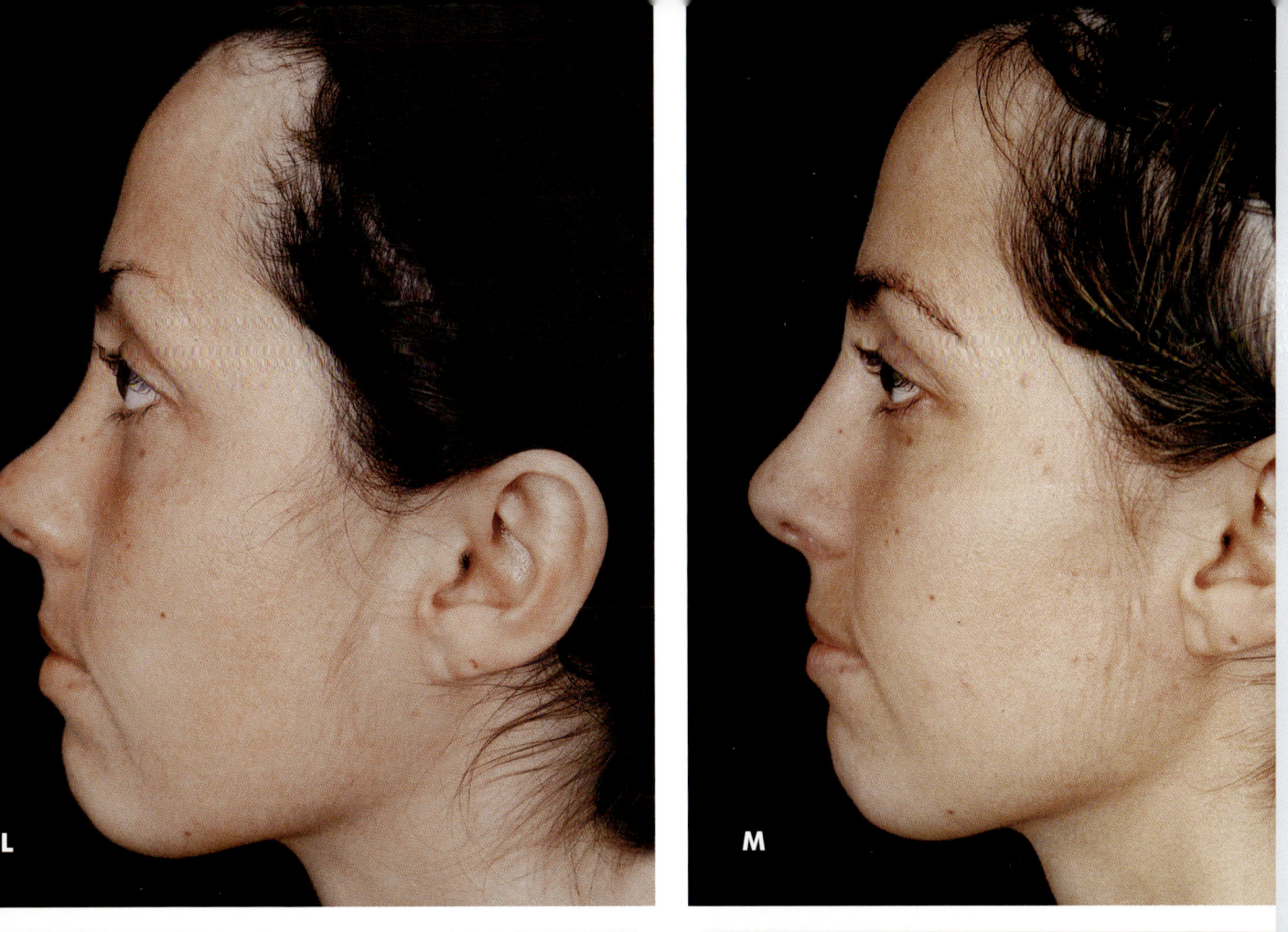

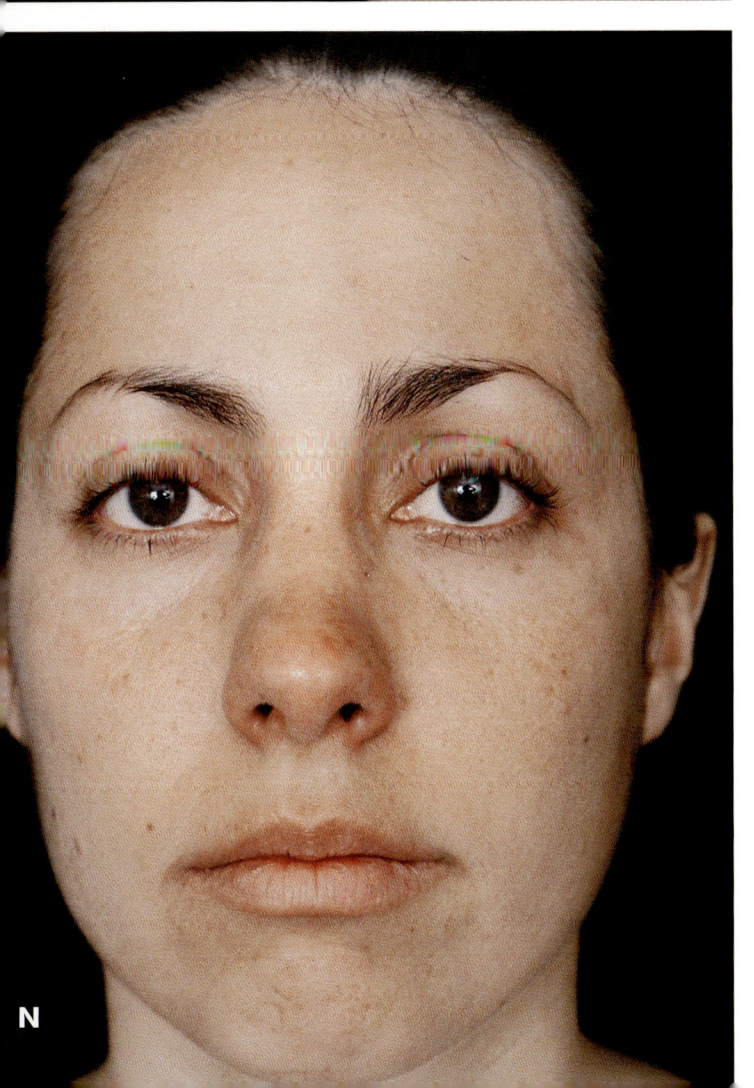

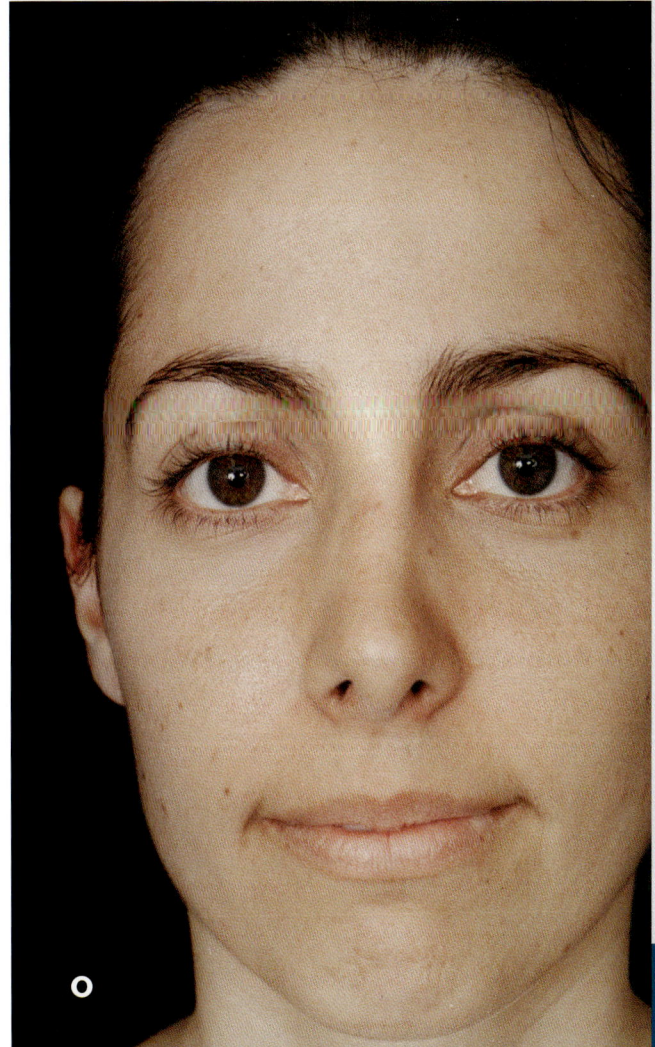

L

M

N

O

OBTENÇÃO DOS ENXERTOS

75

OSSO

Fig. 6-4P e **Q** Uma cirurgia frontal aberta permite extraordinário campo para retirada de enxerto de calota craniana.
Pela sua relevância, alguns detalhes serão repetidos.
Traçado do local escolhido e forma da peça.
Dispositivo motorizado que facilita o trabalho.

OBTENÇÃO DOS ENXERTOS

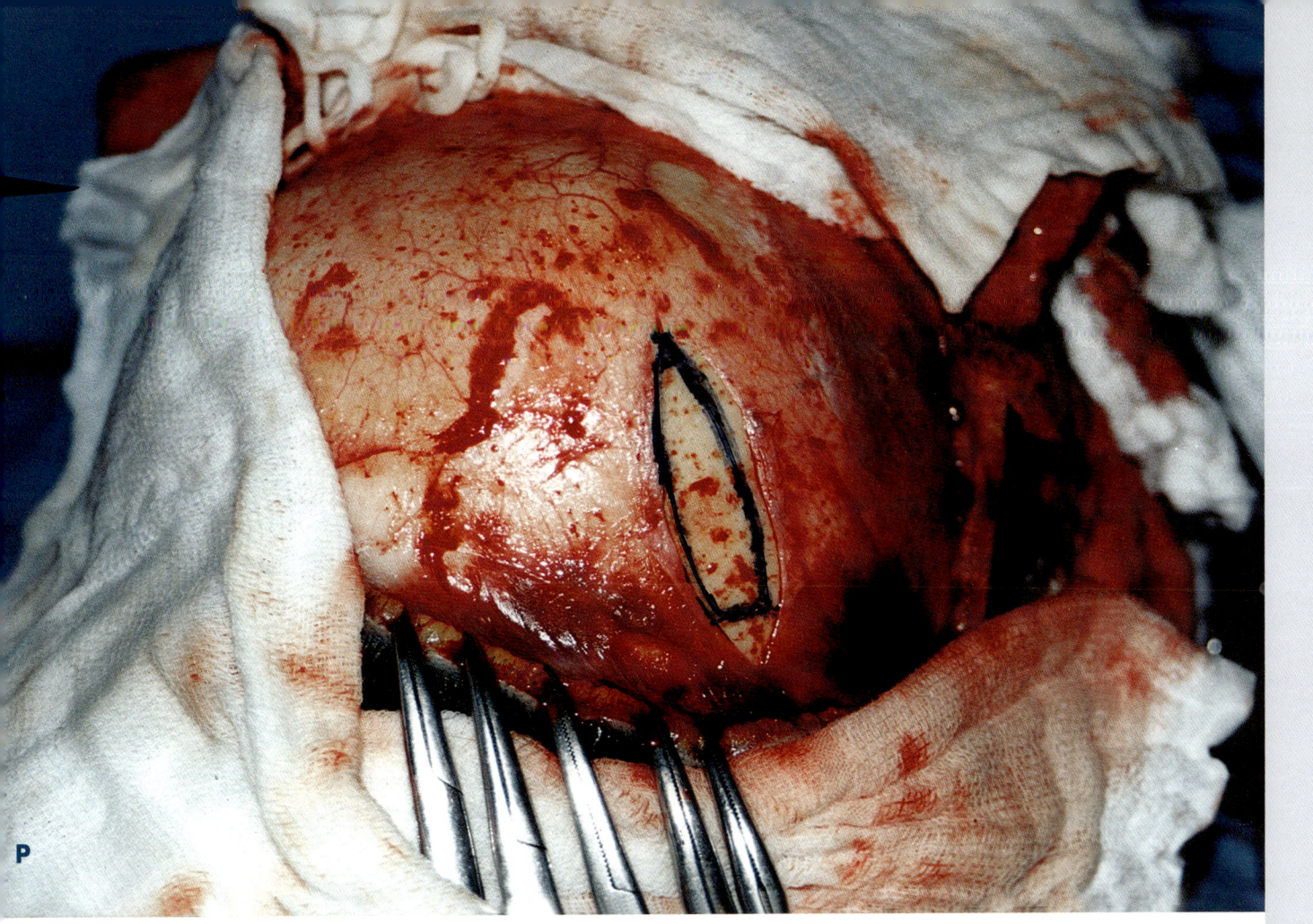

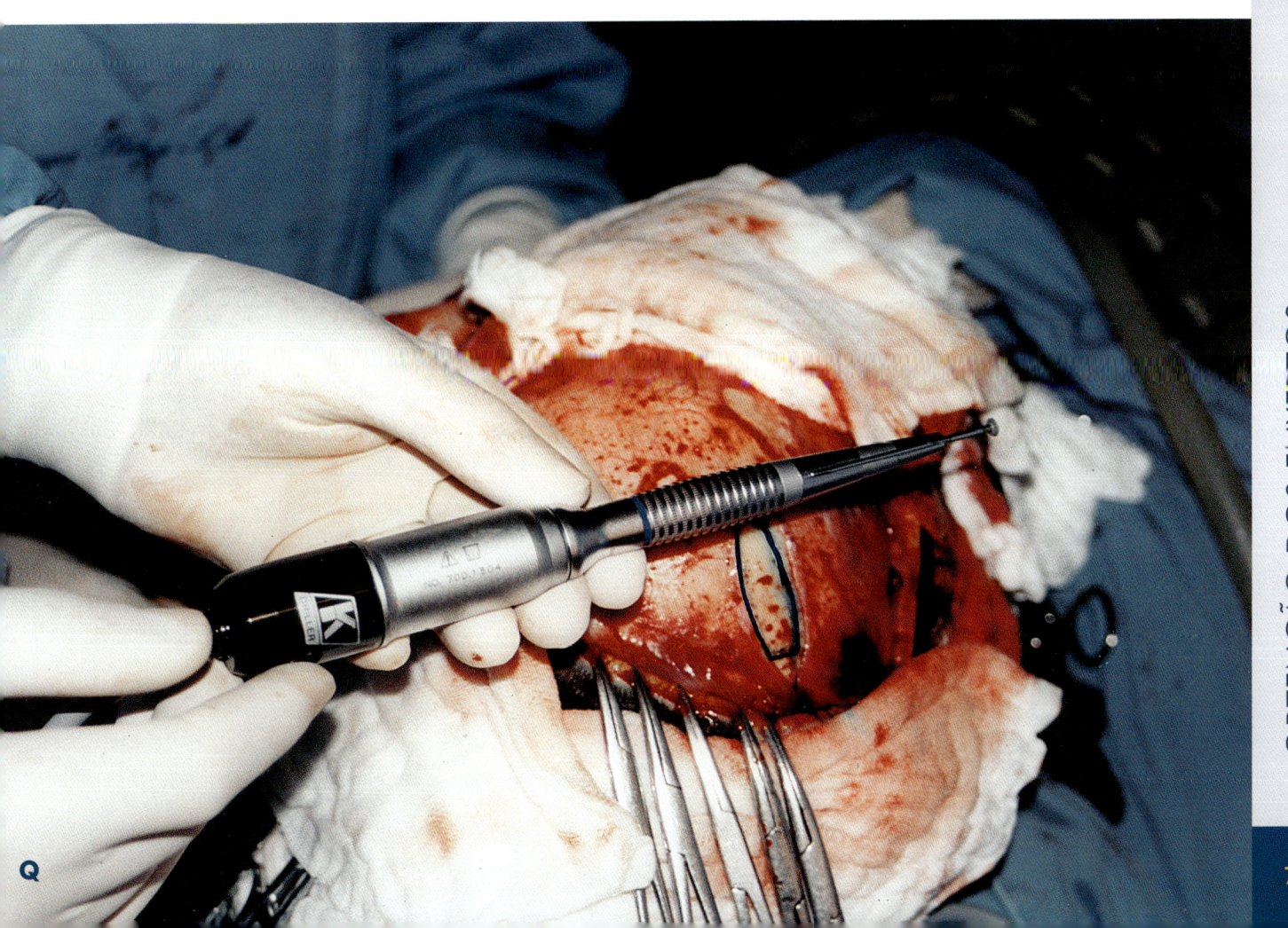

OSSO

Fig. 6-4R e **S** O pequeno esmeril delimita a ação sobre a cortical.
Jato contínuo de soro para atenuar o calor gerado pelo esmeril.
Complementação da retirada da naveta com escopro.
O sangramento sinaliza que o plano ideal foi atingido.

OBTENÇÃO DOS ENXERTOS

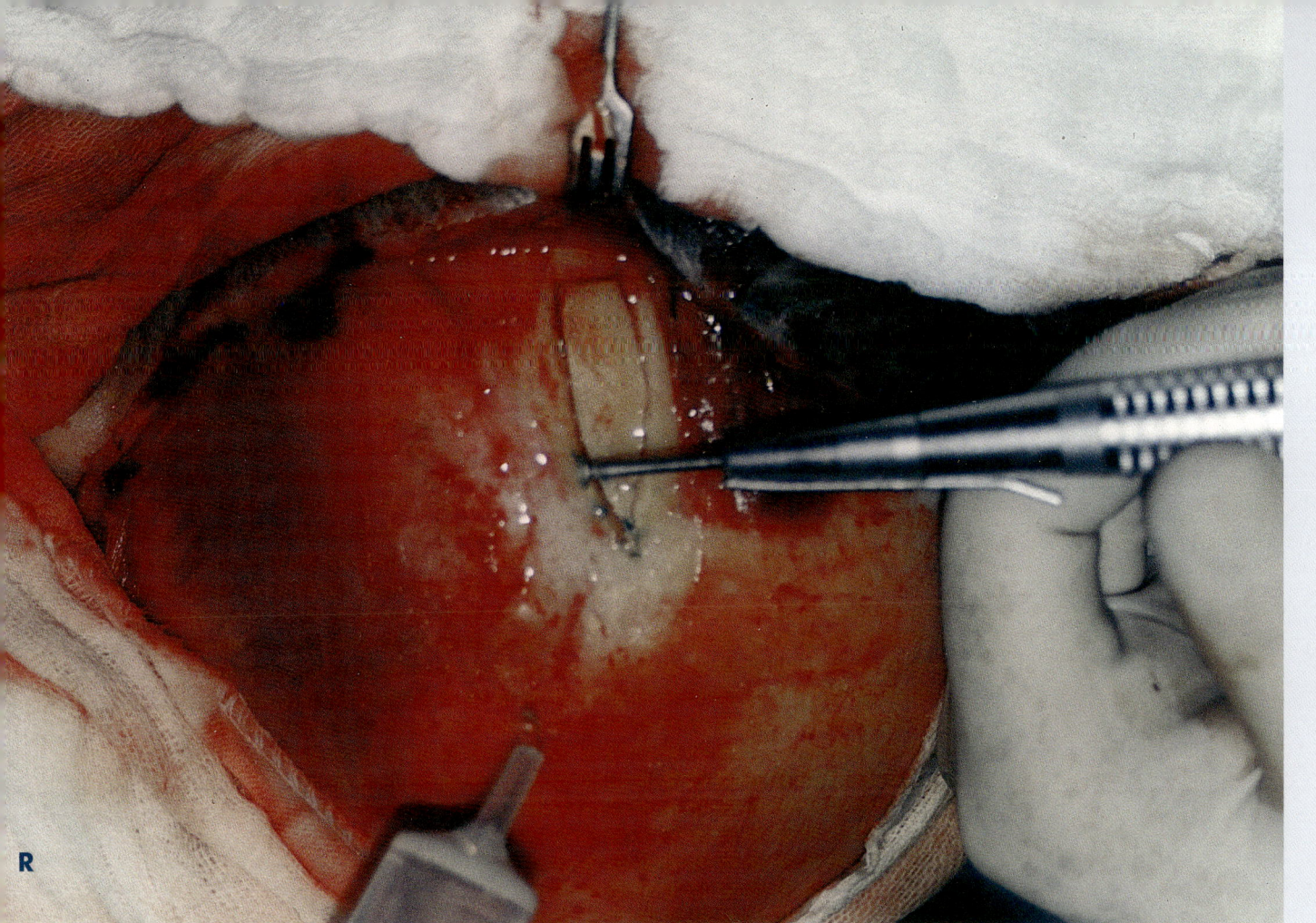

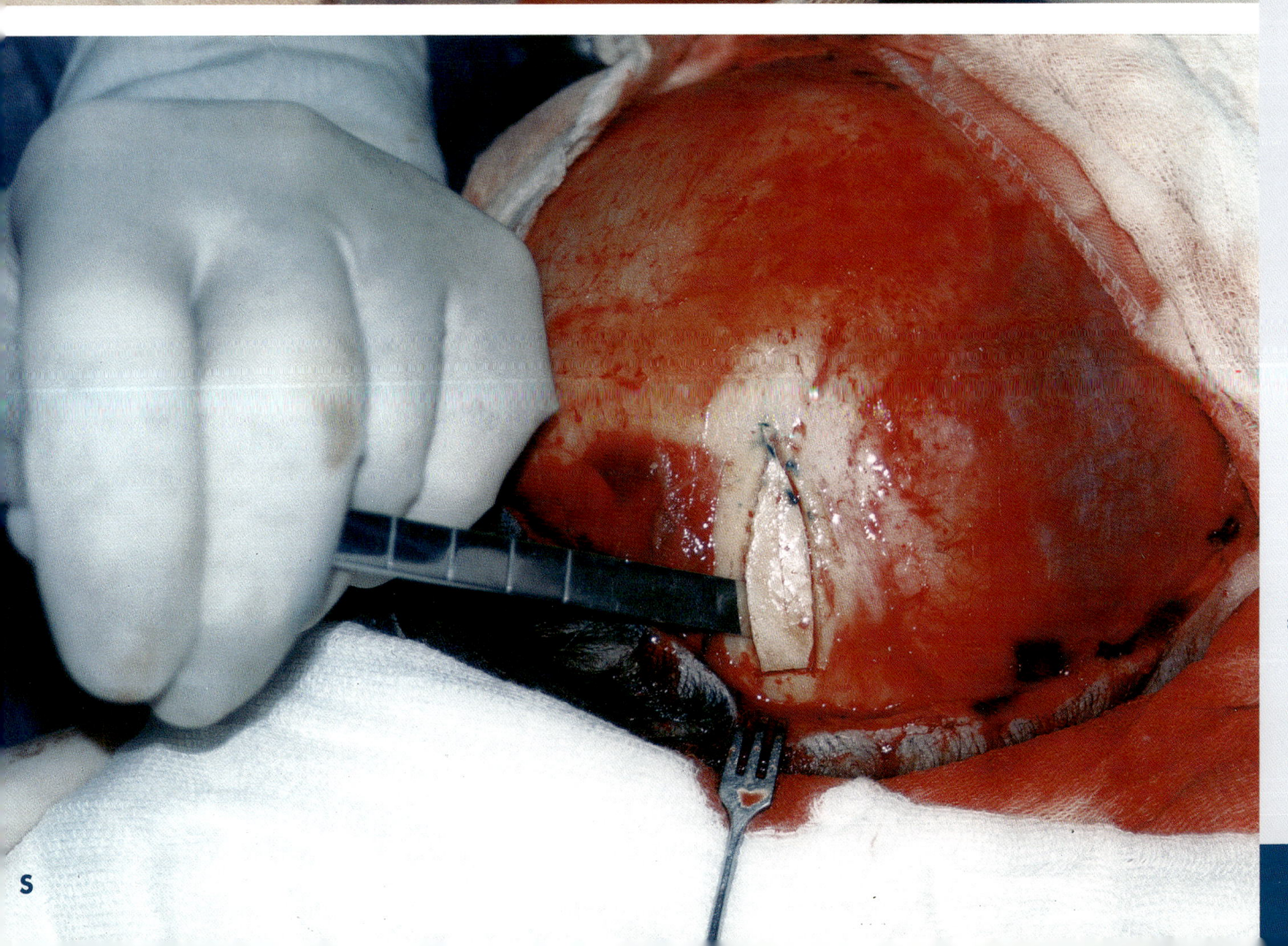

OSSO

Fig. 6-4T e **U** Camada esponjosa uniforme sinalizando o plano cirúrgico correto. Hemostasia e oclusão do leito doador com cera de Ochsner, que é absolutamente bem tolerada.

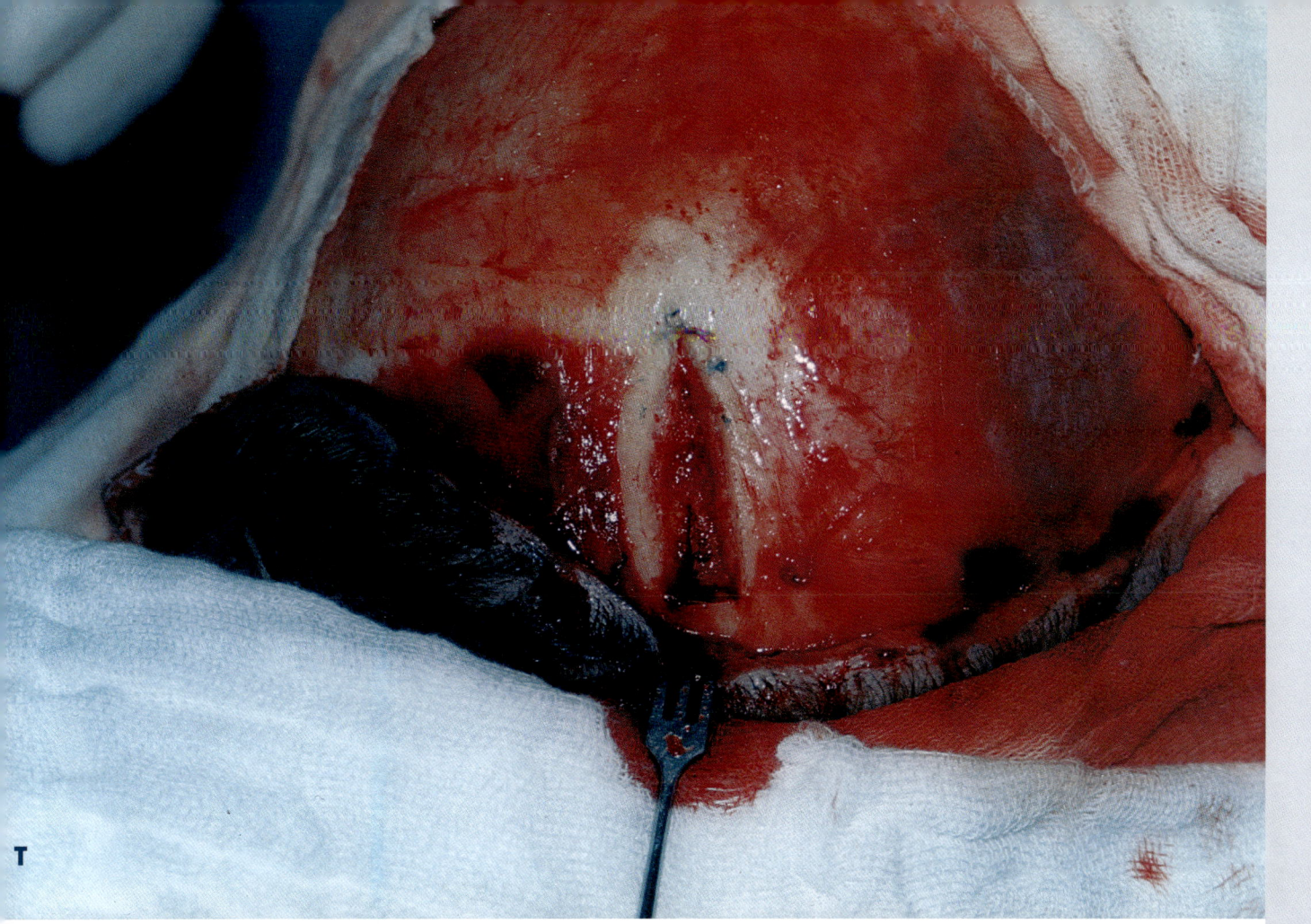

T

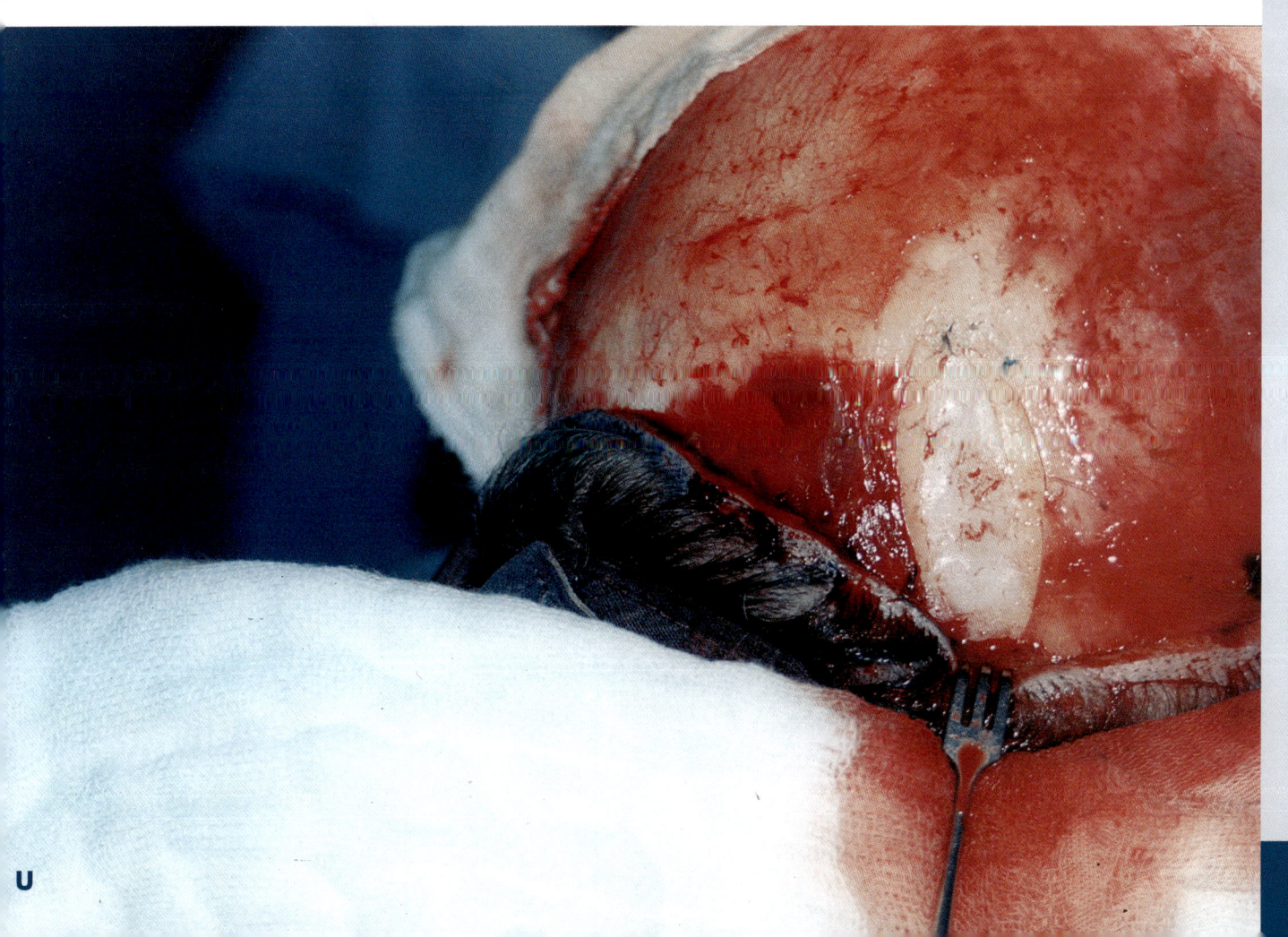

U

OBTENÇÃO DOS ENXERTOS

81

OSSO

Fig. 6-4V e **W** Modelando a peça com esmeril. Segurar firmemente o enxerto para evitar escape devido à ação da ferramenta.
Enxerto aposto sobre o nariz um pouco maior do que o previsto. Diminuir, se necessário.

v

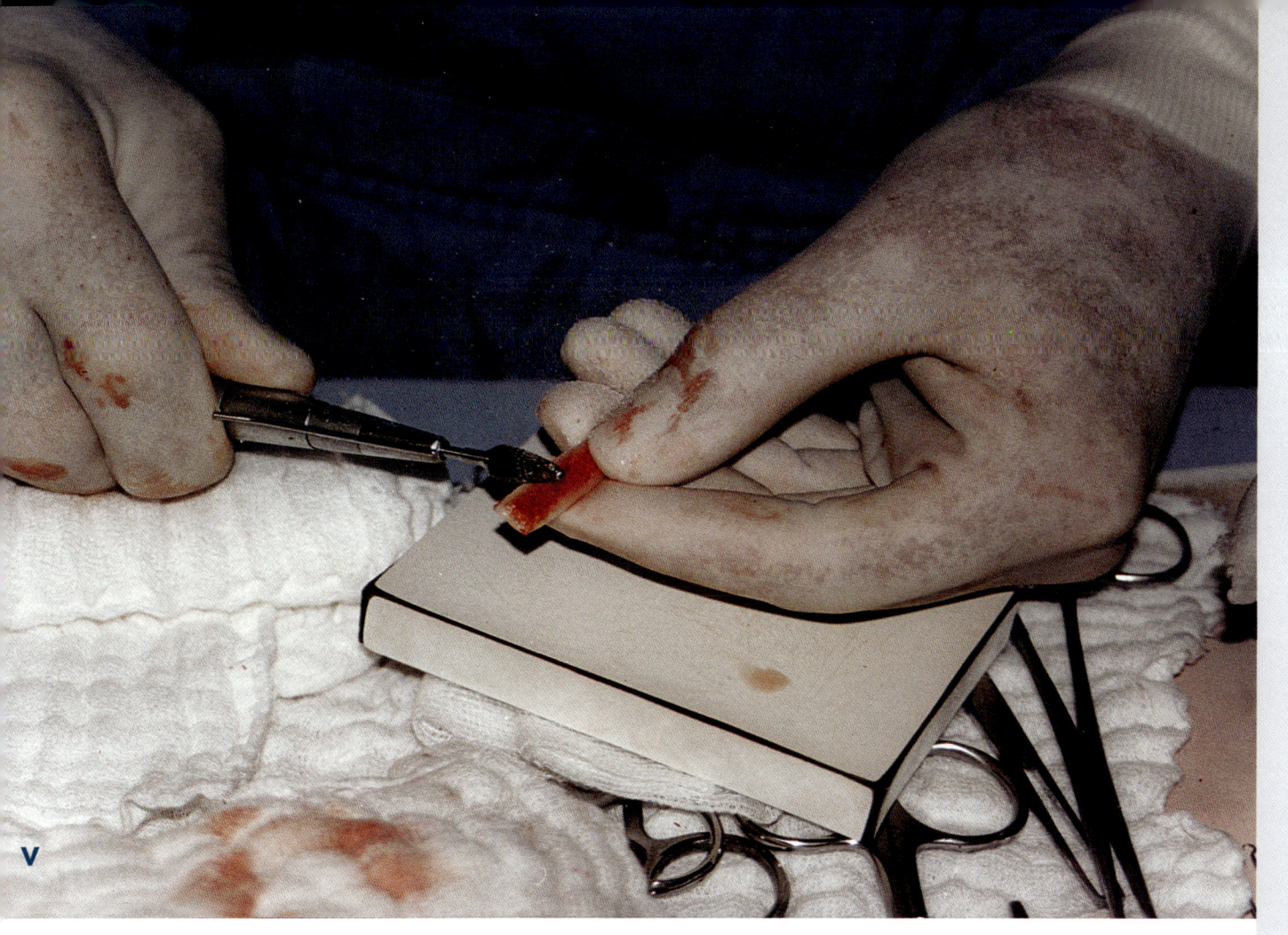

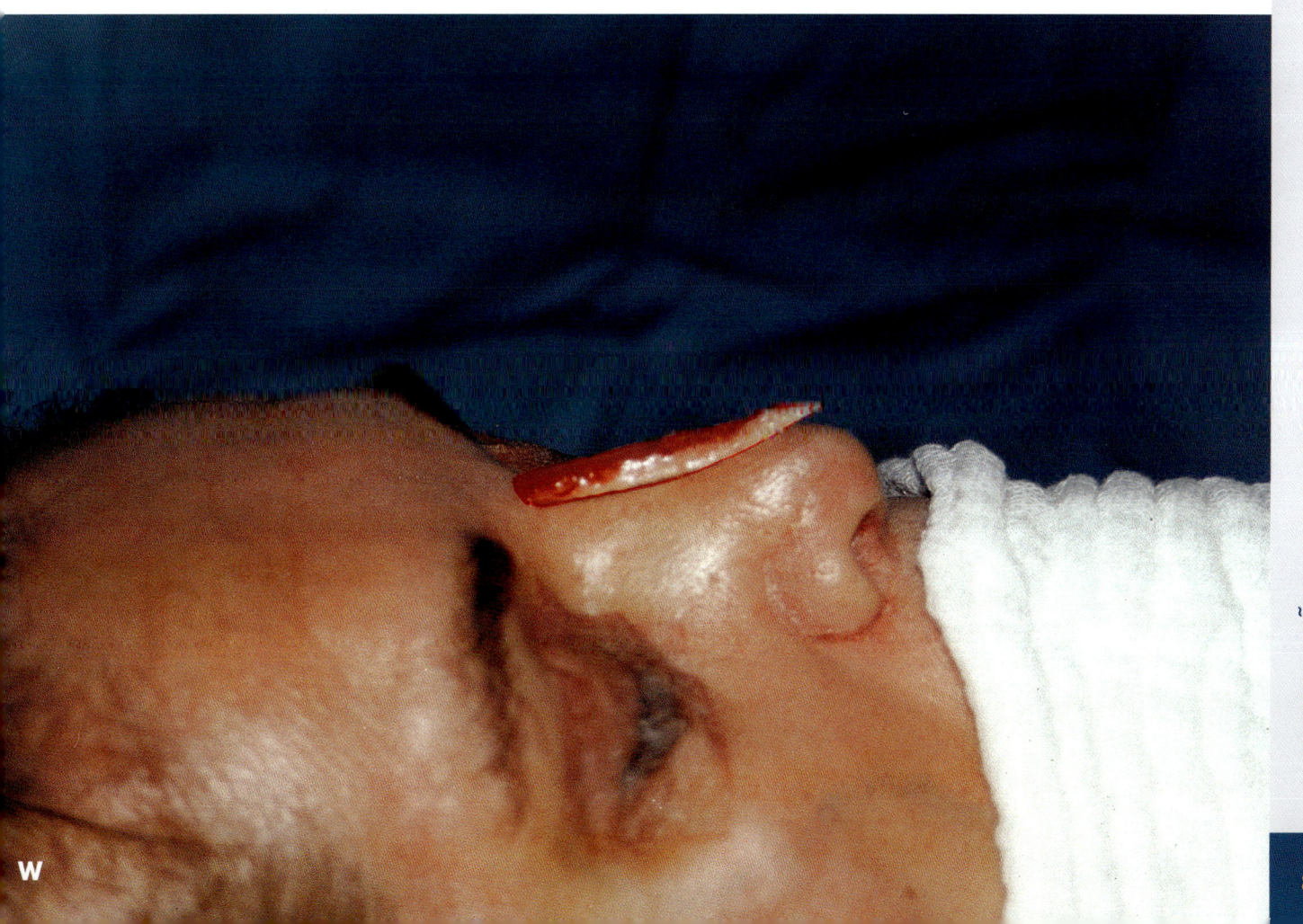

w

OBTENÇÃO DOS ENXERTOS

OSSO

Fig. 6-4X e **Y** A camada esponjosa sempre voltada para a pele.
Acesso ao nariz pela ritidoplastia aberta.
Loja para receber o enxerto ligeiramente apertada, o que diminui a chance de desvio.
O afastador facilita o deslize do enxerto para seu destino.
Término da introdução do enxerto.
Encaixe em uma loja preparada para essa finalidade.

OBTENÇÃO DOS ENXERTOS

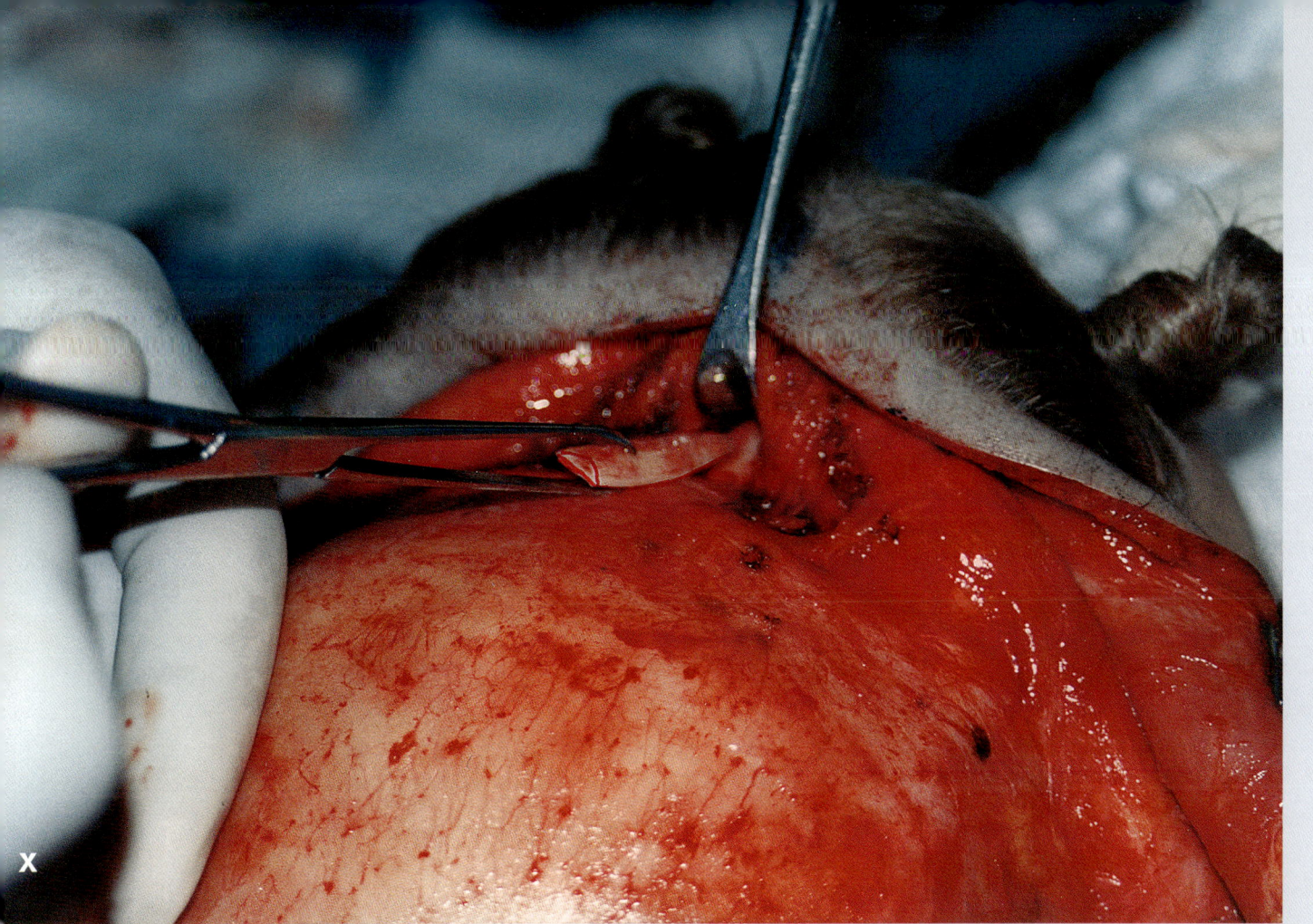

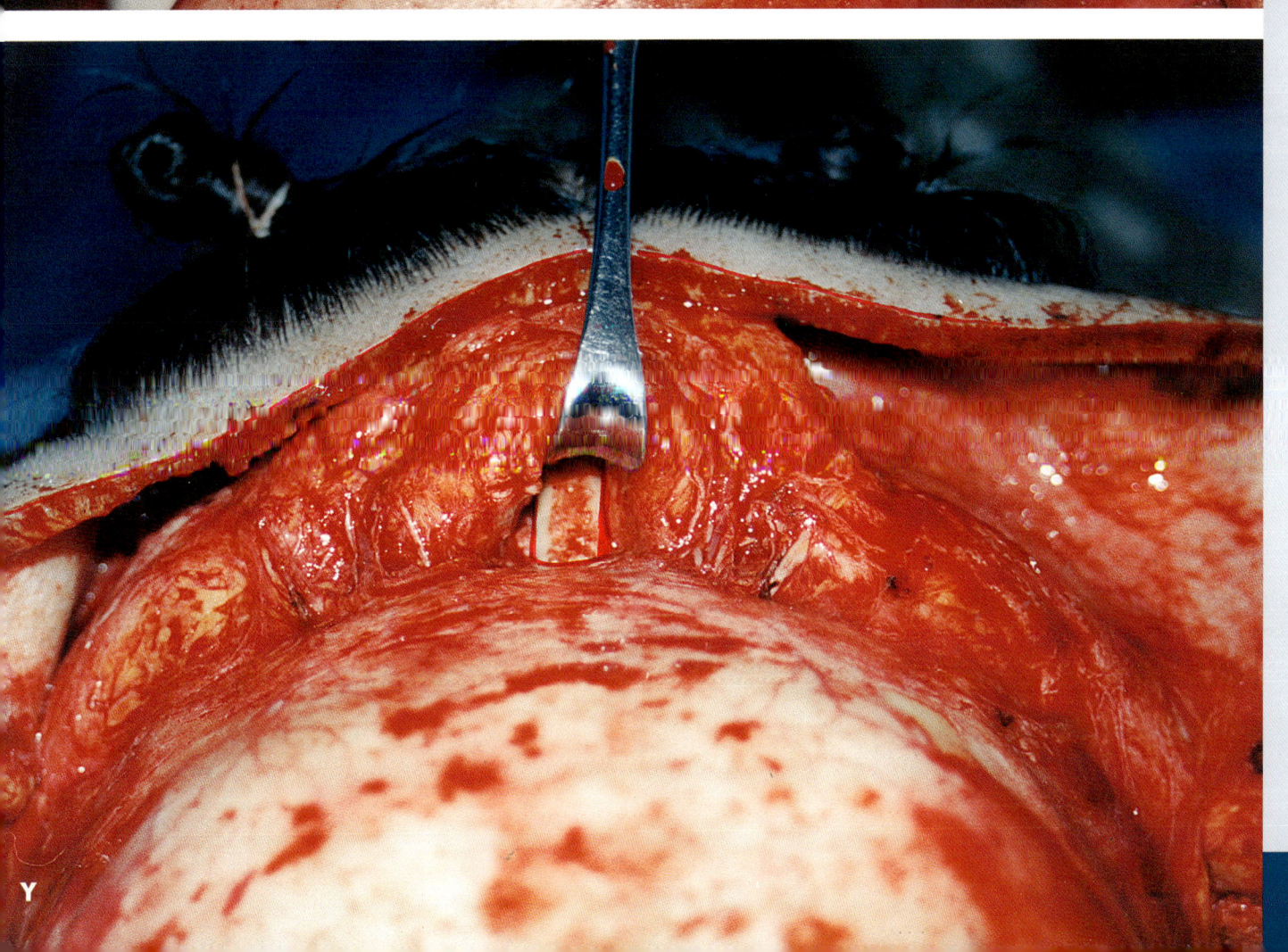

OSSO

Crista ilíaca

Fig. 6-5A e **B** Peça de silicone no dorso nasal com provável intenção de substituir e retificar. Observar o desvio acentuado do dorso, a assimetria alar e o afundamento da base da columela.
Preparado para a cirurgia.

A

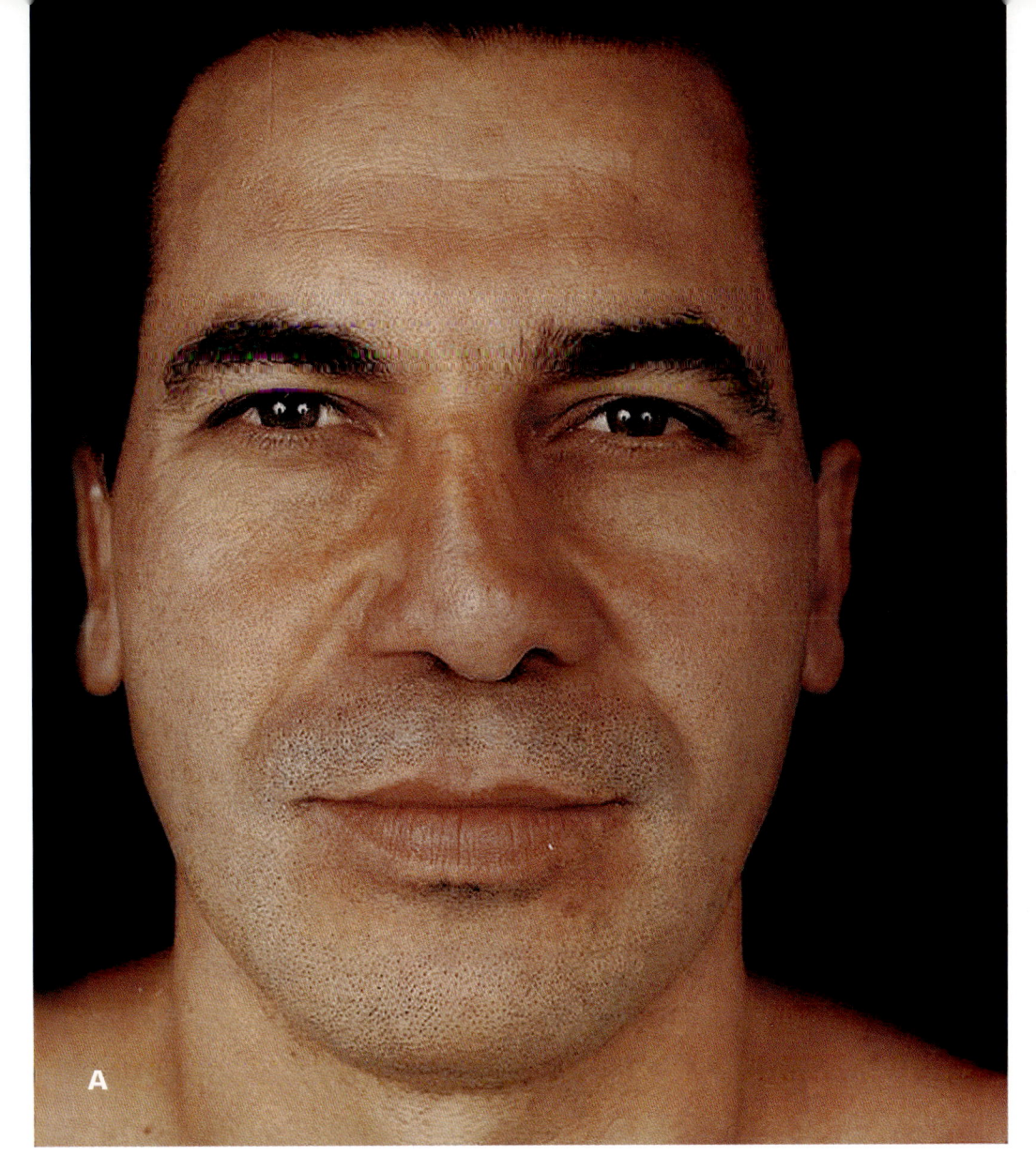

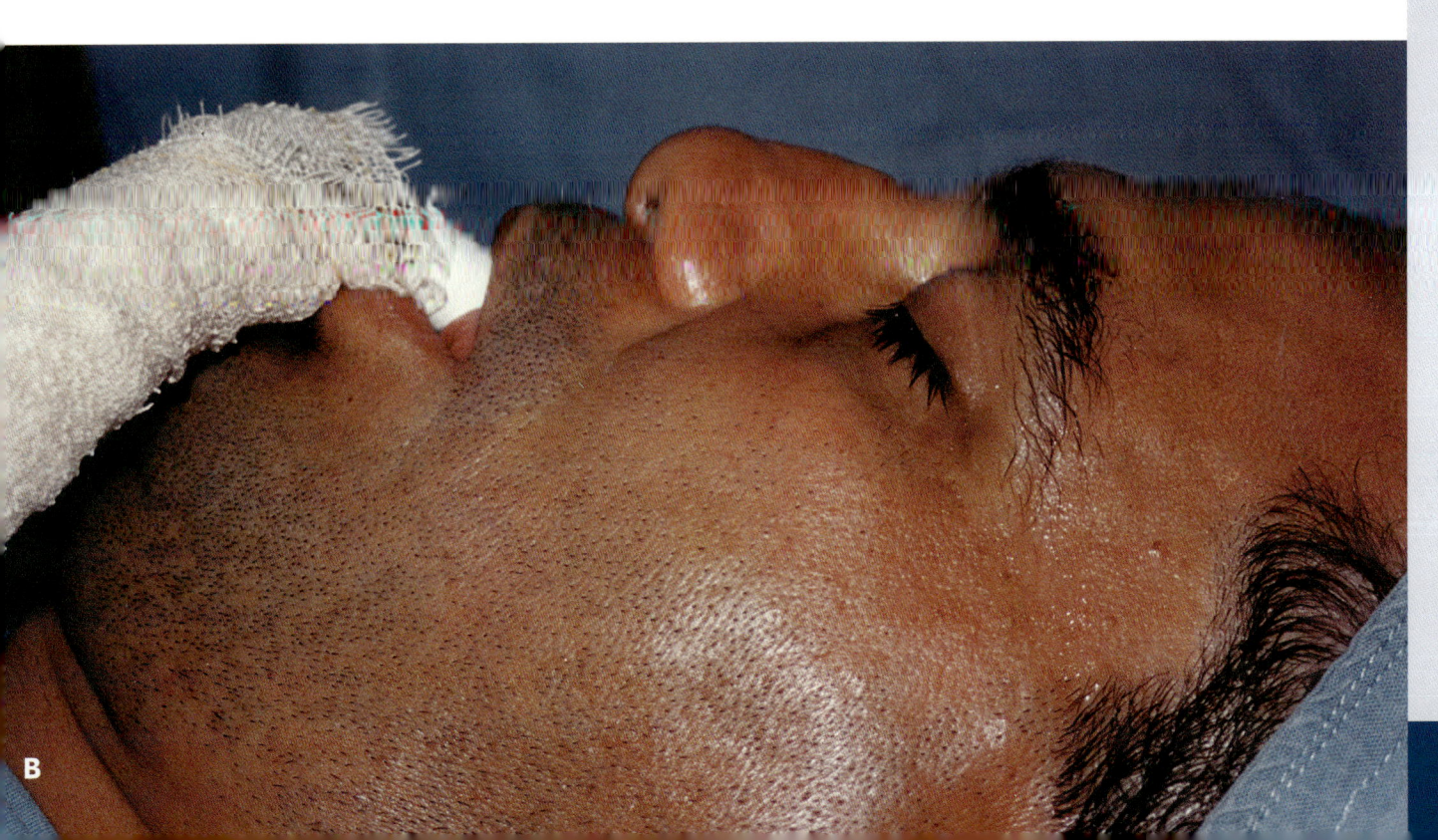

B

OBTENÇÃO DOS ENXERTOS

OSSO

Fig. 6-5C e **D** Incisão com cerca de 5 cm sobre a região a ser trabalhada.
Antes da retirada do enxerto, é melhor iniciar a modelagem no próprio local.

C

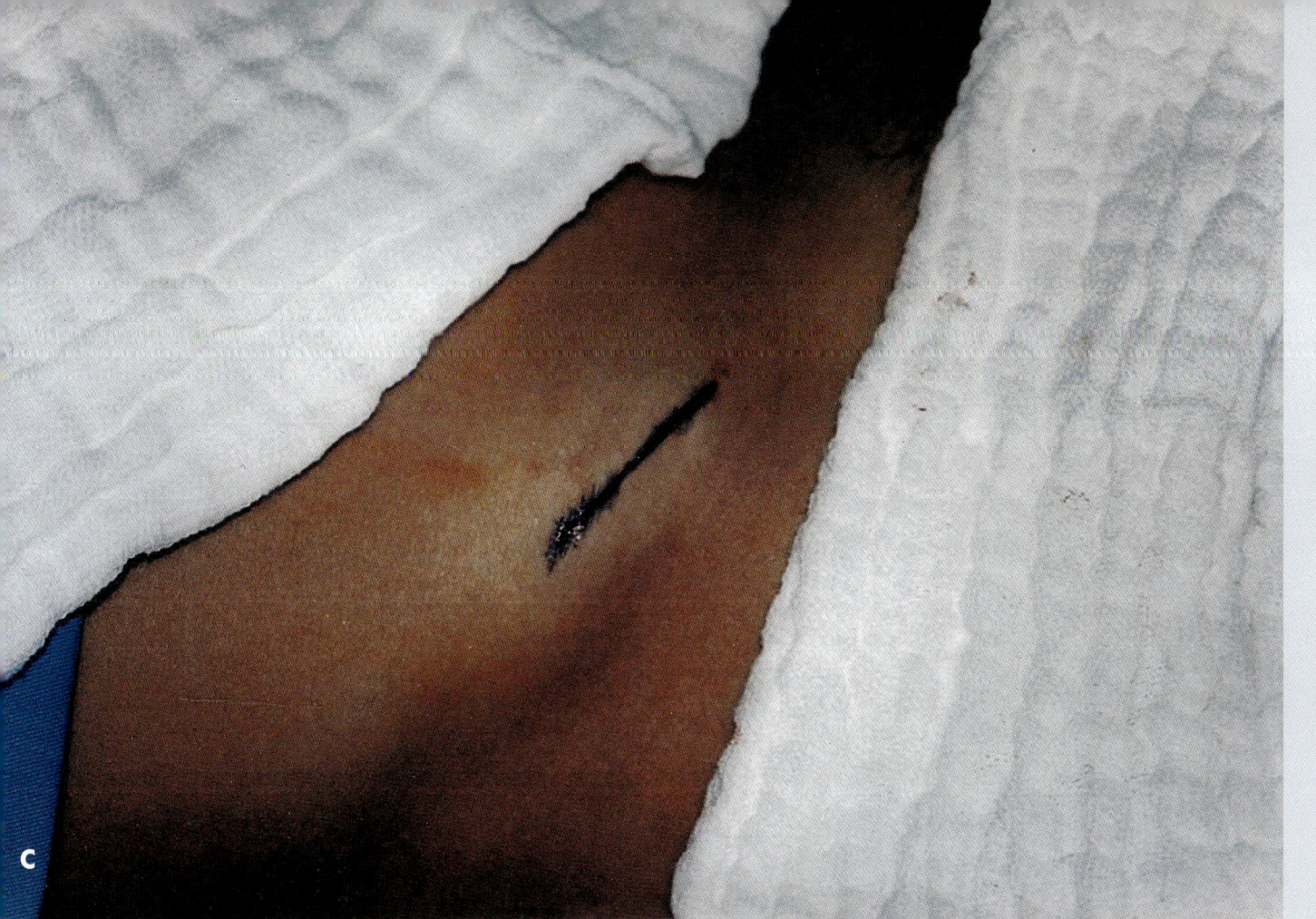

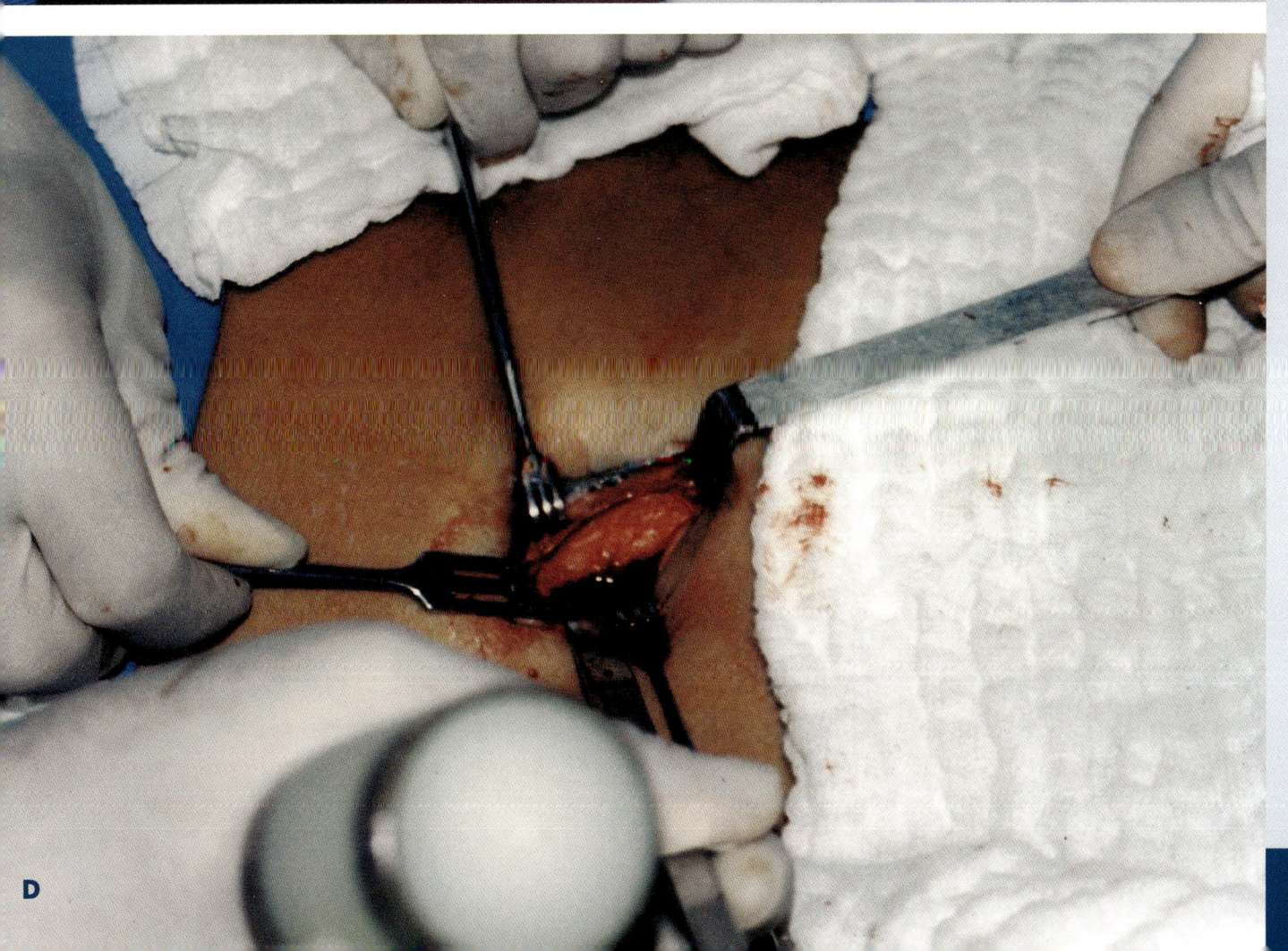

D

Fig. 6-5E e **F** Avaliando as dimensões do enxerto. Modelagem do tamanho e da forma.

E

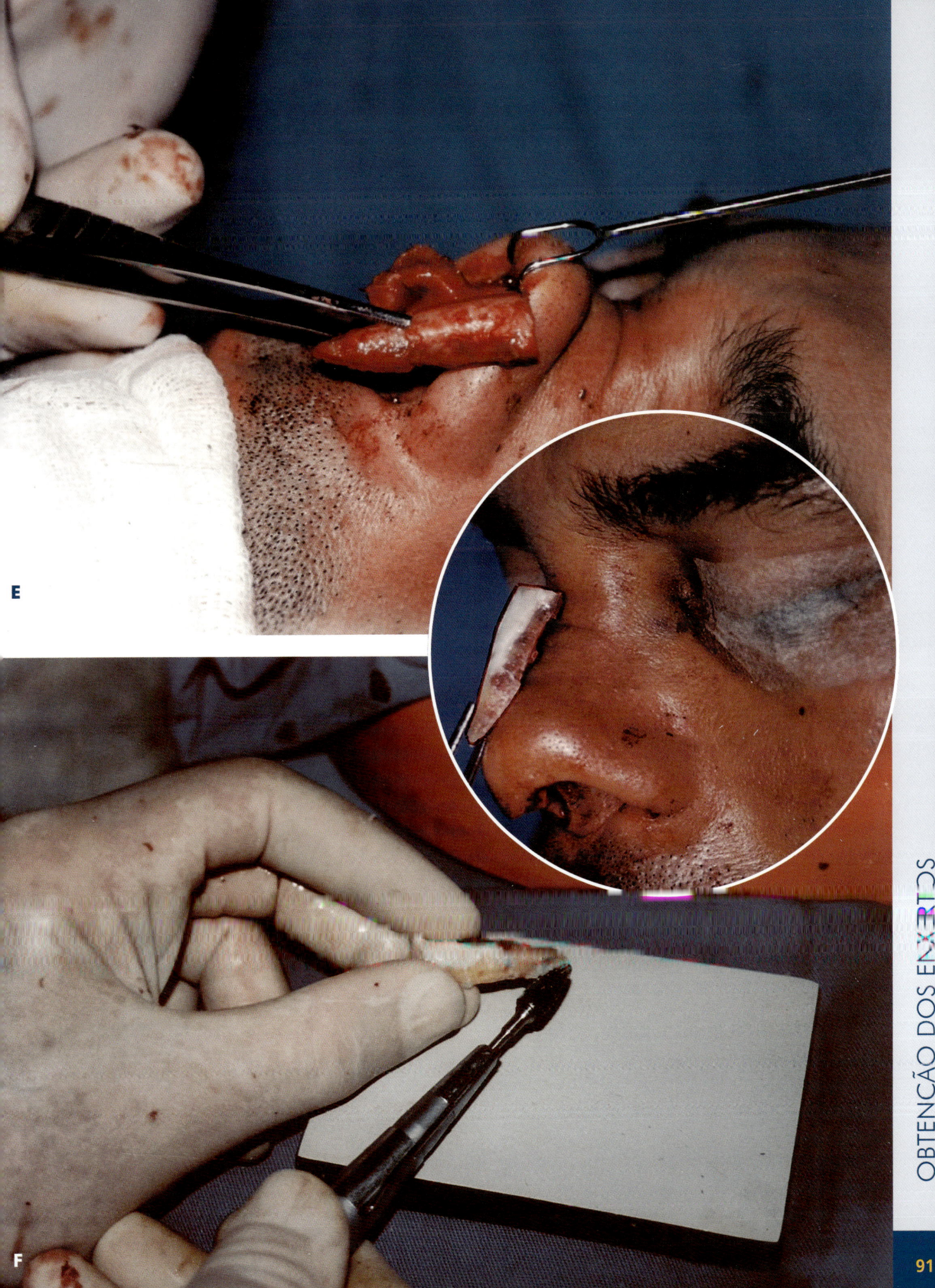

F

OBTENÇÃO DOS ENXERTOS

91

OSSO

Fig. 6-5G a **I** Expondo o septo para retirada de enxerto.
Suporte da columela com enxerto.
Escudo definindo a ponta.

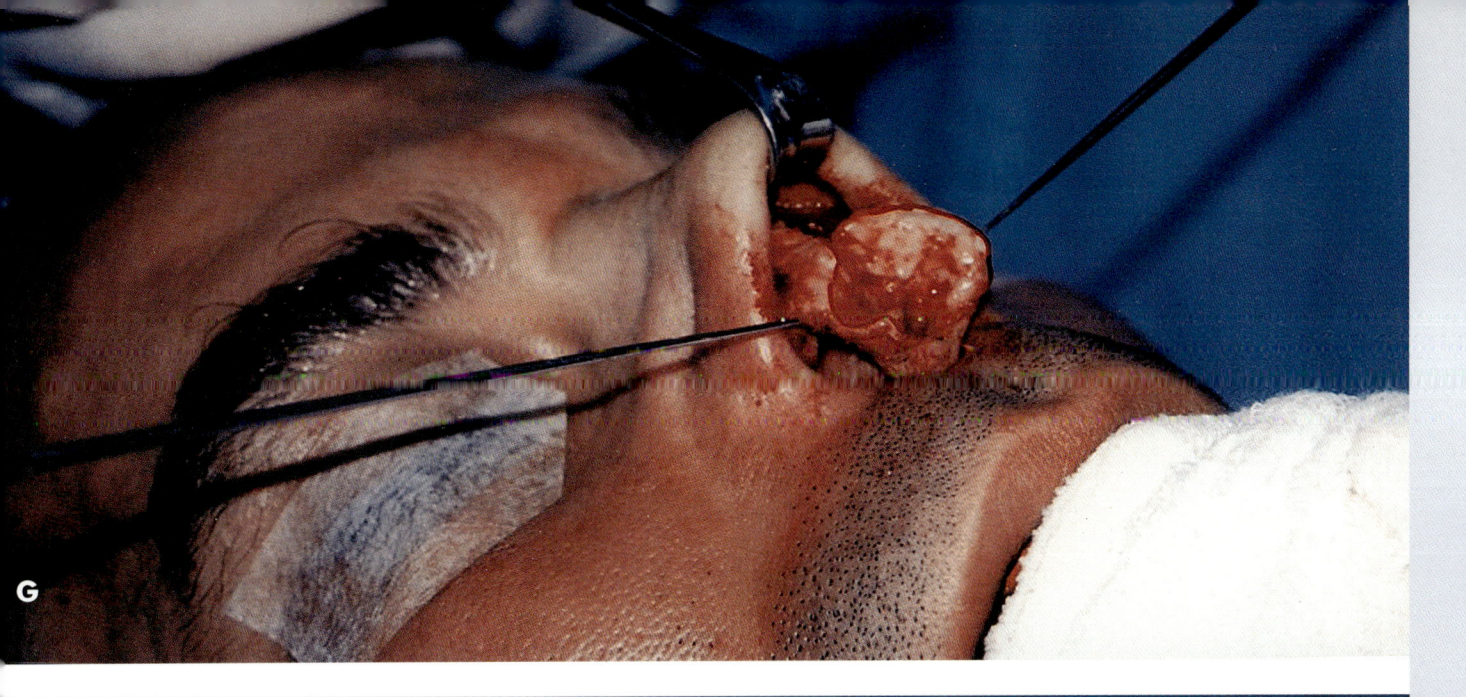

G

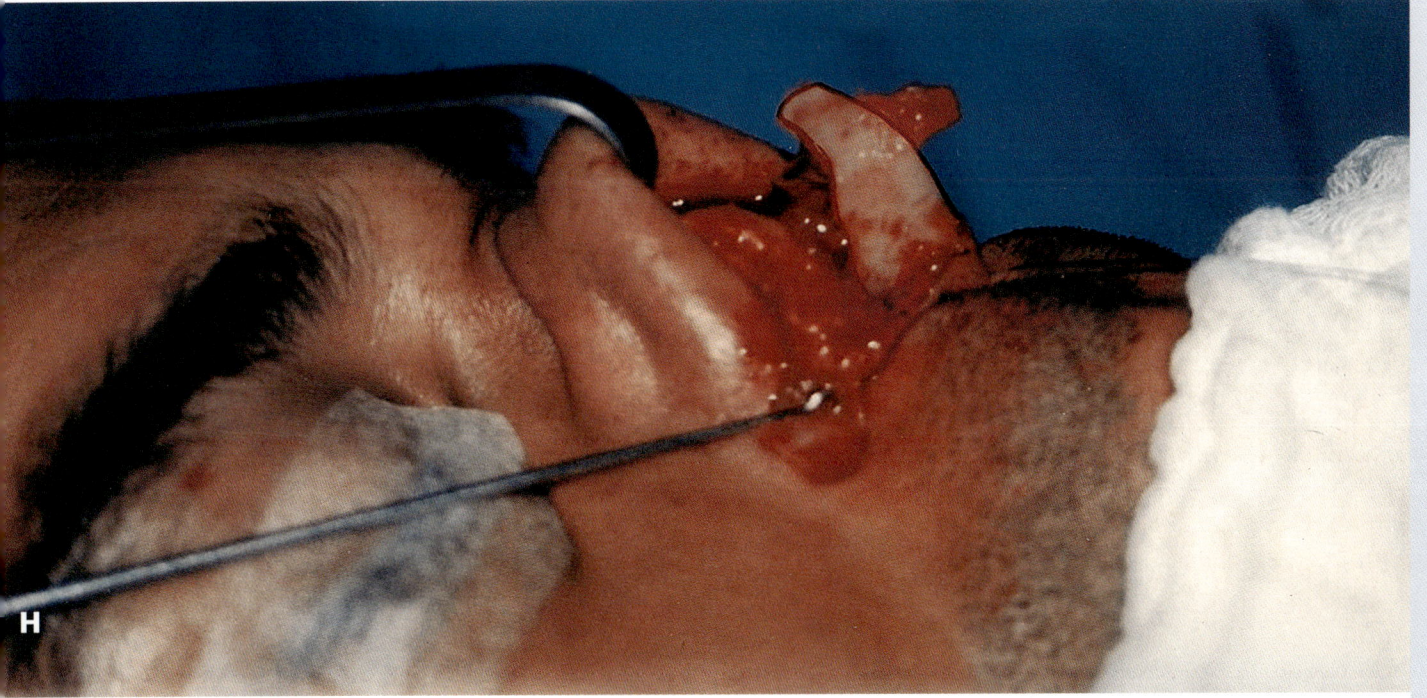

H

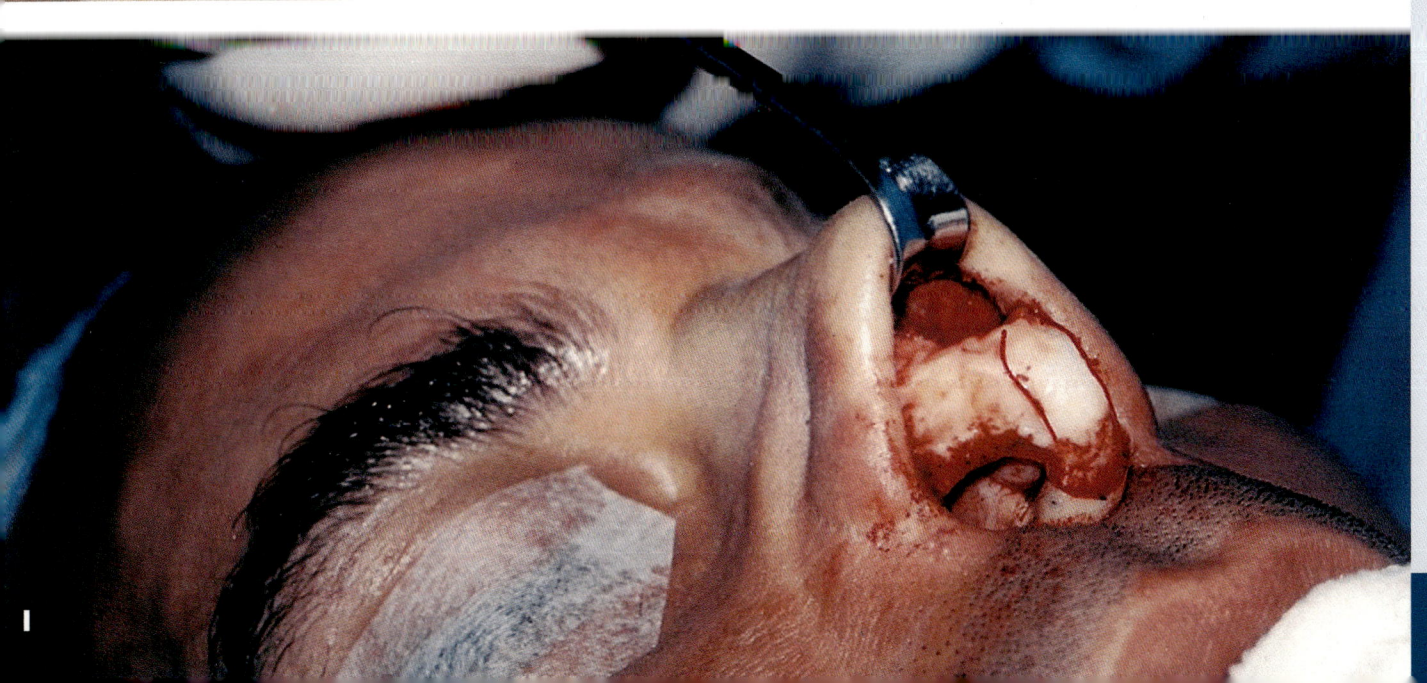

I

OBTENÇÃO DOS ENXERTOS

Fig. 6-5J a **M** Redefinição do perfil.
Plena e estável retificação do dorso.
Base estreitada.
Ponta remodelada pela estaca.
Pontos luminosos indicativos de um relevo normal da ponta.

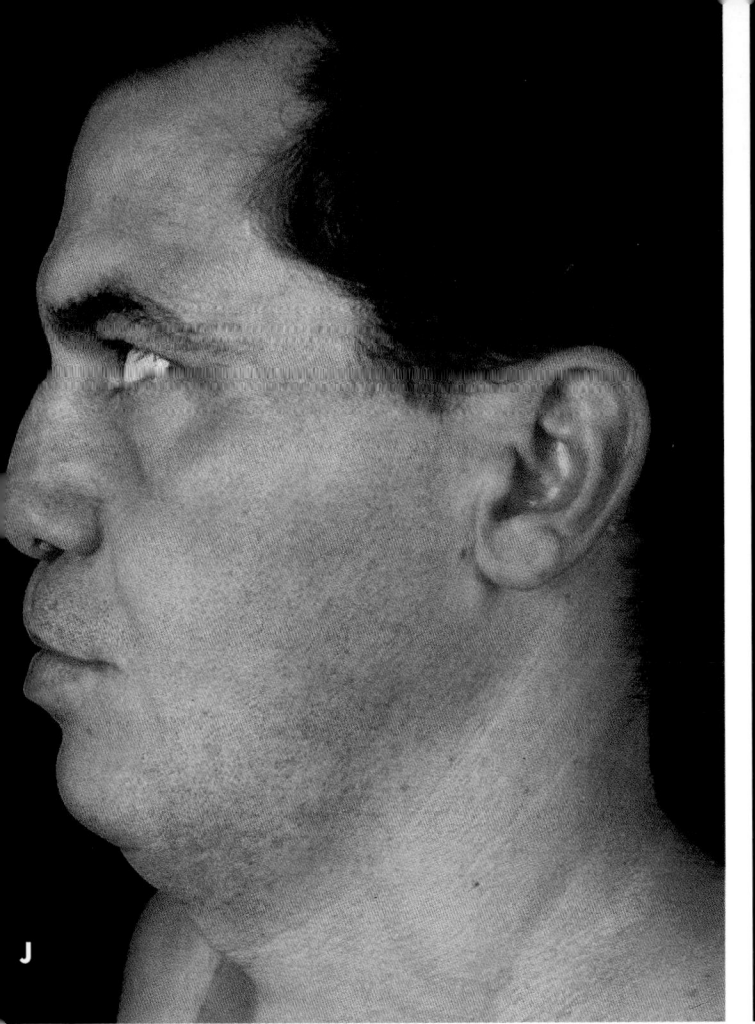

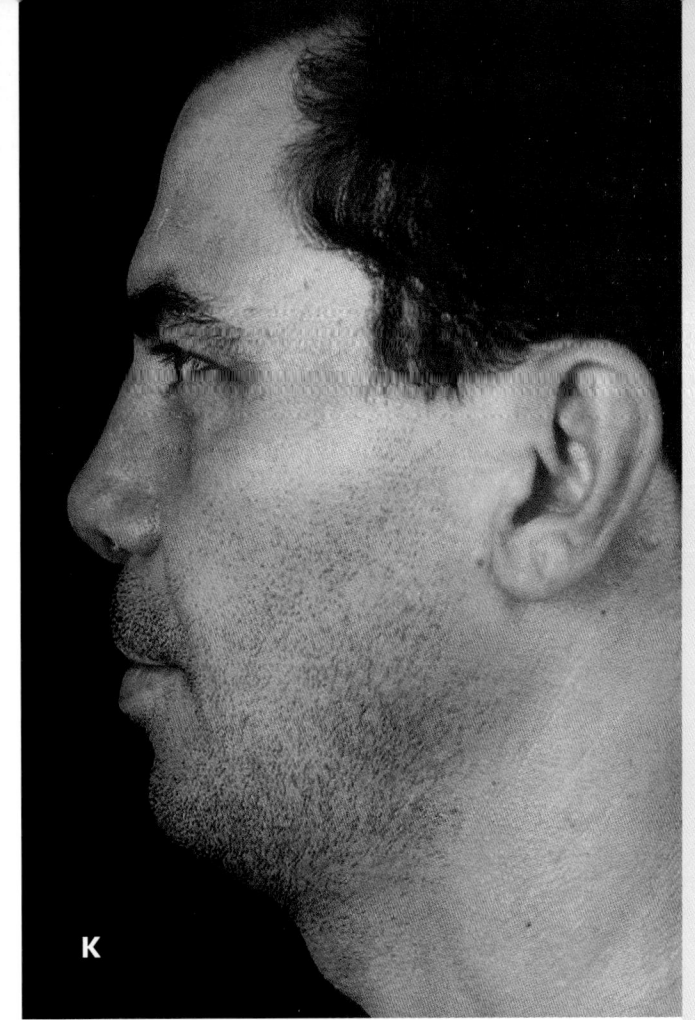

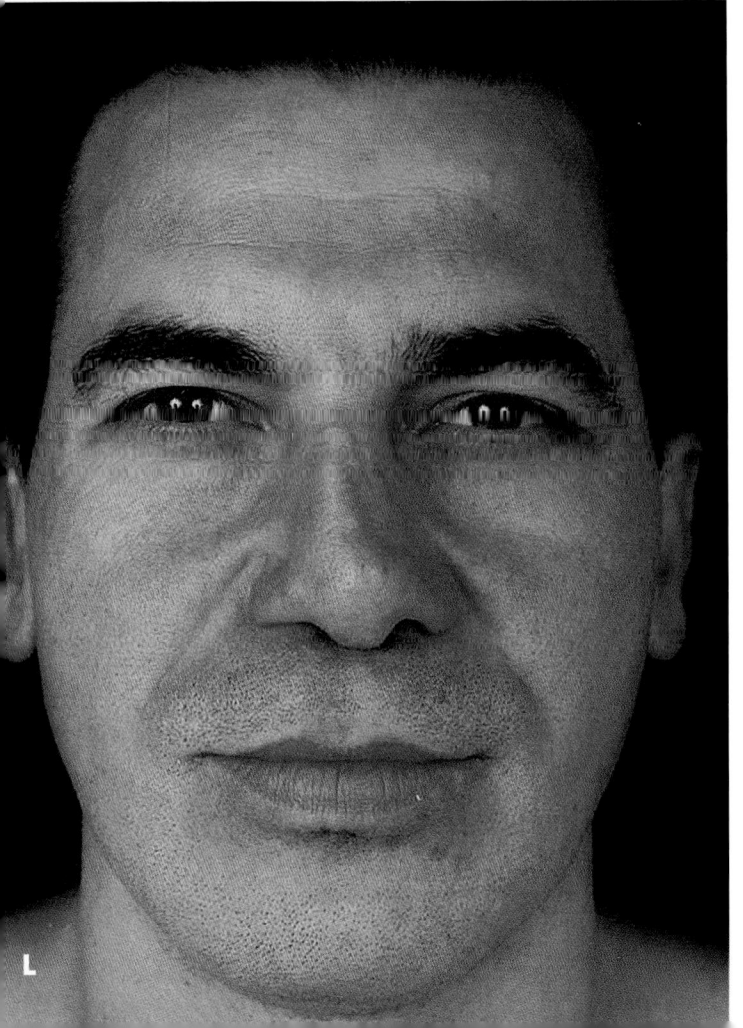

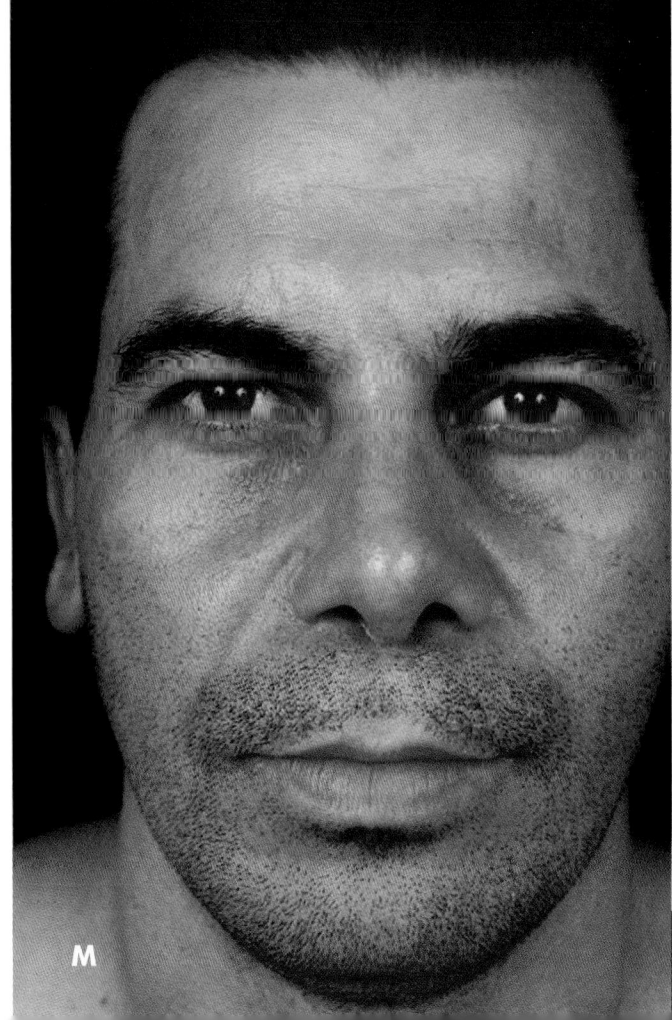

OBTENÇÃO DOS ENXERTOS

OSSO

Outras opções

Costela

Orientar a incisão sobre o segmento costal eleito ou utilizar uma cicatriz preexistente.

Giba

Pode ser usada tanto para osso como para cartilagem.

Tíbia

Muito embora não faça parte da nossa rotina, é de fácil obtenção. Atentar para a cicatriz resultante.

7

QUALIDADE, DESTINAÇÃO E MANUSEIO DOS ENXERTOS

DORSO

O problema do dorso depende do grau de complexidade. Os grandes afundamentos (sela) exigem enxertos generosos: crista ilíaca, costela ou cartilagem costal. Os médios podem ser tratados com calota craniana, cartilagem auricular simples dobrada ou em fragmentos envoltos em fáscia temporal (Figs. 12-9 a 12-11).

Temos predileção pela calota. É fácil de retirar, tem absoluta previsibilidade, a não ser um eventual desvio secundário. Um detalhe importante, como foi dito, é manter sempre a camada esponjosa virada para a pele. Além de simplificar a modelagem, melhora a percepção tátil.

DORSO

Enxerto sobre a raiz do nariz para retificar um afundamento que, indiretamente, traz como consequência o surgimento de uma giba. A finalidade deste enxerto é retificar o dorso sem necessidade de retirar a giba. Deve ter uma curvatura adequada que se adapte à região que se propõe. Pode-se colocar por acesso frontal ou nasal (Figs. 7-14 e 7-15).

Barra de sustentação e *spreader graft*. Após a retificação do desvio anterior da cartilagem quadrangular, com frequência é necessário que se aplique uma ou duas barras laterais de cartilagem que irão, ao mesmo tempo, manter e dar permanência à nova forma (Figs. 7-17 e 7-18). Usualmente, são fixadas com pontos transfixantes em "u" (Figs. 7-19 e 7-20).

O *spreader*, normalmente em número de dois, serve para melhorar a forma e, principalmente, a permeabilidade respiratória (Fig. 7-21).

Figs. 7-1 e **7-2** Nariz secundário – afundado – longo – ponta bulbosa.

Figs. 7-3 e **7-4** Indicação de crista ilíaca, costela ou cartilagem costal.
Aproveitamento de cicatriz de mastoplastia para acesso e retirada de cartilagem costal.

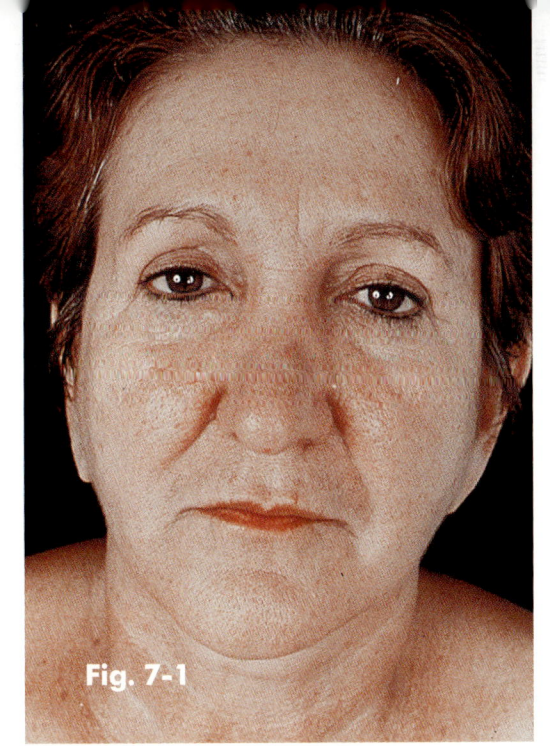

Fig. 7-1

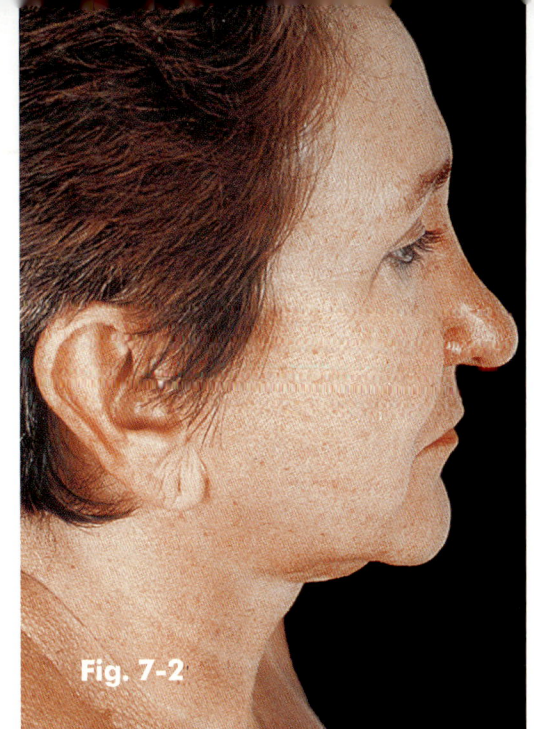

Fig. 7-2

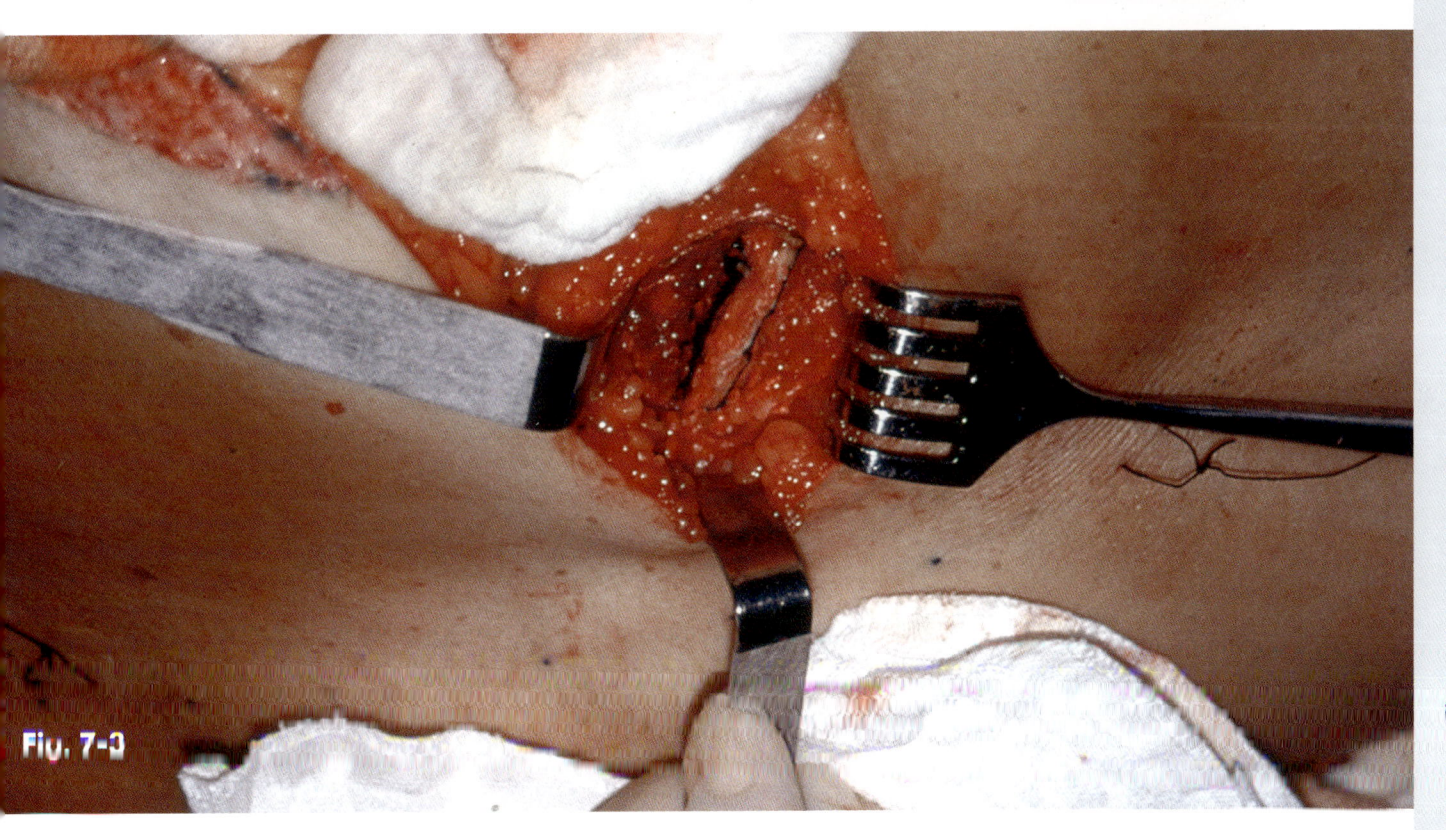

Fig. 7-3

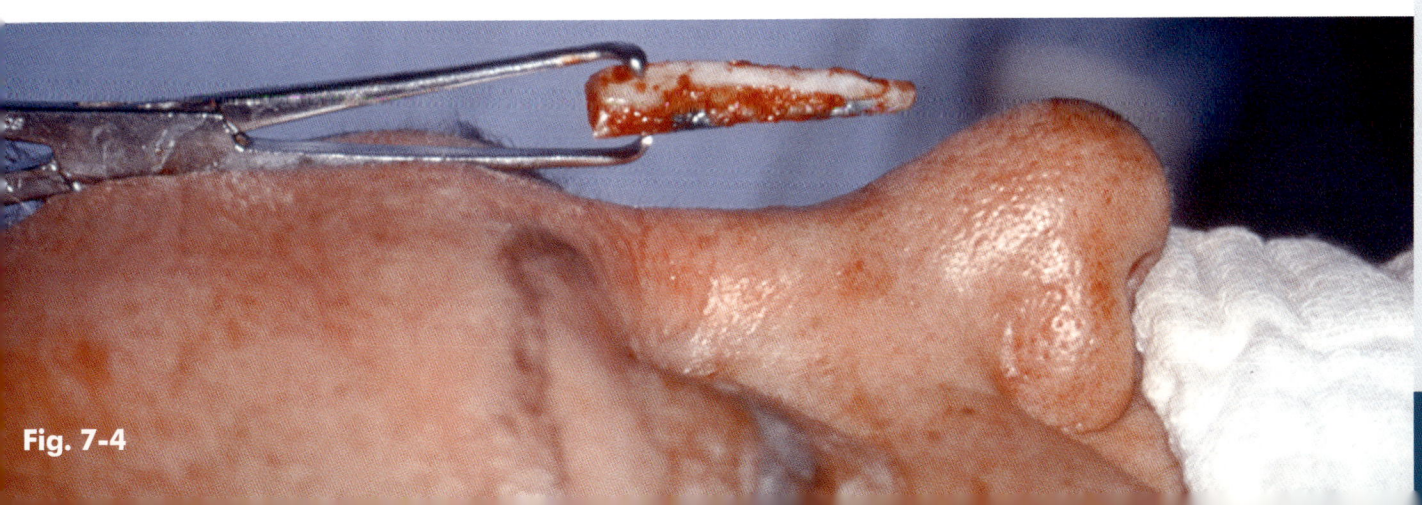

Fig. 7-4

QUALIDADE, DESTINAÇÃO E MANUSEIO DOS ENXERTOS

99

DORSO

Fig. 7-5 Peça já modelada, testando suas dimensões. Fio de Kirchner para evitar torção secundária.

Fig. 7-6 Introdução da peça pela raiz do nariz aproveitando o amplo campo da cirurgia frontal aberta.

Fig. 7-7 Imobilização, fio transfixante para auxiliar a imobilização do enxerto.

Fig. 7-5

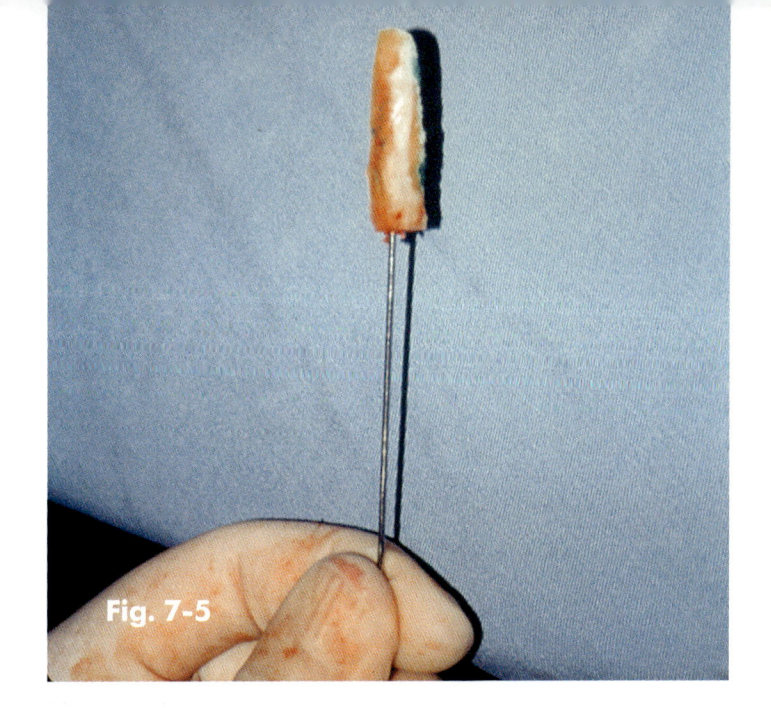

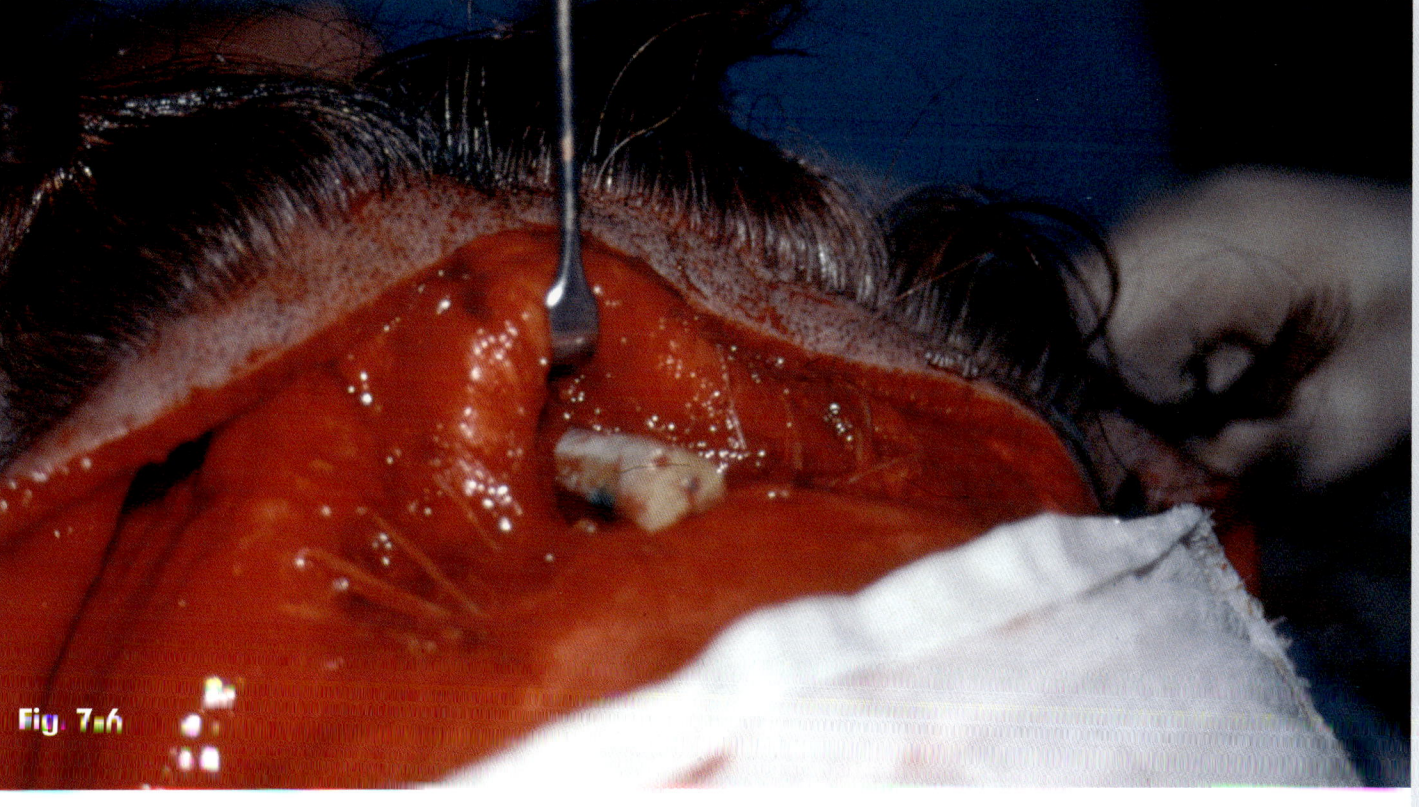

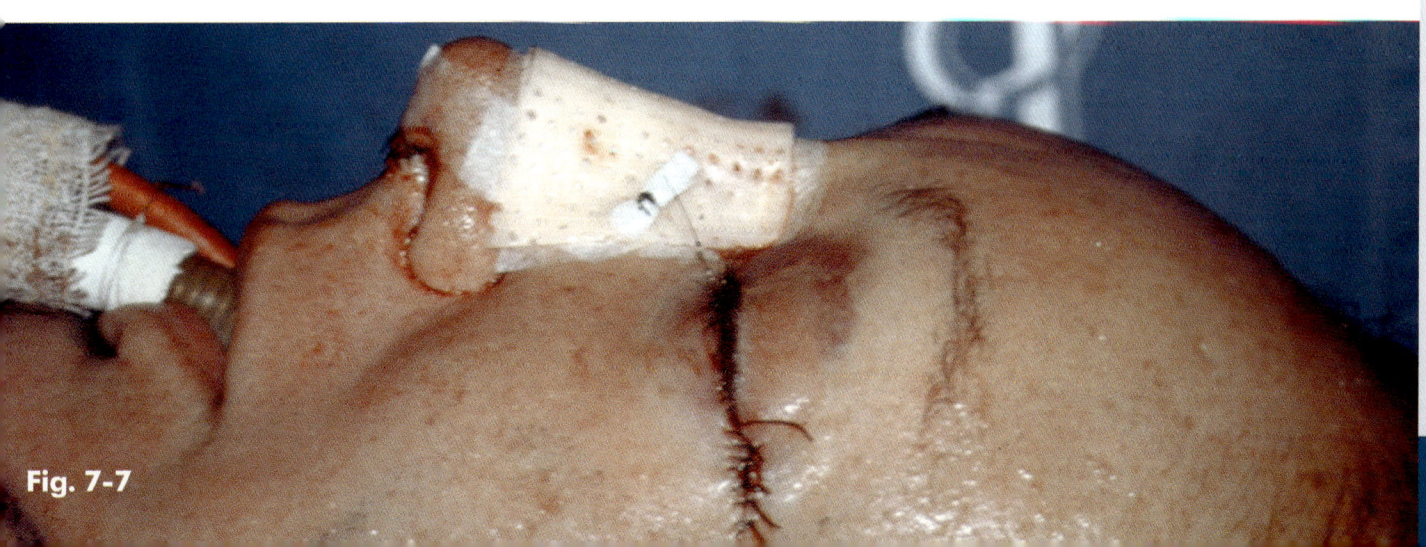

Fig. 7-6

Fig. 7-7

DORSO

Figs. 7-8 e **7-9** Frente e perfil com uma semana.

Fig. 7-10 Trinta dias após a cirurgia.

Fig. 7-8

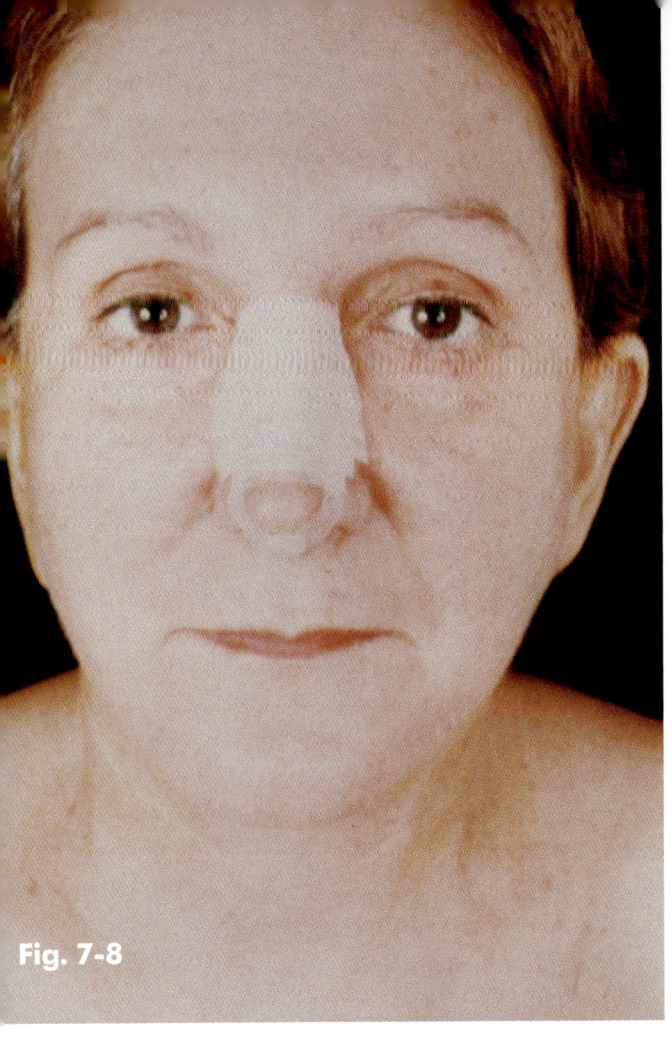

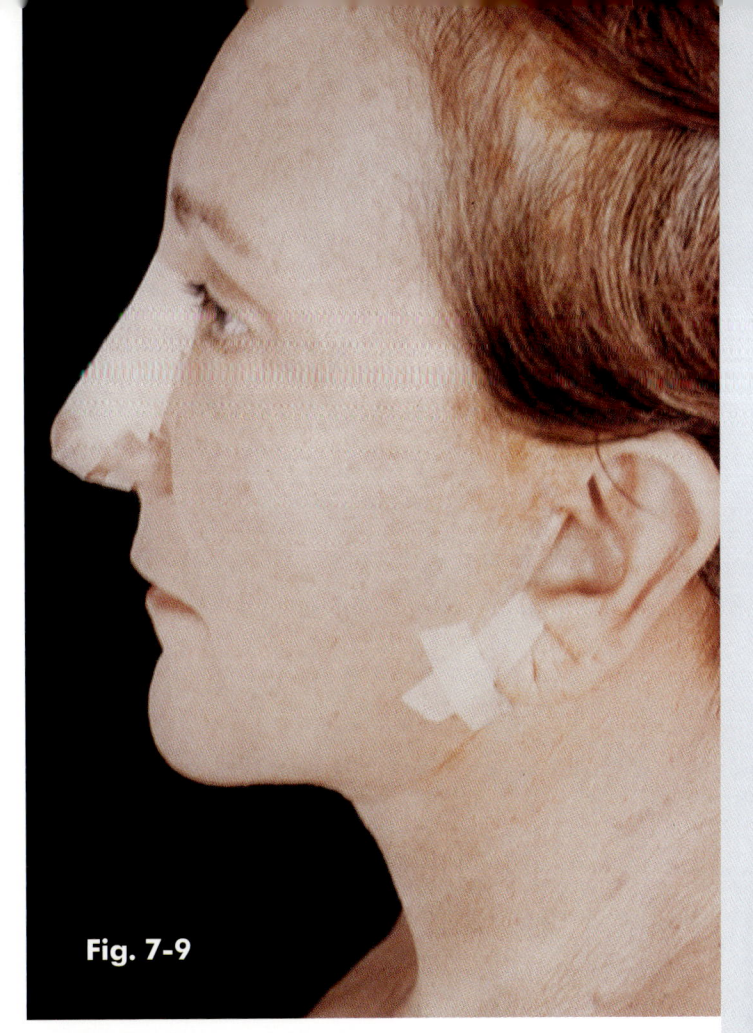

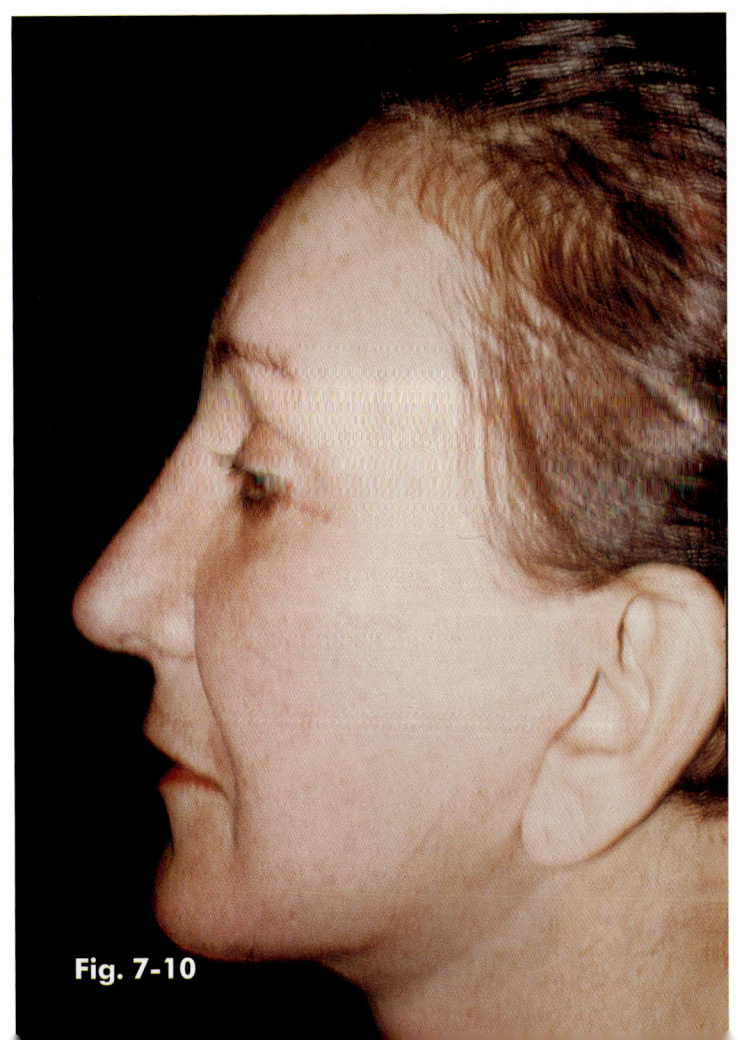

Fig. 7-9

Fig. 7-10

DORSO

Fig. 7-11 Pseudogiba devida ao afundamento da raiz do nariz.

Fig. 7-12 Simulação do volume necessário para nivelar o dorso nasal.

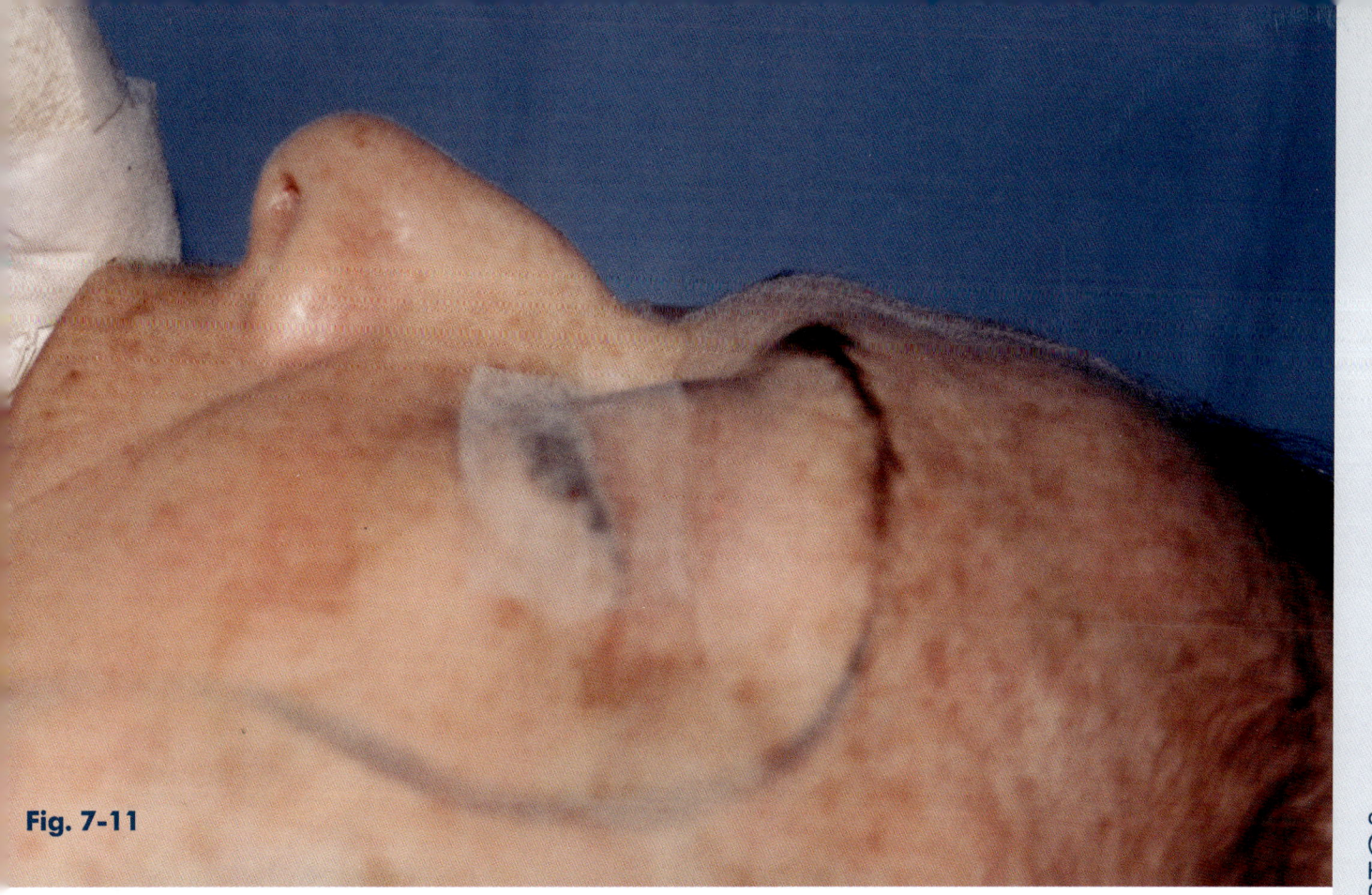

Fig. 7-11

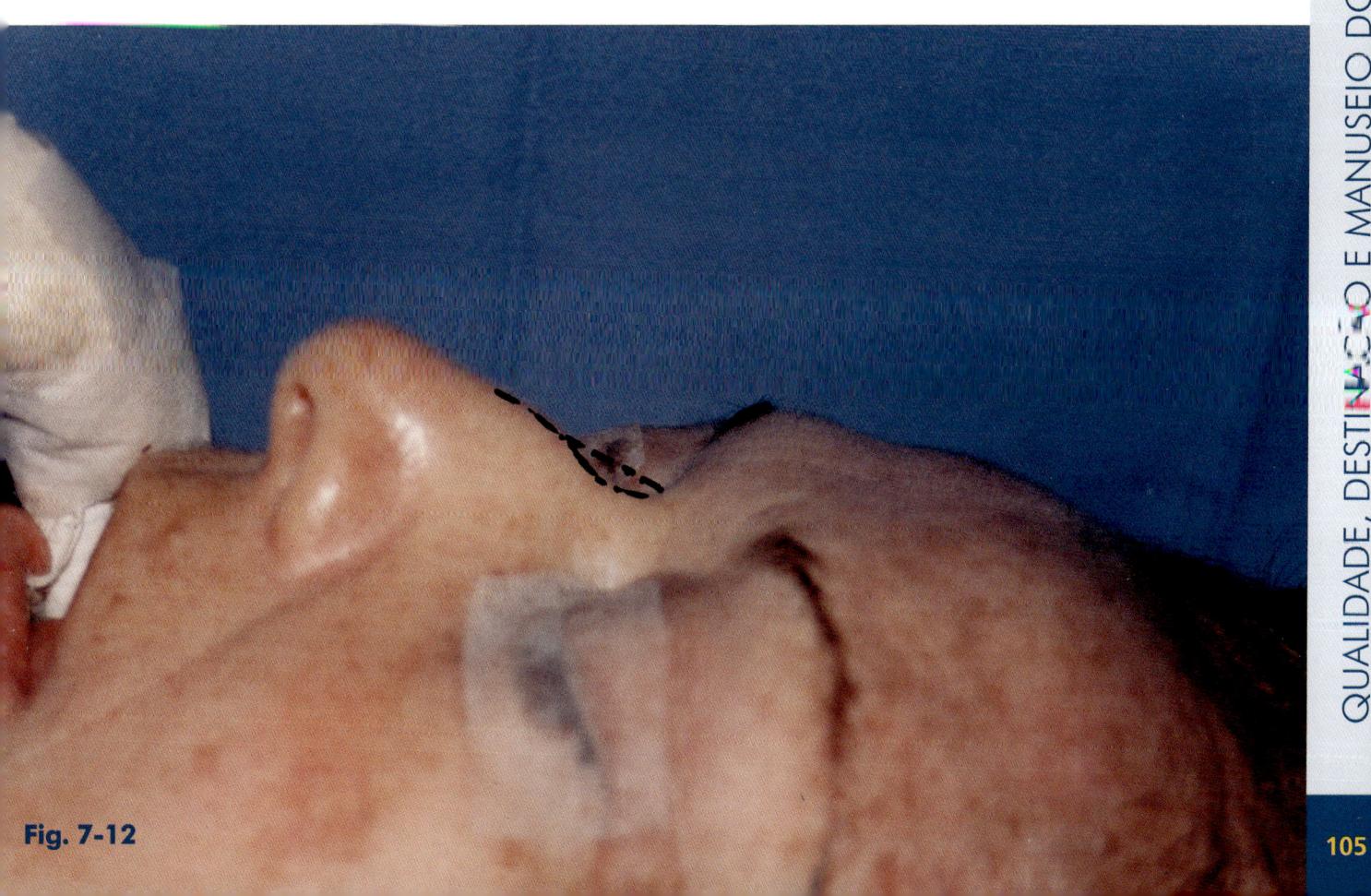

Fig. 7-12

QUALIDADE, DESTINAÇÃO E MANUSEIO DOS ENXERTOS

105

DORSO

Fig. 7-13 Retirada de um segmento da concha com dimensões um pouco maiores do que o necessário.

Fig. 7-14 Simulação sobre a área afundada em duas incidências.

Fig. 7-15 Introdução do enxerto com precisão pelo acesso frontal.

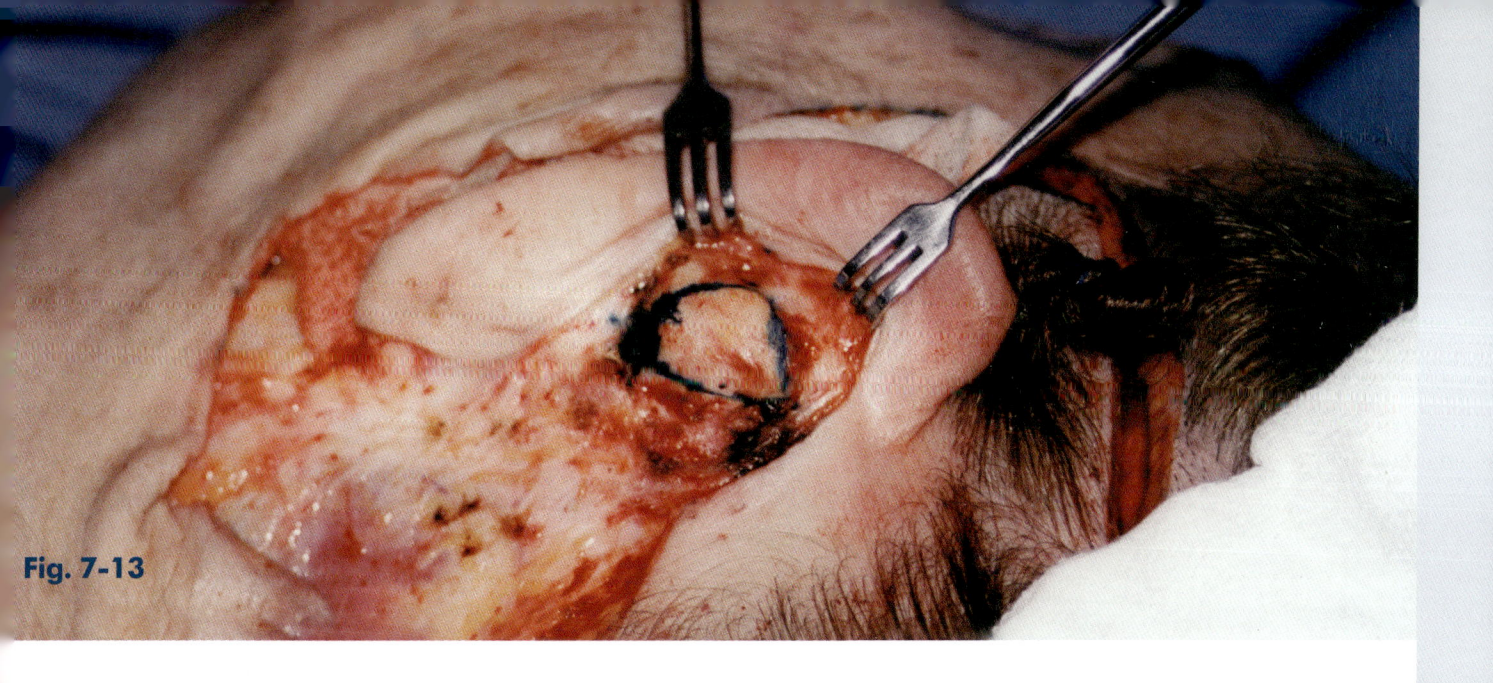

Fig. 7-13

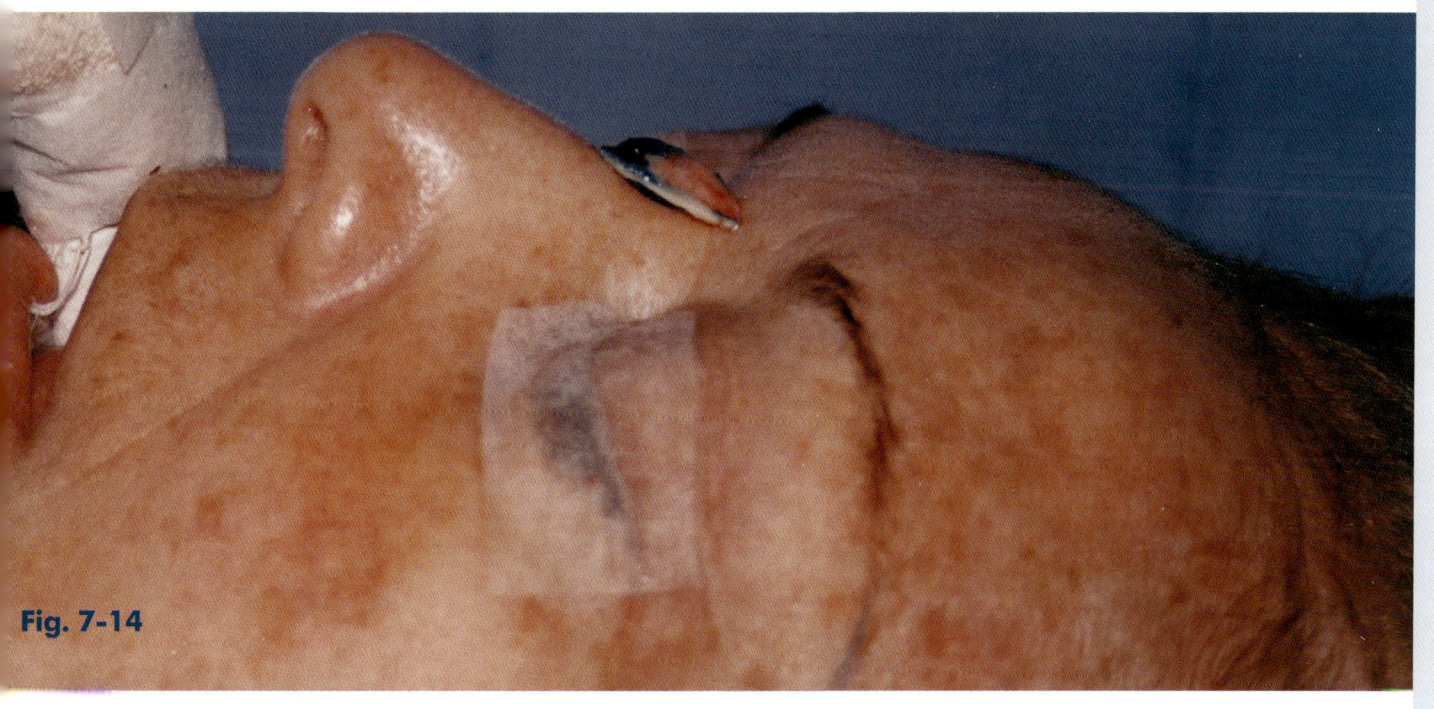

Fig. 7-14

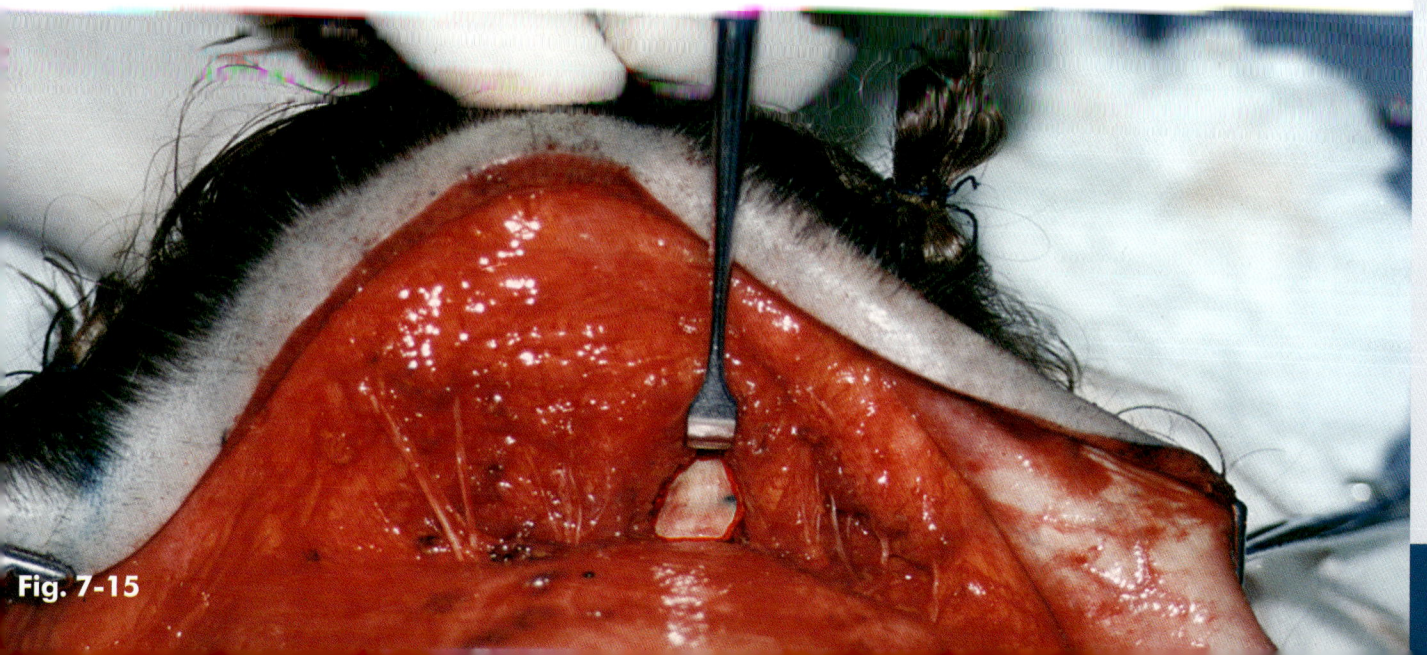

Fig. 7-15

QUALIDADE, DESTINAÇÃO E MANUSEIO DOS ENXERTOS

107

DORSO

Fig. 7-16 Cartilagem quadrangular com os segmentos desenhados que serão utilizados para barra de sustentação.

Fig. 7-17 Apontando onde a barra será colocada.

Fig. 7-18 Introduzindo o enxerto. Extraordinário campo devido ao acesso transcolumelar.

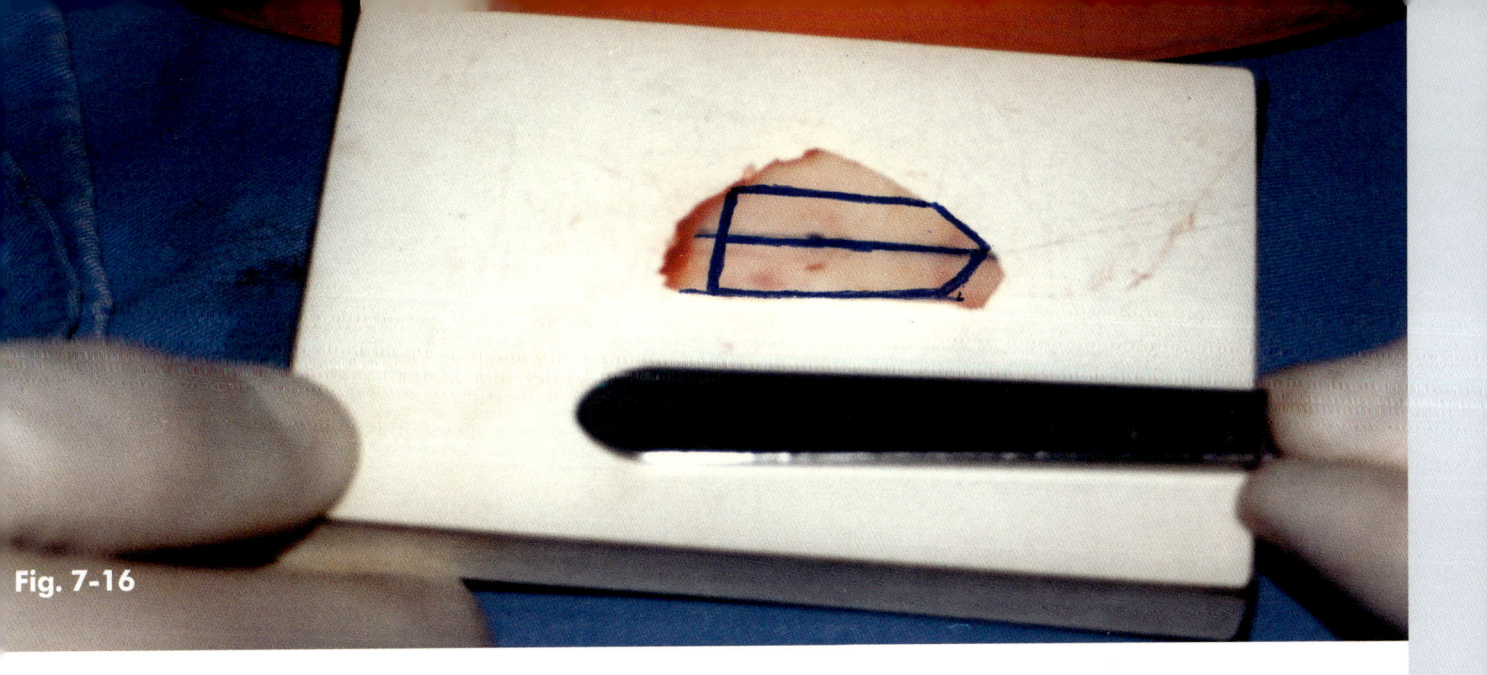

Fig. 7-16

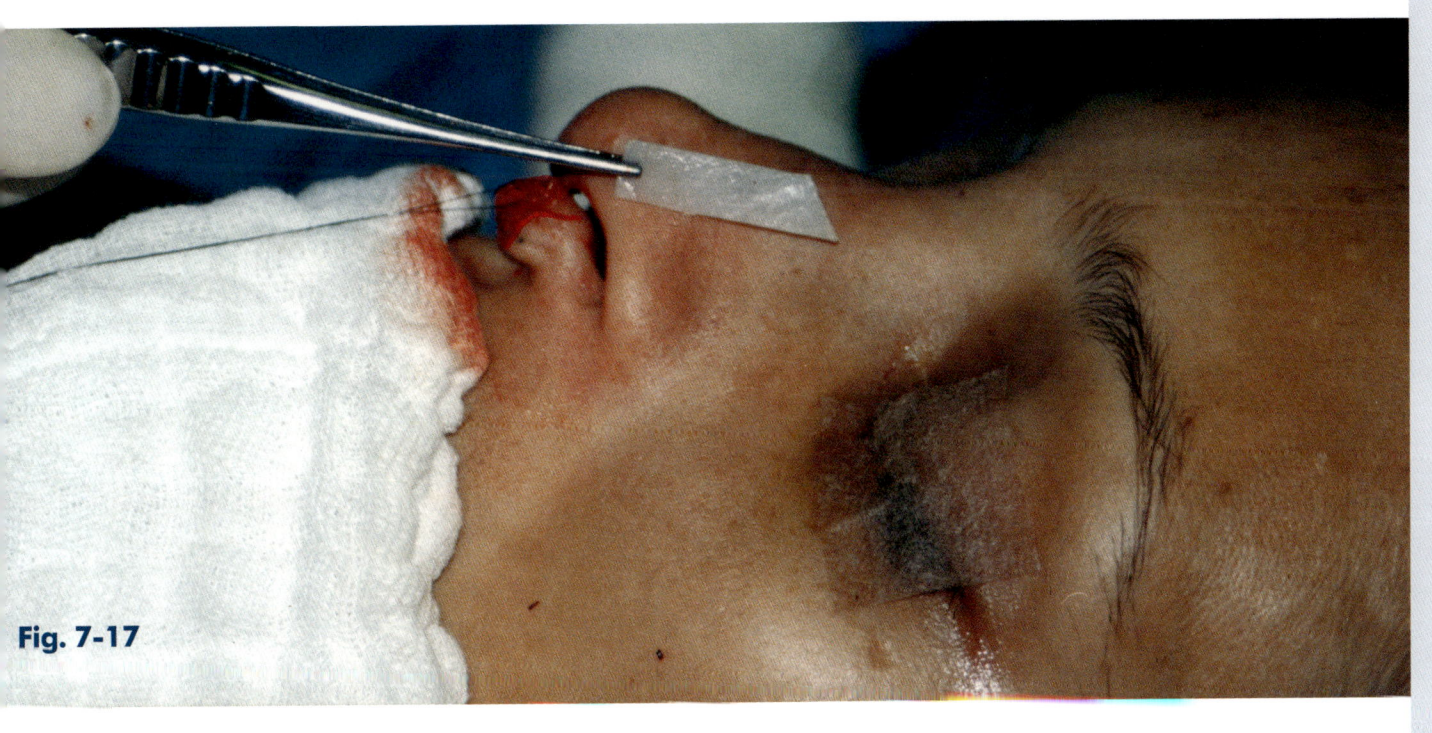

Fig. 7-17

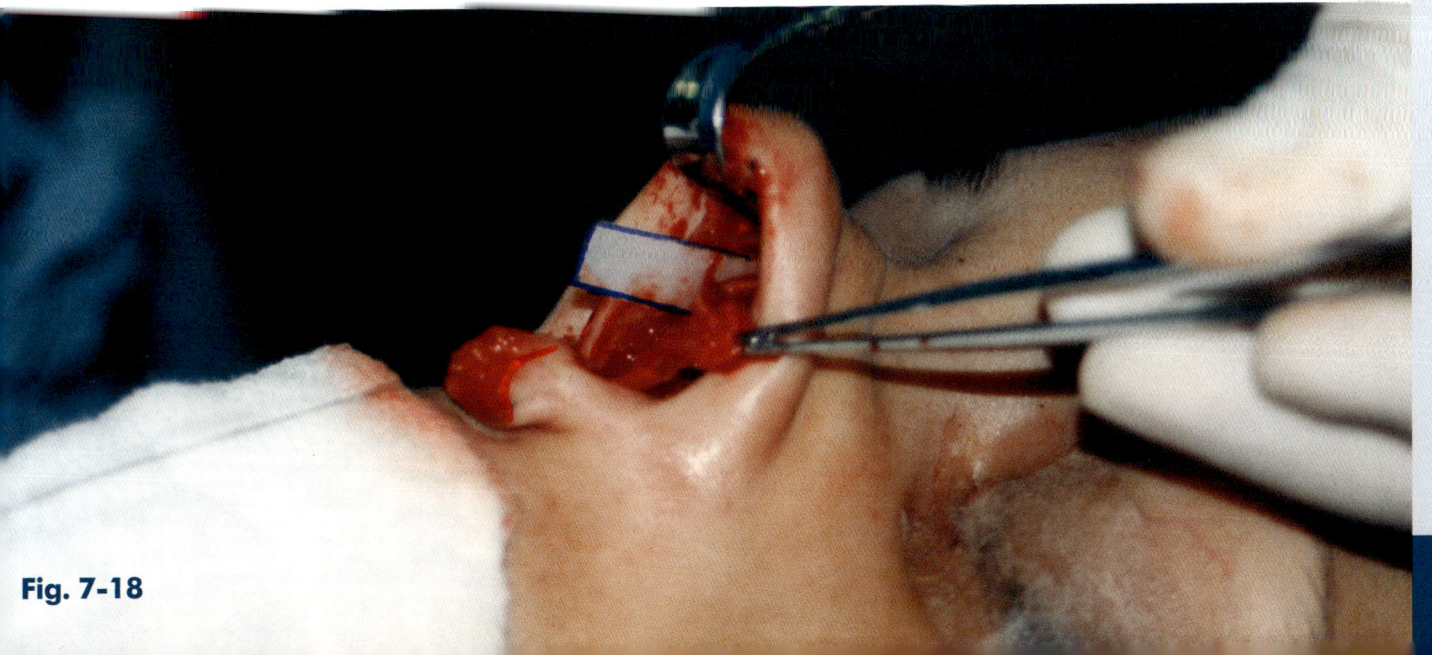

Fig. 7-18

QUALIDADE, DESTINAÇÃO E MANUSEIO DOS ENXERTOS

109

DORSO

Fig. 7-19 Septo cartilaginoso exposto. Pontos de reparo tracionando os dois folhetos de mucosa.

Fig. 7-20 Aplicando uma das barras, que é sustentada com uma agulha hipodérmica para facilitar o trabalho.

Fig. 7-21 Procedimento completo. Observar o septo já retificado, delineado com azul.

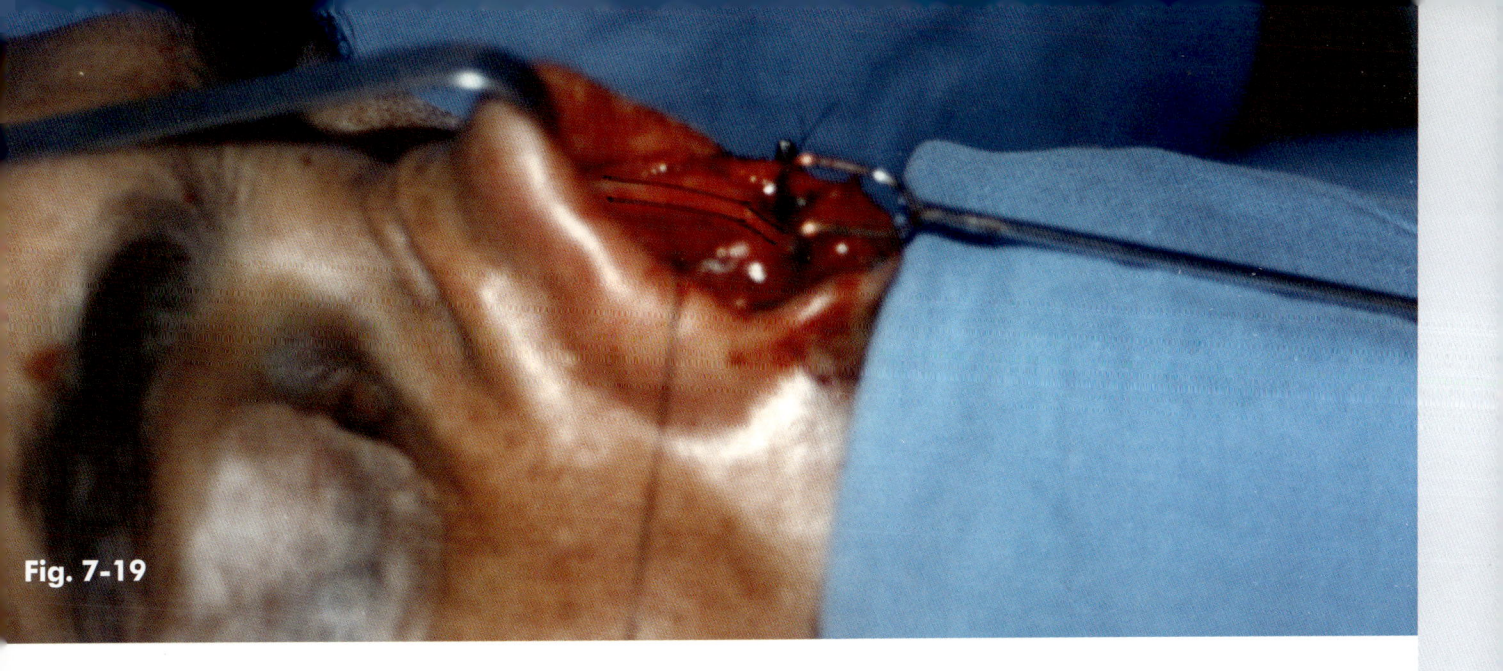

Fig. 7-19

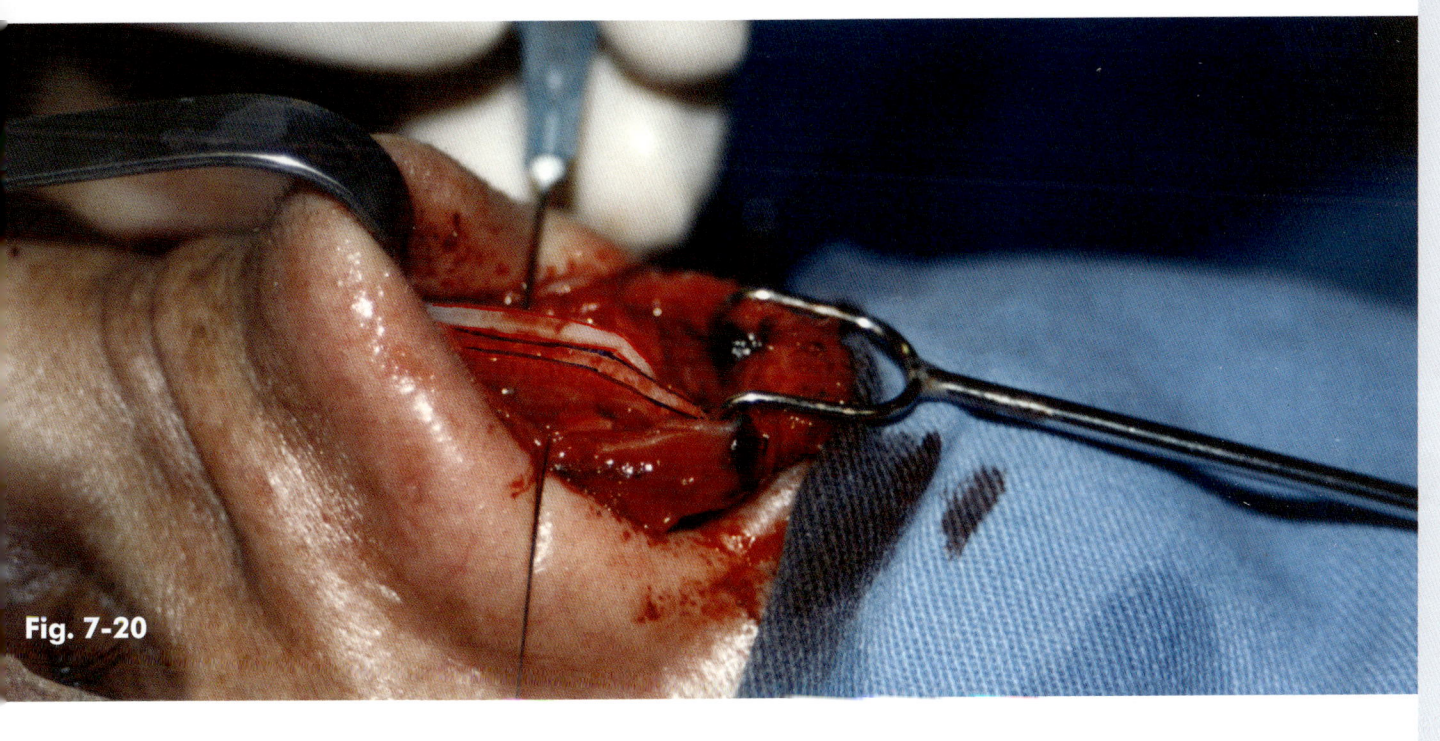

Fig. 7-20

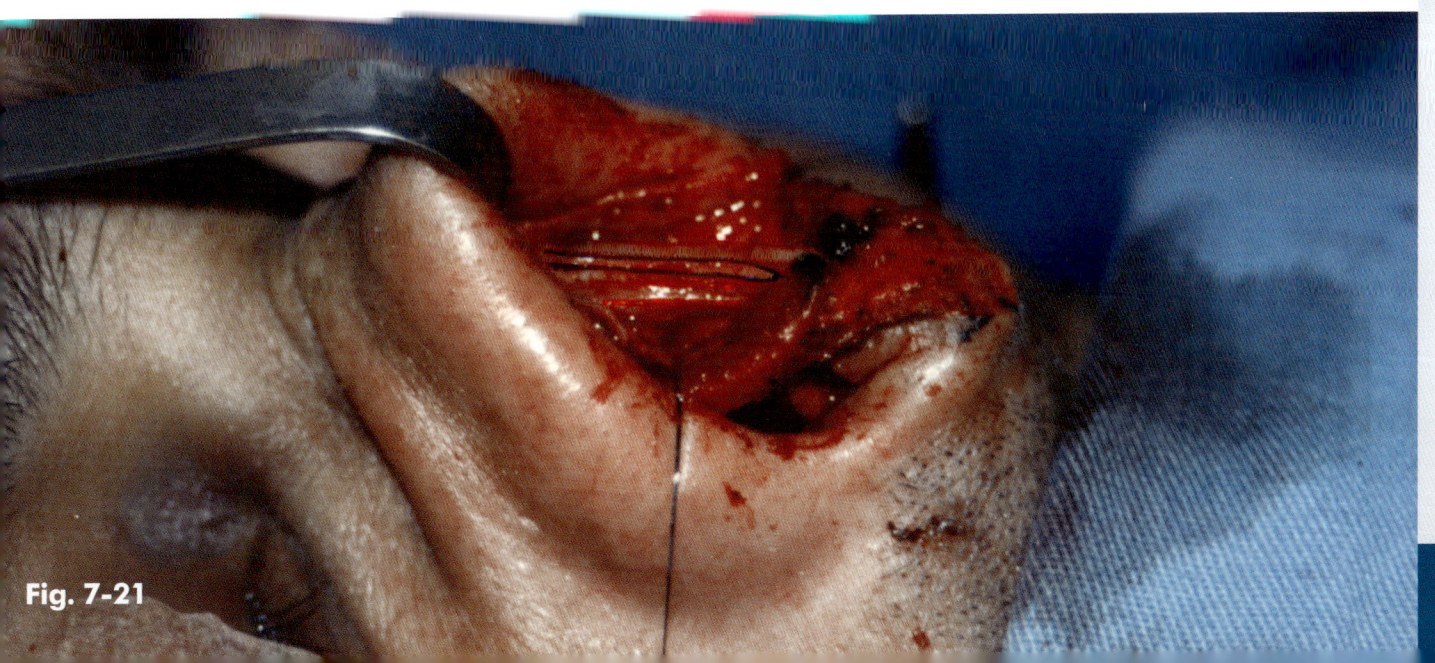

Fig. 7-21

QUALIDADE, DESTINAÇÃO E MANUSEIO DOS ENXERTOS

PONTA-COLUMELA

"*Q*uem domina a ponta, domina a rinoplastia."

A conduta envolve remanejamento das cartilagens, principalmente laterais inferiores, e enxertos os mais diversos oriundos da orelha ou do septo. Eles podem ser empregados em uma rinoplastia primária ou secundária. A intenção do processo é imitar o que seria uma ponta estética e funcionalmente correta.

Cartilagem fragmentada originária de septo ou orelha. Acesso pela borda alar ou por pequena incisão diretamente sobre a ponta. Recurso de facílima execução indicado em diversas situações. Lembrar que a loja que irá receber o enxerto não pode estar em contato com outras áreas descoladas, o que iria permitir fuga dos fragmentos.

PONTA-COLUMELA

Barras para reconstrução alar usualmente usadas em iatrogenia. Procurar uma origem da doação que se assemelhe à curvatura alar, ou provocar a curvatura com abrasão como proposto por Ishida.

- *Columela:* cartilagem de diferentes origens, formas e volumes na dependência da viabilidade de doação e do tipo de problema que se pretende corrigir.

- *Esteio:* preferentemente de cartilagem septal, para projetar a ponta com influência também sobre a columela e sua angulação com o lábio.

- *Escudo:* atuando sobre a columela e ponta, além de redefinir os pontos luminosos.

PONTA-COLUMELA

Fig. 7-22 Enxerto fragmentado de cartilagem para a ponta.
Acesso direto com lâmina 11.

Fig. 7-23 No meio, cartilagem já fragmentada preparada para enxertia.

Fig. 7-24 Acesso pela borda alar – seta apontando.
Observar na imagem menor em destaque – Material pronto para uso.

Fig. 7-22

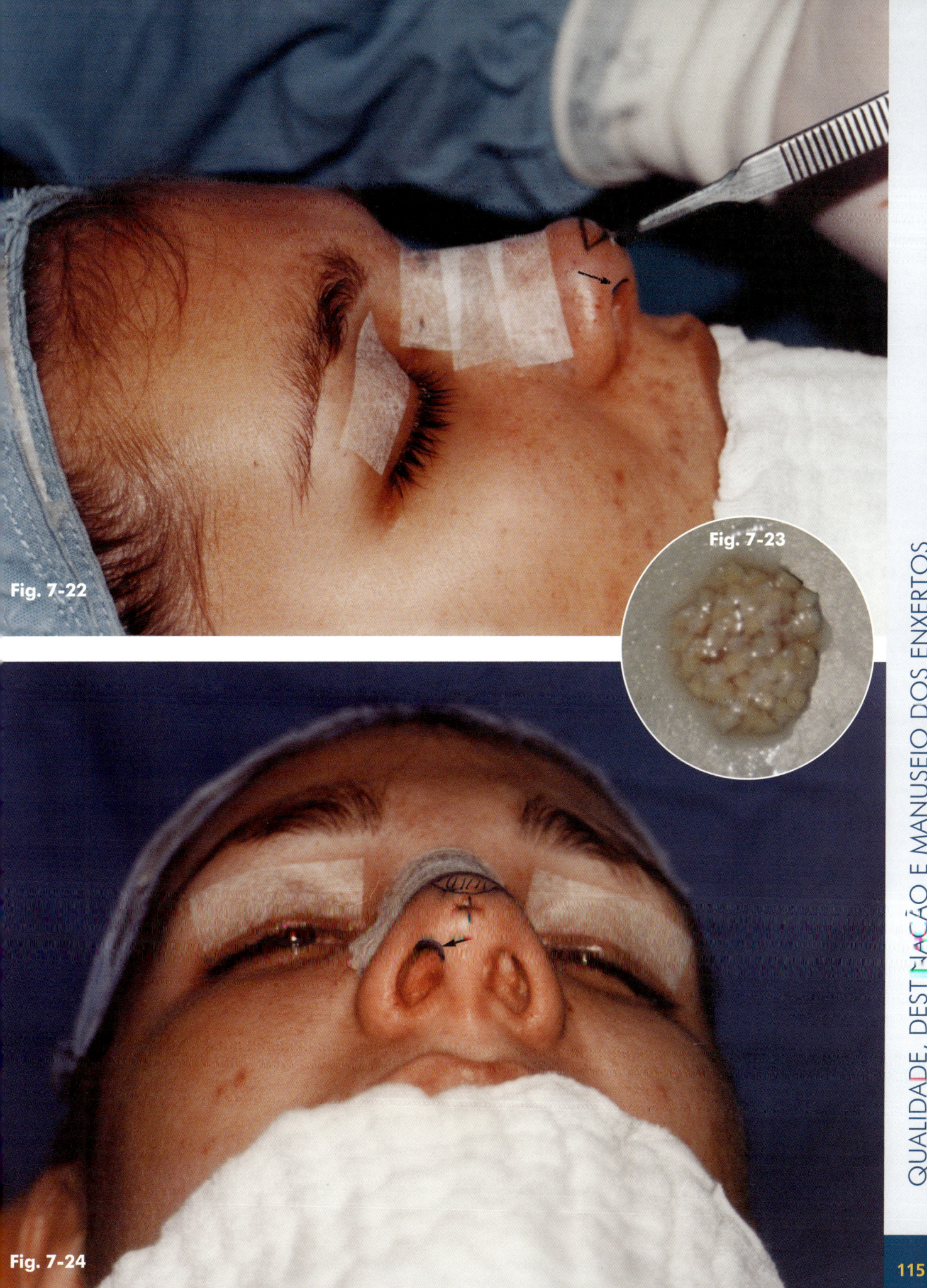

Fig. 7-23

Fig. 7-24

QUALIDADE, DESTINAÇÃO E MANUSEIO DOS ENXERTOS

PONTA-COLUMELA

Fig. 7-25A a **C**

(**A**) Fragmentos de cartilagem em processo de introdução pelo acesso direto.

(**B**) Vista lateral da manobra de enxertia. Lembrar o cuidado com o aspirador, que pode acidentalmente sugar a cartilagem.

(**C**) Efeito da elevação da ponta. Técnica simples, com resultado surpreendente.

QUALIDADE, DESTINAÇÃO E MANUSEIO DOS ENXERTOS

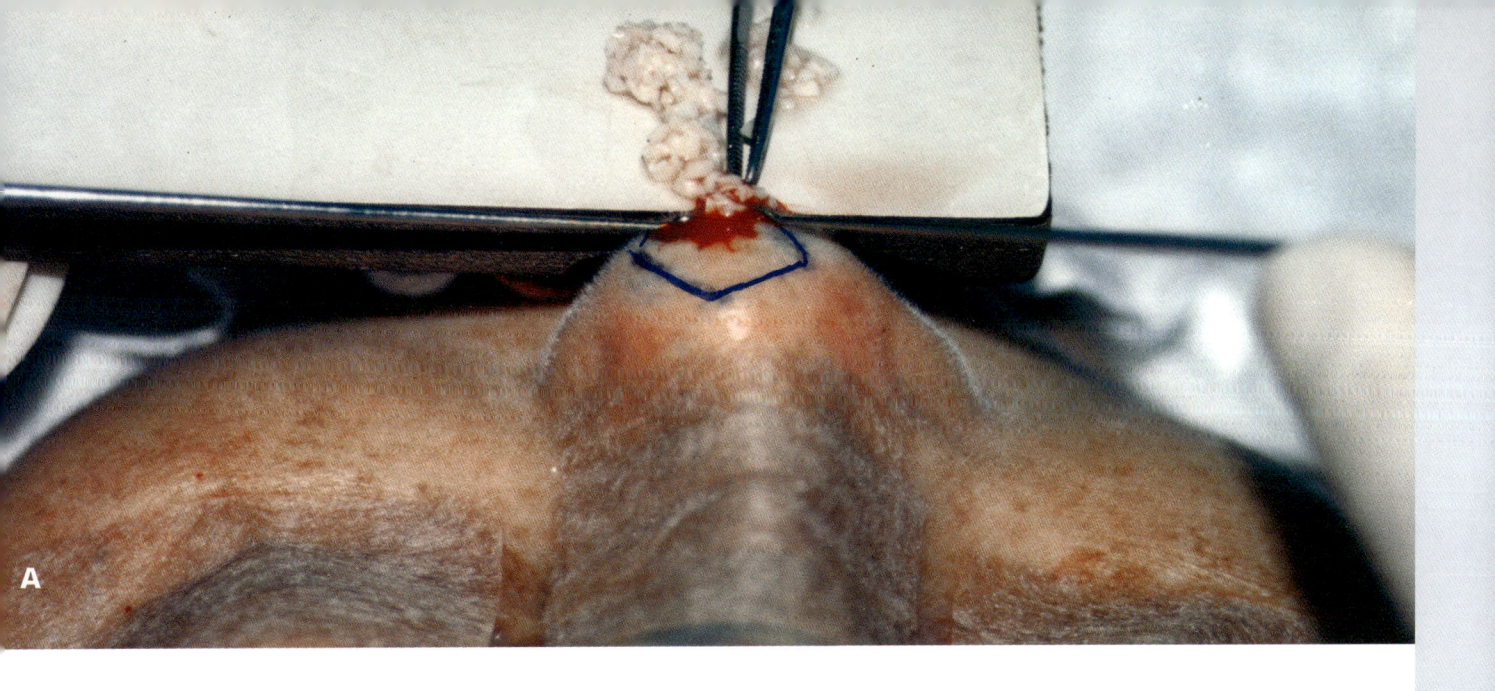

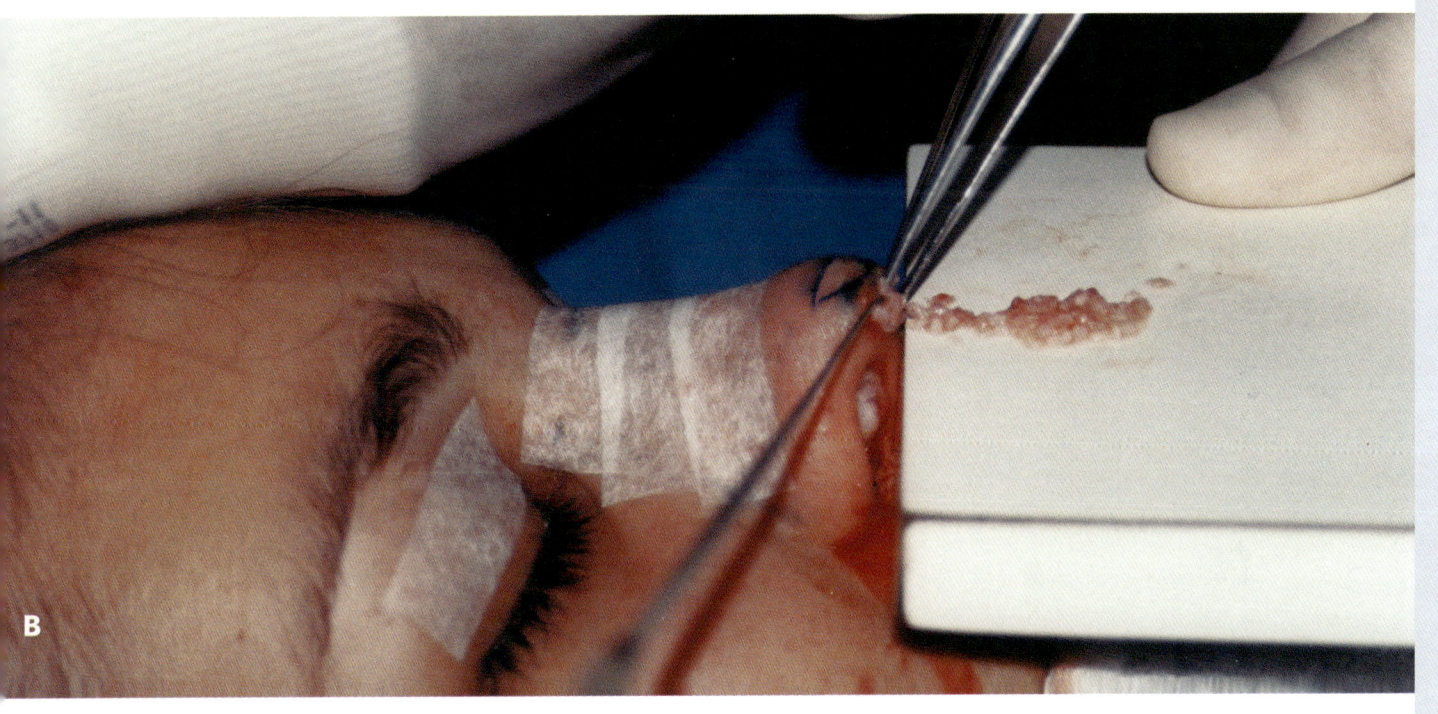

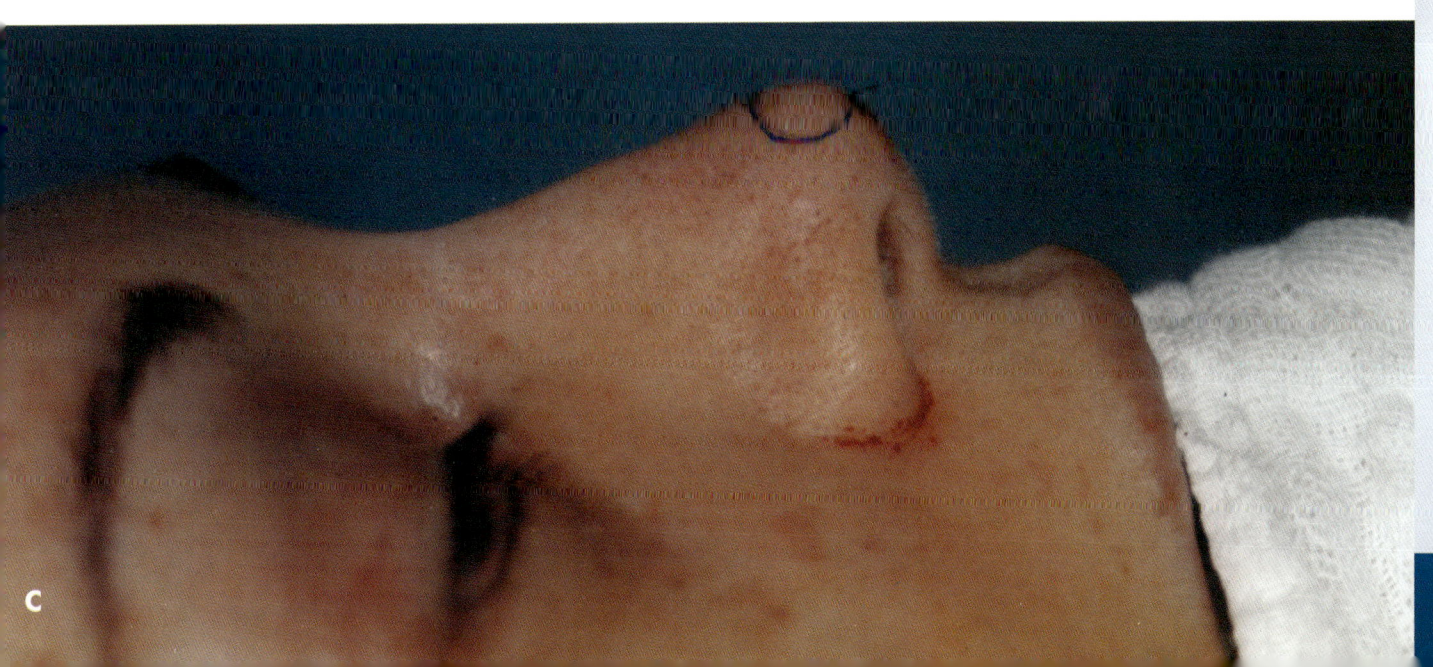

117

PONTA-COLUMELA

Fig. 7-26A a **C**
(**A**) Península frontal pré-capilar. Acesso pela raiz do nariz *(seta)* para ressecar a giba, neste caso somente cartilaginosa.
(**B** e **C**) Caso antes e após 2 meses da cirurgia. Modelagem e elevação da ponta com cartilagem fragmentada, como exposto.
Resultado sem nenhuma ferida endonasal.

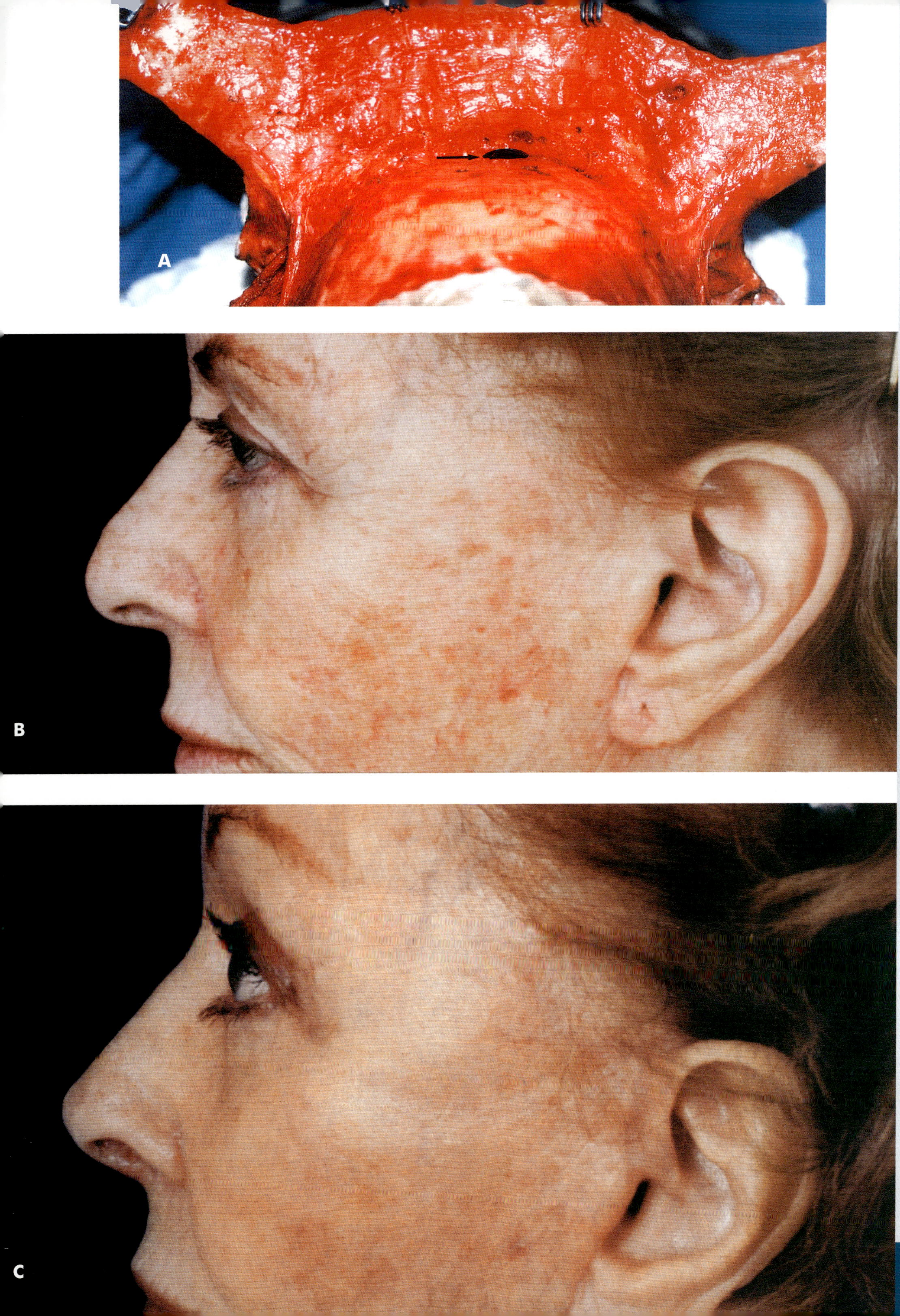
A
B
C

PONTA-COLUMELA

Columela

Fig. 7-27A e **B**
(**A**) Cartilagens sobrepostas inseridas pelo acesso demarcado com linhas interrompidas.
(**B**) Reaproveitamento das cartilagens alares para melhorar o ângulo columelo-labial.

A

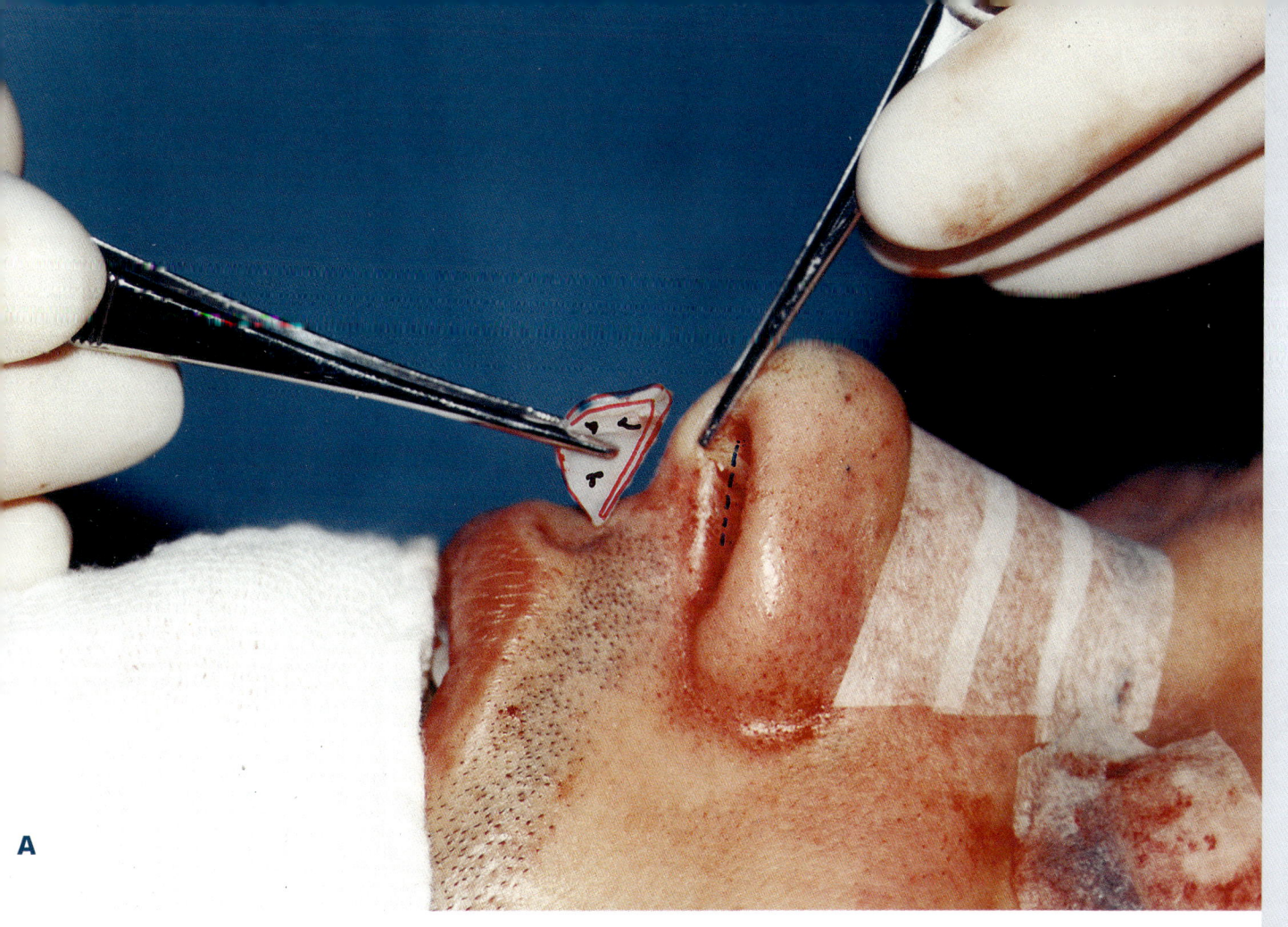

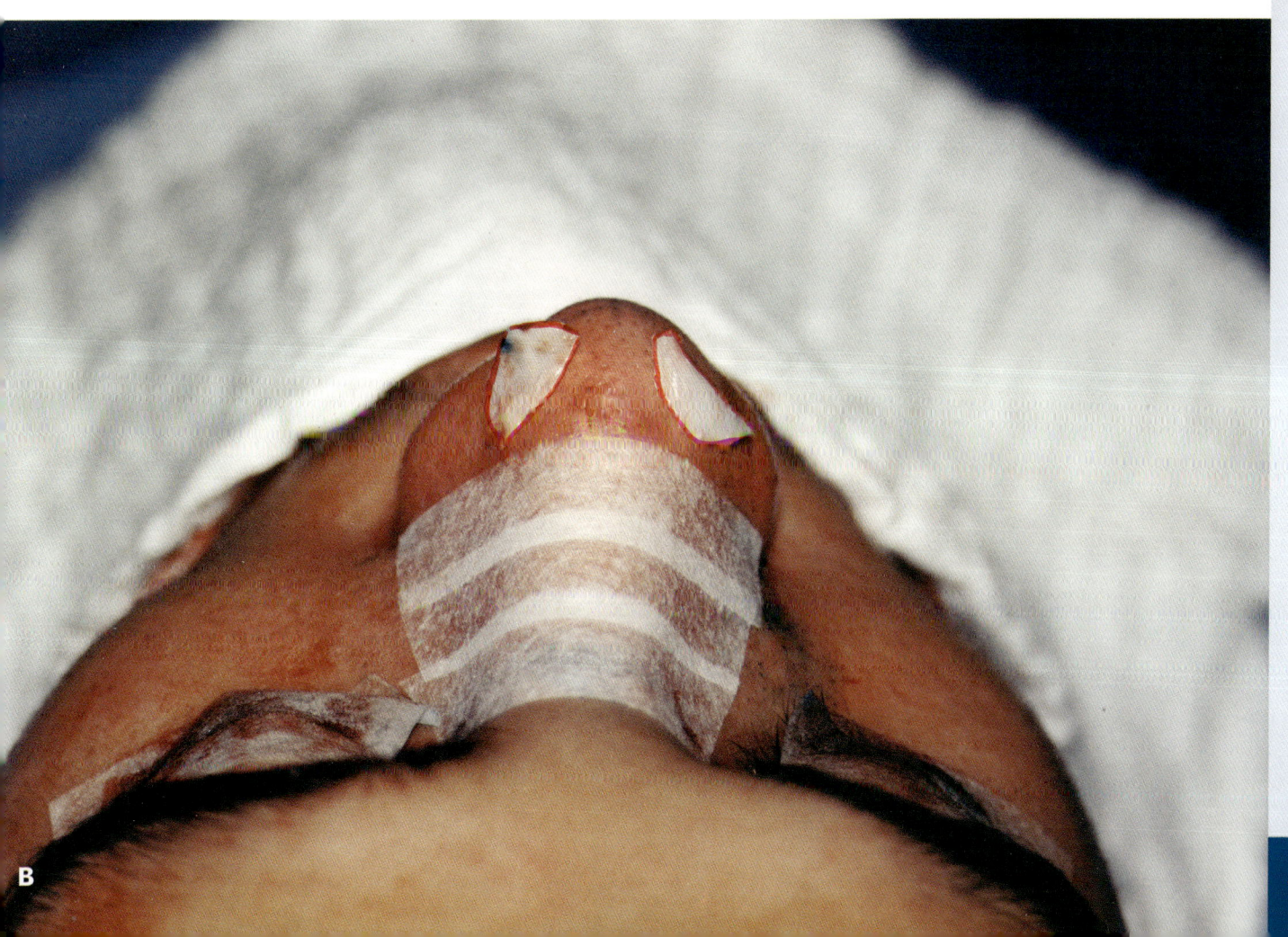

B

QUALIDADE, DESTINAÇÃO E MANUSEIO DOS ENXERTOS

PONTA-COLUMELA

Fig. 7-28 Estaca para a columela, retirada de cartilagem quadrangular.
Formato, neste caso, para reproduzir o que seria um relevo natural.

Fig. 7-29 Introduzindo a estaca.

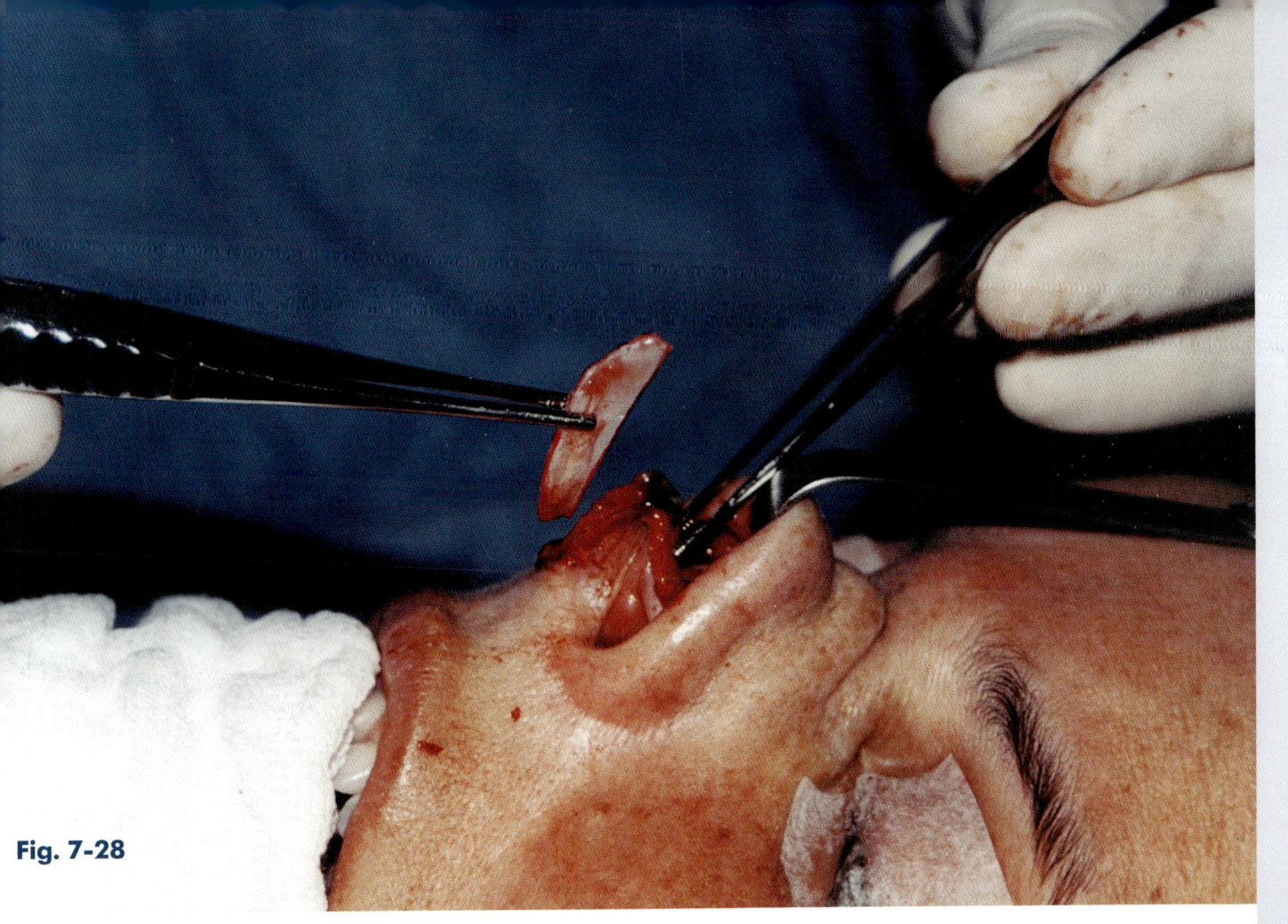

Fig. 7-28

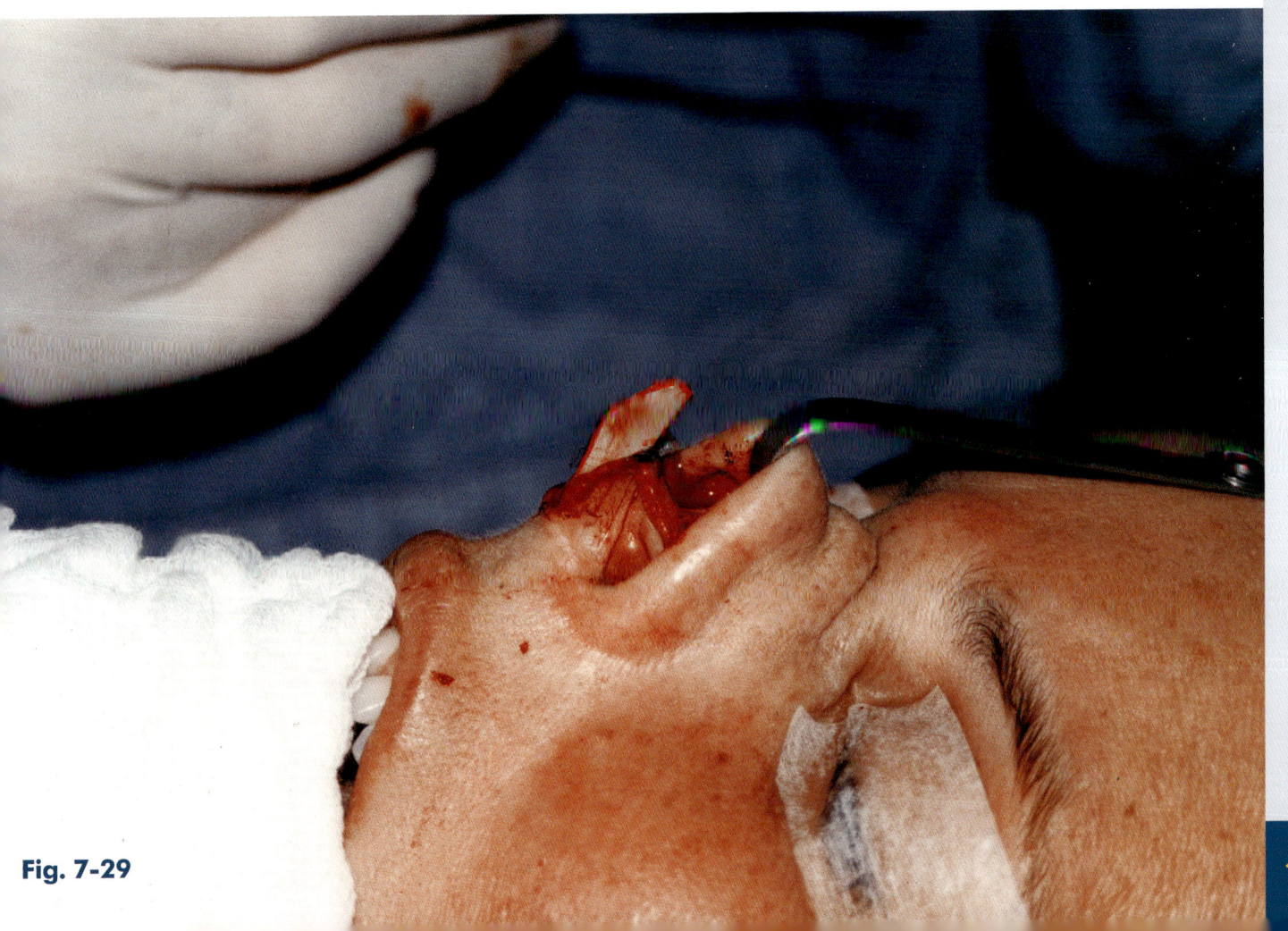

Fig. 7-29

QUALIDADE, DESTINAÇÃO E MANUSEIO DOS ENXERTOS

123

PONTA-COLUMELA

Fig. 7-30 Manobra para manter o enxerto na posição idealizada. Facilita a aplicação dos pontos de sustentação.

Fig. 7-31 Formato atípico, barra de sustentação para ponta e dorso.

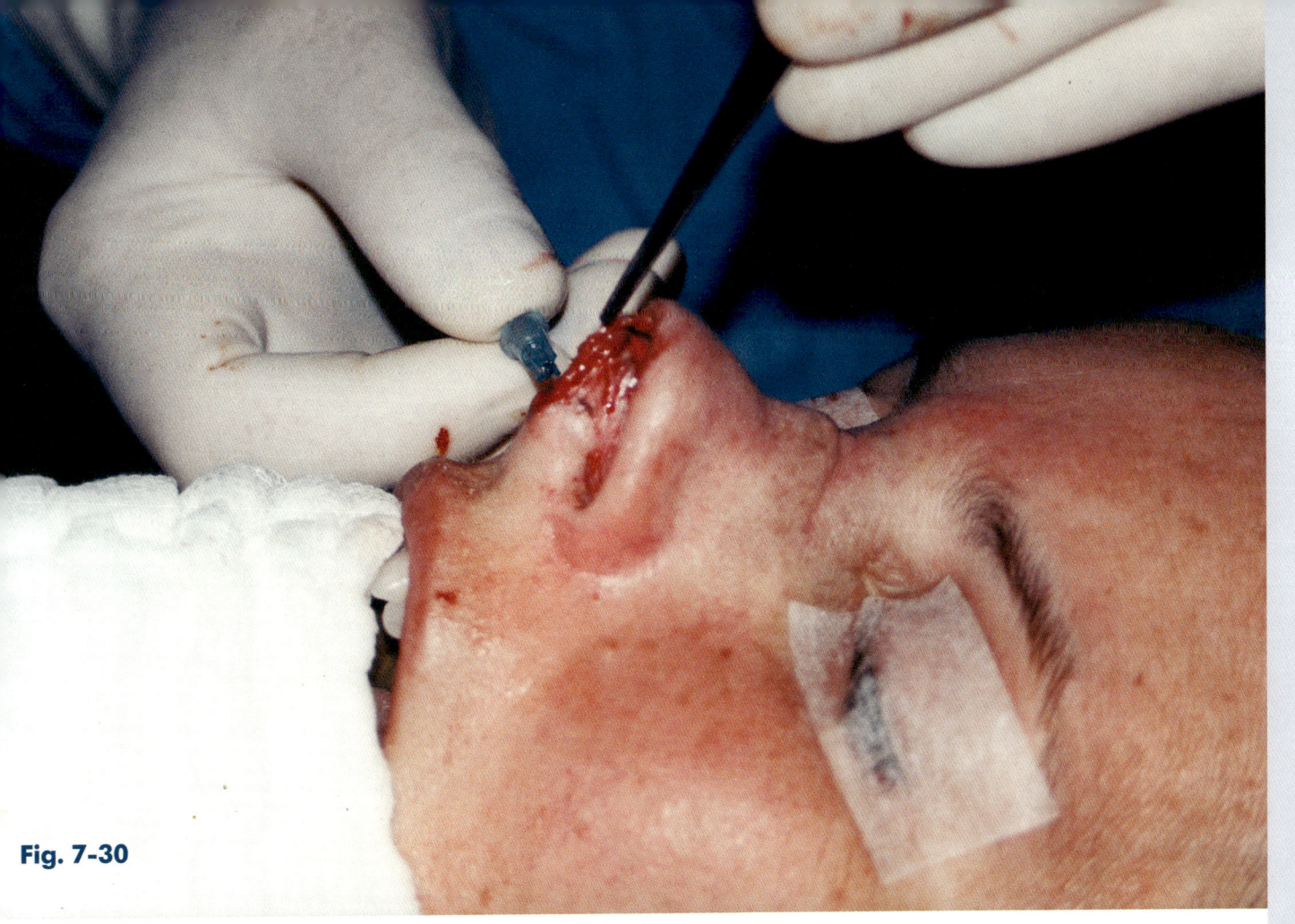

Fig. 7-30

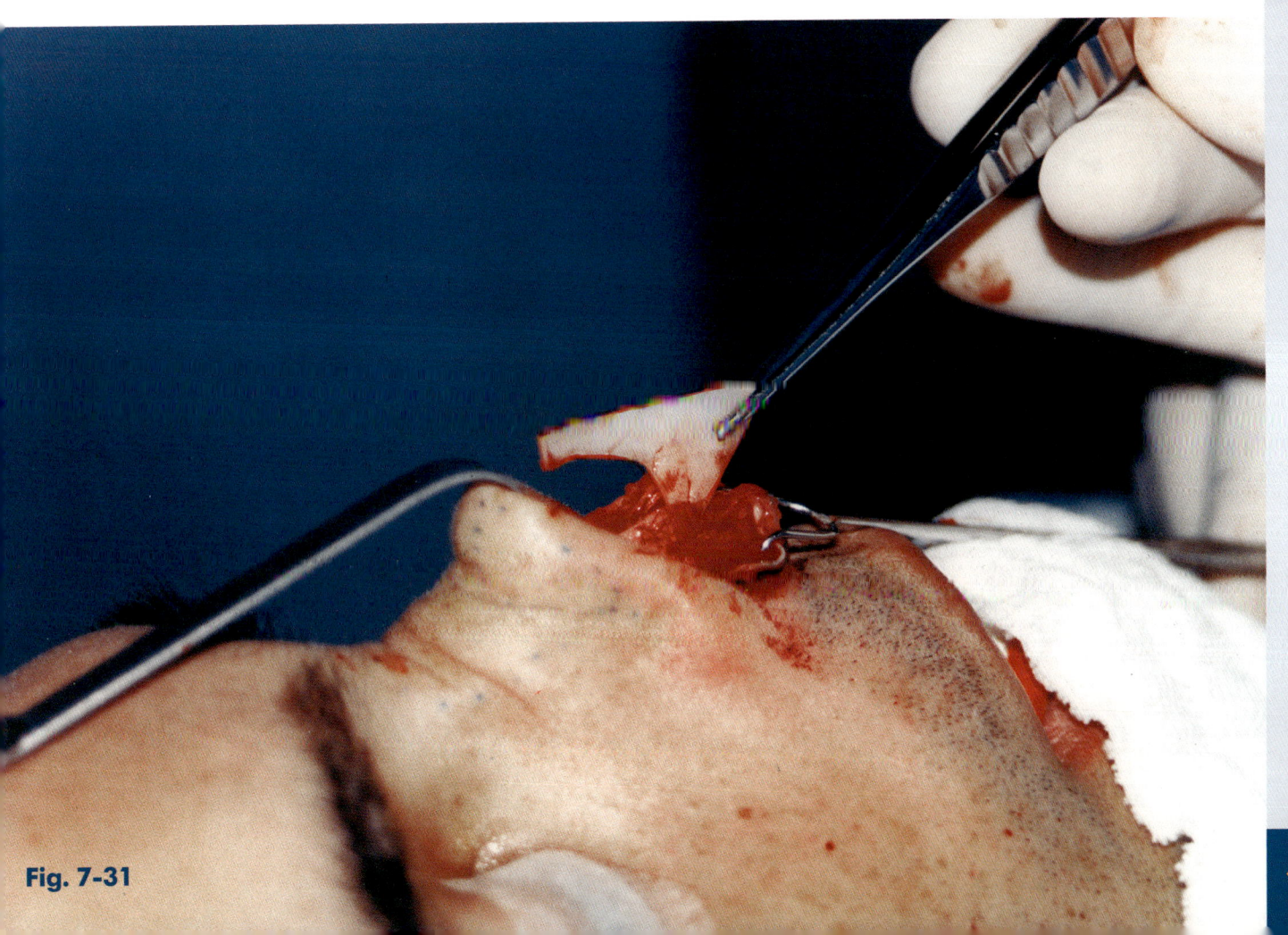

Fig. 7-31

QUALIDADE, DESTINAÇÃO E MANUSEIO DOS ENXERTOS

125

PONTA-COLUMELA

Fig. 7-32 Enxertos para projetar a ponta (*triângulo*) e outro separado para redimensionar a columela.

Fig. 7-33 Enxertos com a mesma intenção, porém juntos.

Fig. 7-32

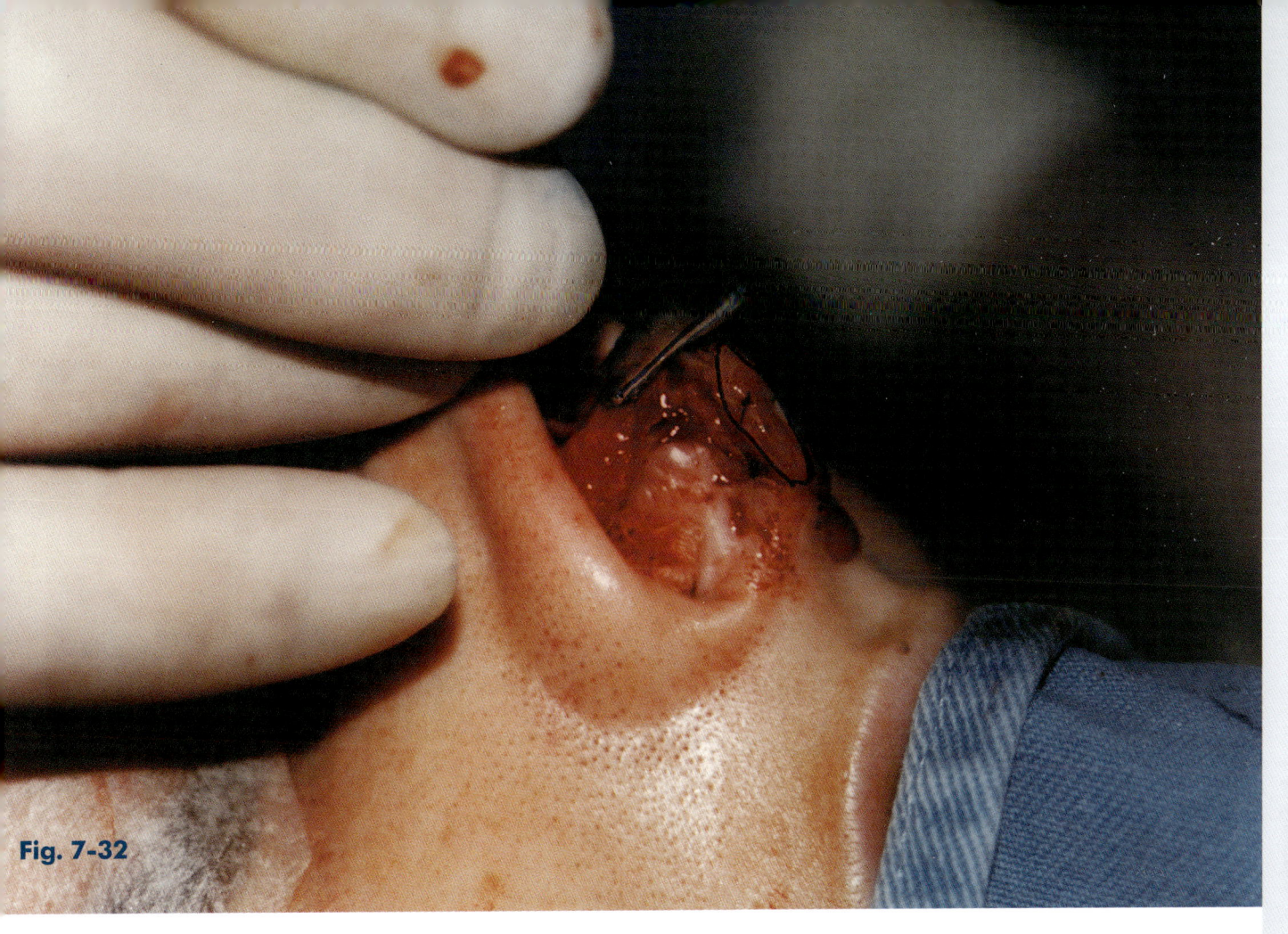

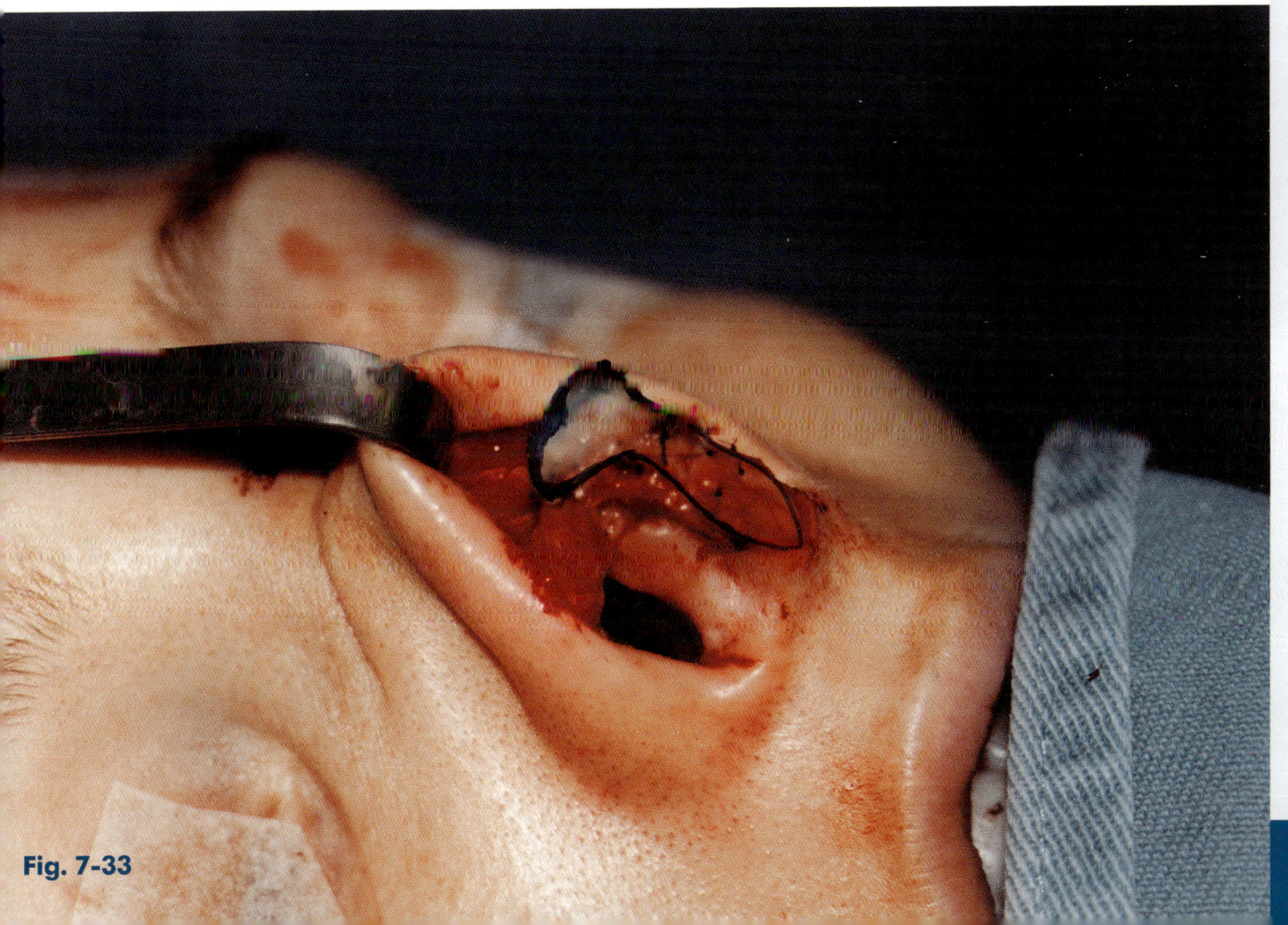

Fig. 7-33

127

PONTA-COLUMELA

Fig. 7-34 Manobra já mencionada para facilitar a fixação do enxerto.

Fig. 7-35 Enxertos suturados em posição definitiva.

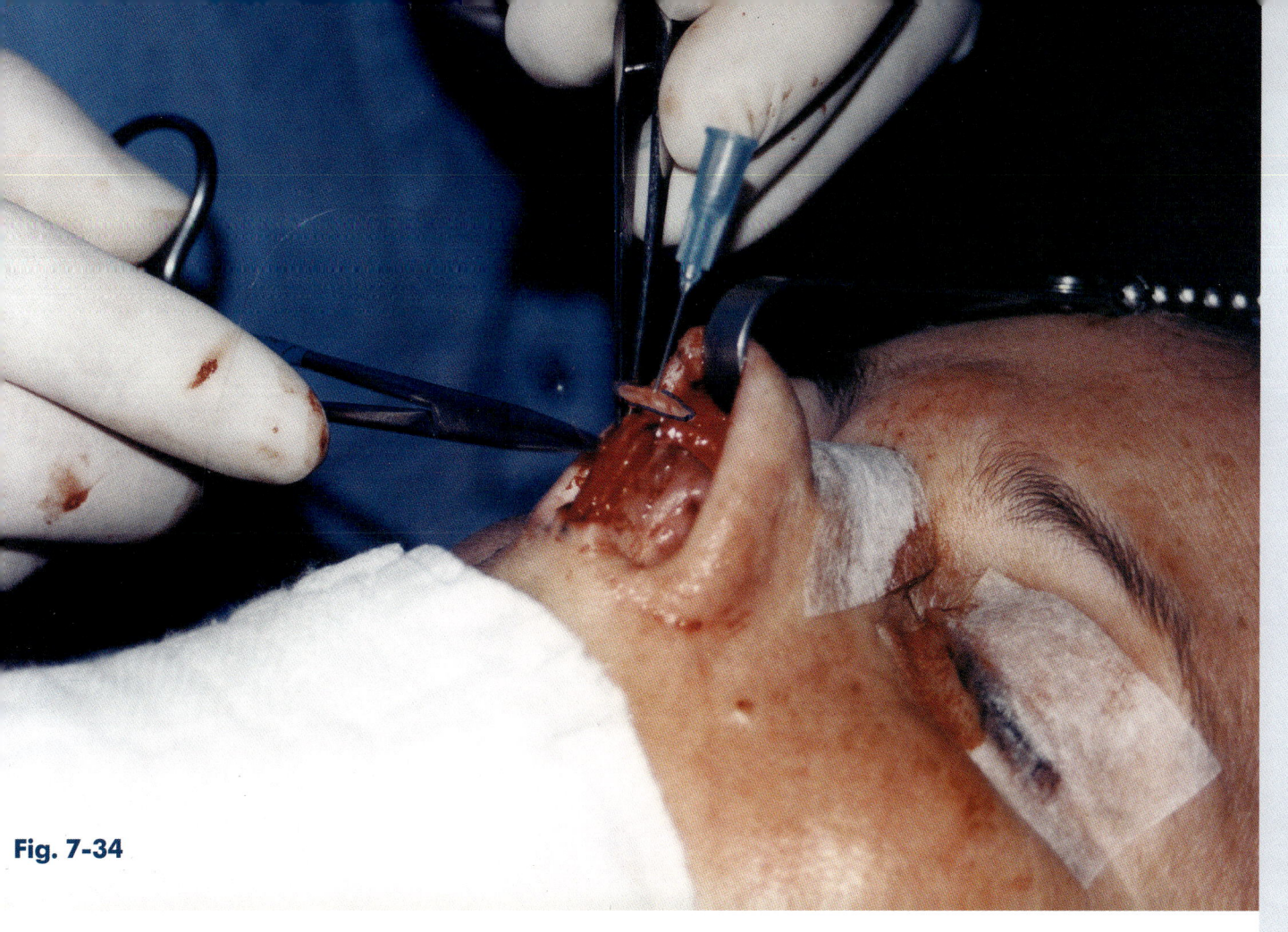

Fig. 7-34

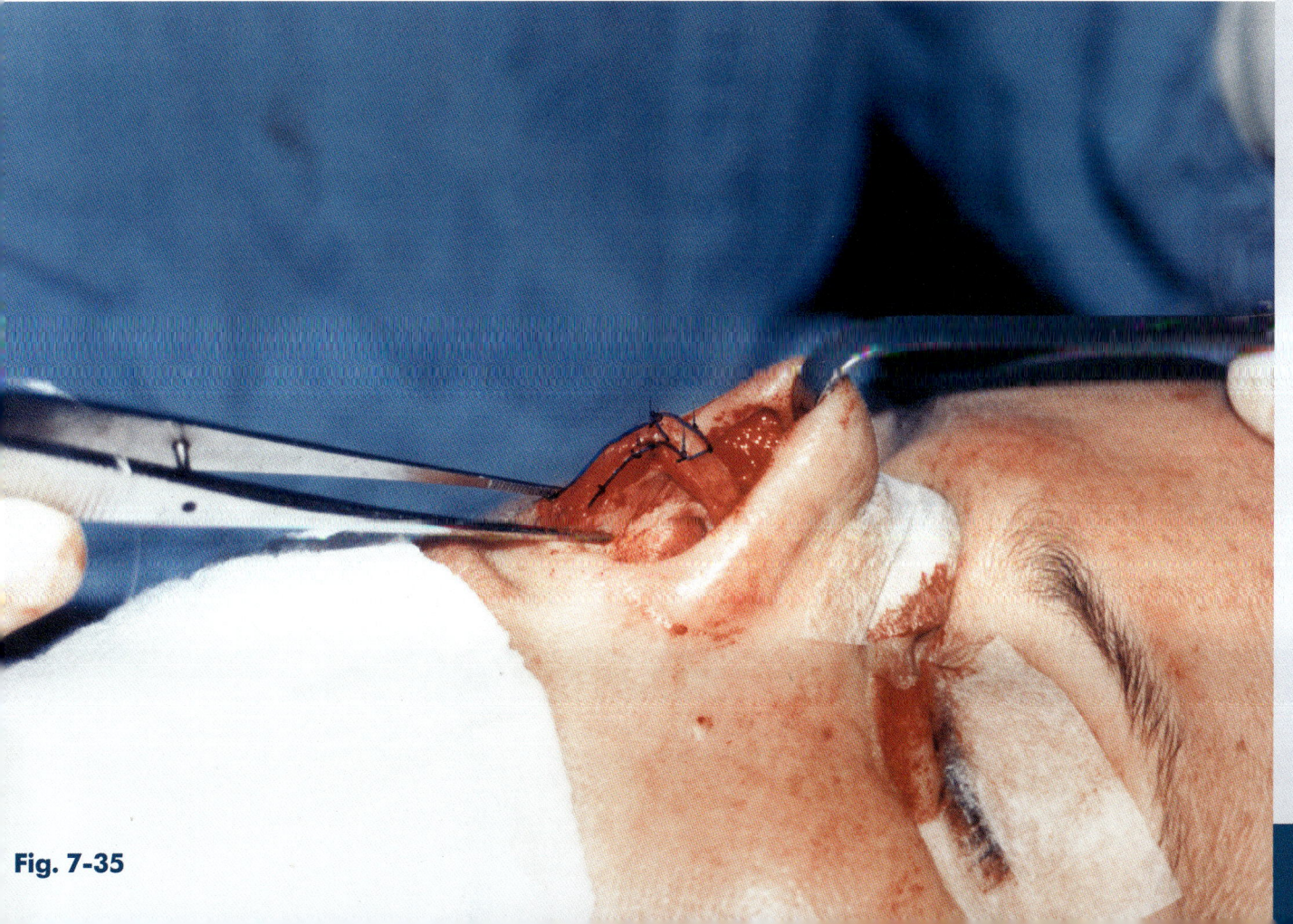

Fig. 7-35

QUALIDADE, DESTINAÇÃO E MANUSEIO DOS ENXERTOS

129

PONTA-COLUMELA

Fig. 7-36 Enxertos de cartilagem auricular na posição que irão ocupar. A curvatura da concha se adequa nesta situação. A cartilagem septal também pode ser usada, desde que bipartida ou adelgaçada com esmeril.

Fig. 7-36

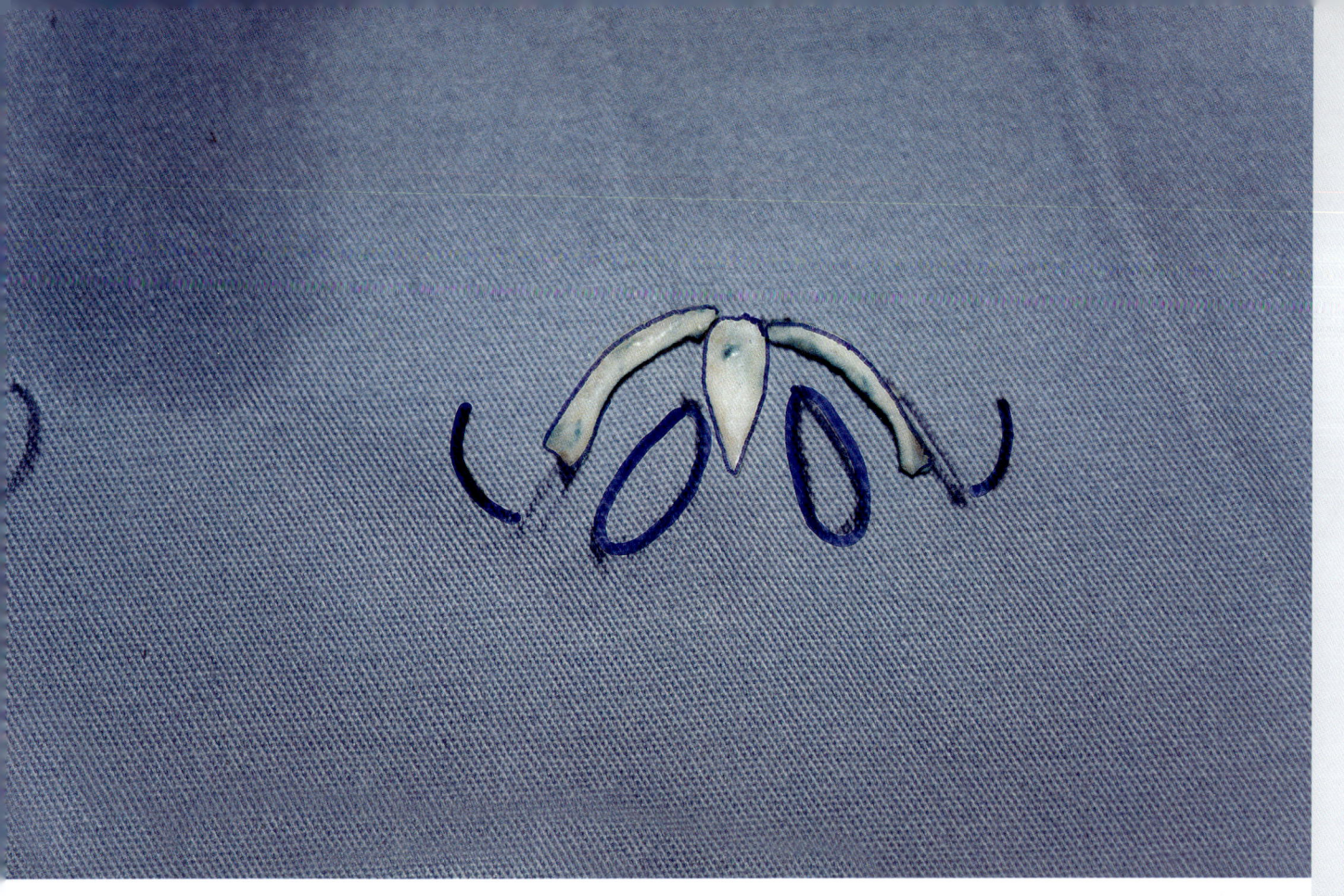

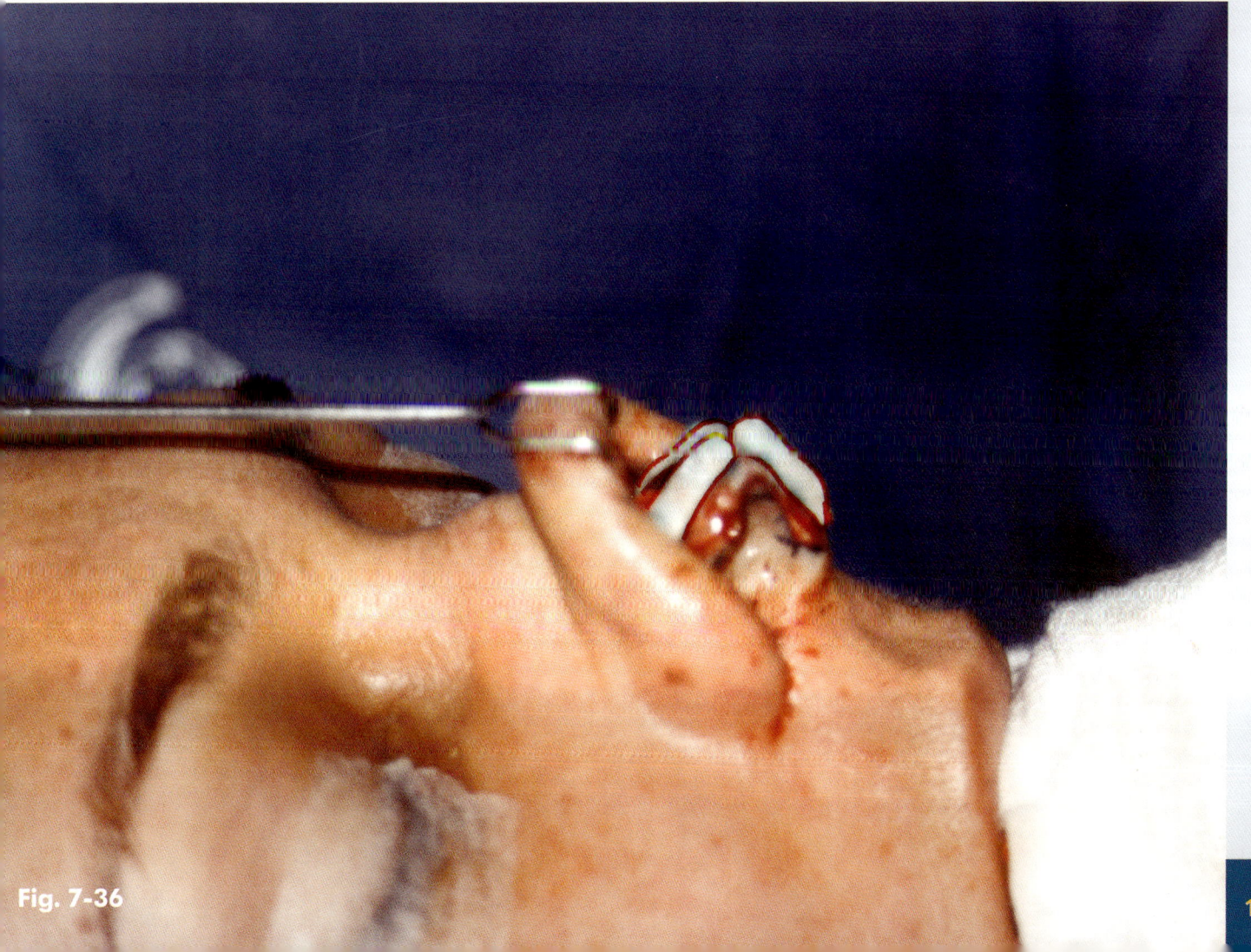

8

ENXERTO COMPOSTO DE ORELHA

Gisela Hobson Pontes

*I*ndicado para perda parcial de substância de asa e/ou columela. Situação aguda ou cicatrizada.

Minucioso preparo da área receptora. Imaginar a necessidade da maior área cruenta possível para garantir a nutrição inicial do enxerto.

Transferir as medidas para o segmento de doação. Retirar o enxerto ligeiramente maior do que o necessário. Evitar ao máximo a cauterização do leito receptor.

Iniciar a sutura pela face endonasal. Passar para a pele. Meticulosos pontos separados com náilon 5.0, em alguns casos seda 6.0. Tamponamento.

Forçar o contato do enxerto com o leito receptor. Importante para a nutrição inicial. Compressão e modelagem com micropore.

Abrir o curativo com, no mínimo, 5 dias. Evitar qualquer tipo de ação que possa deslocar o enxerto. É um período de expectativa com a indagação: "Será que pegou?" Com o acúmulo de experiência, nos tornamos mais confiantes. Caso as etapas sejam cumpridas com rigor, o êxito é praticamente certo.

ENXERTO COMPOSTO DE ORELHA

A paciente nos procurou 3 horas após mordida de seu cão.

Seus familiares limparam a ferida, a protegeram e vieram ao nosso encontro. Preocupação com uma possível deformidade. Viagem agendada para o exterior dentro de 3 semanas.

Amplamente esclarecida a conduta ideal neste tipo de acidente, ou seja, não fechar a ferida.

Dadas as circunstâncias, foi proposto um enxerto composto, com risco de perda, além da ressalva de que se tratava de uma situação em que não é habitual um enxerto imediato.

Aceitaram.

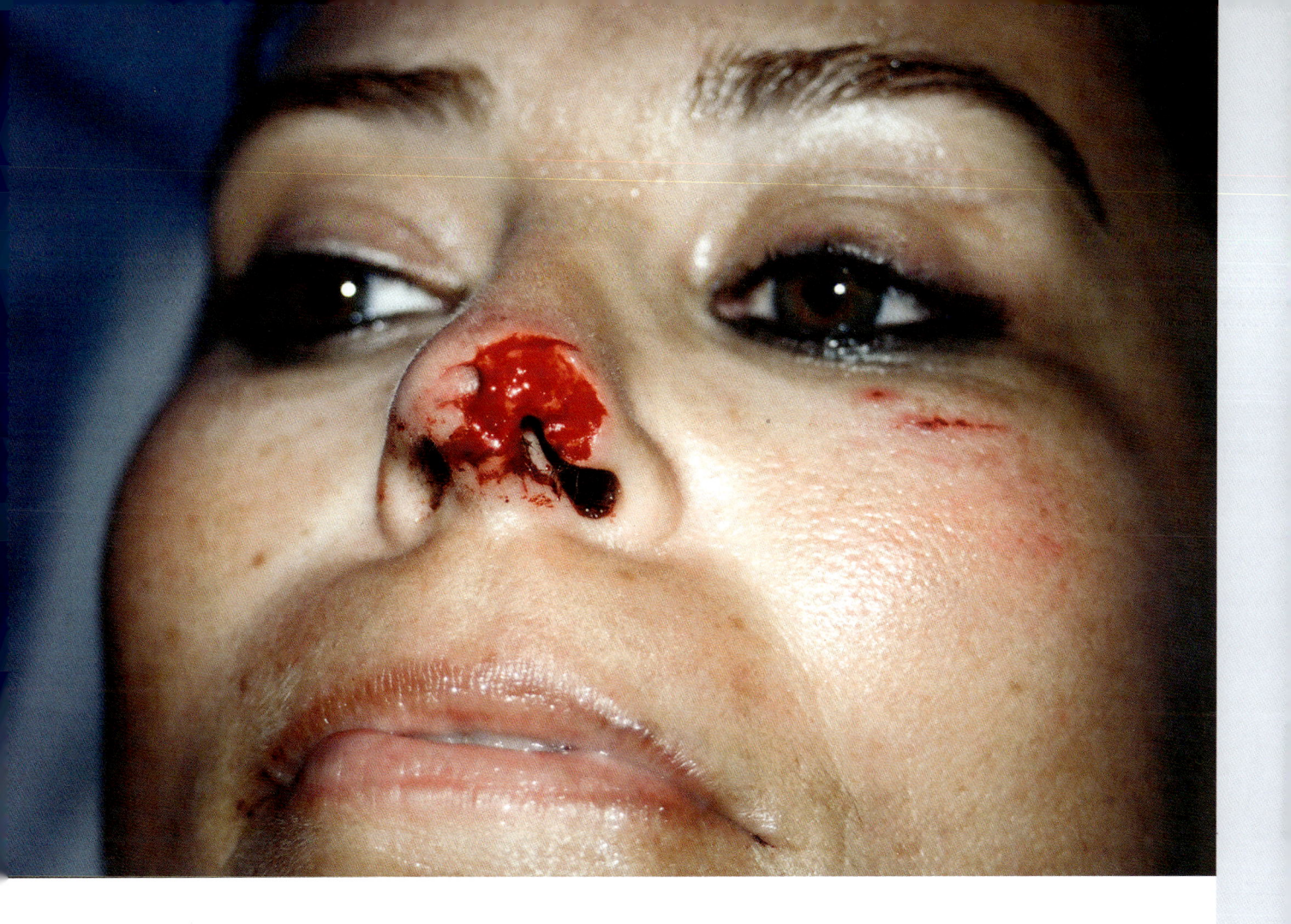

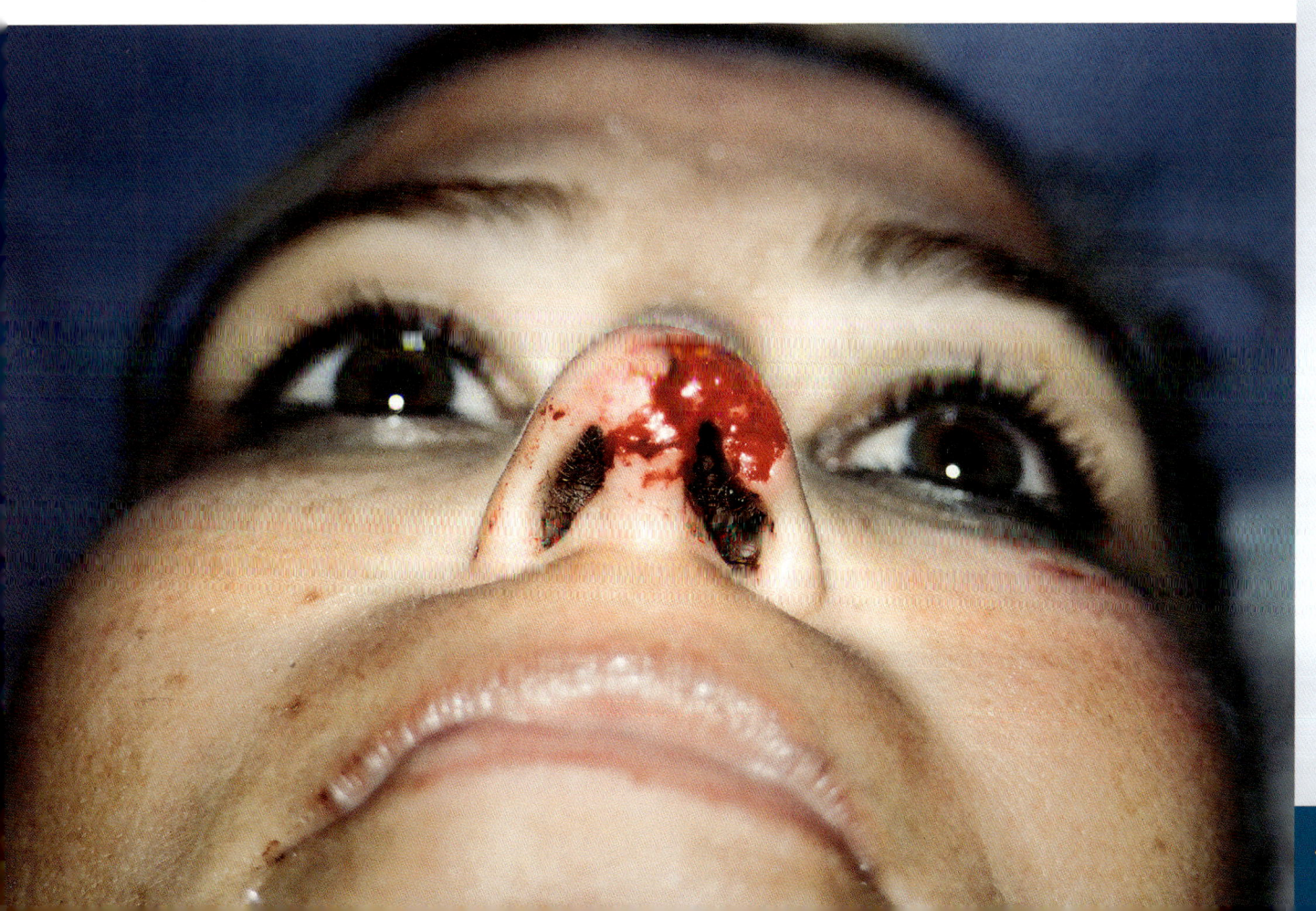

ENXERTO COMPOSTO DE ORELHA

ENXERTO COMPOSTO DE ORELHA

Fig. 8-1A a **E**
(**A**) Zona de eleição e amplitude do enxerto composto necessária para corrigir a ferida.
(**B**) Incisão de pele-cartilagem contornando a hélice; buscar a curvatura que irá simular a perda.
(**C**) Retirada da peça. (**D** e **E**) Oclusão.
Na hipótese de enxertos de maior dimensão, é necessário mobilizar parte do pavilhão auricular.

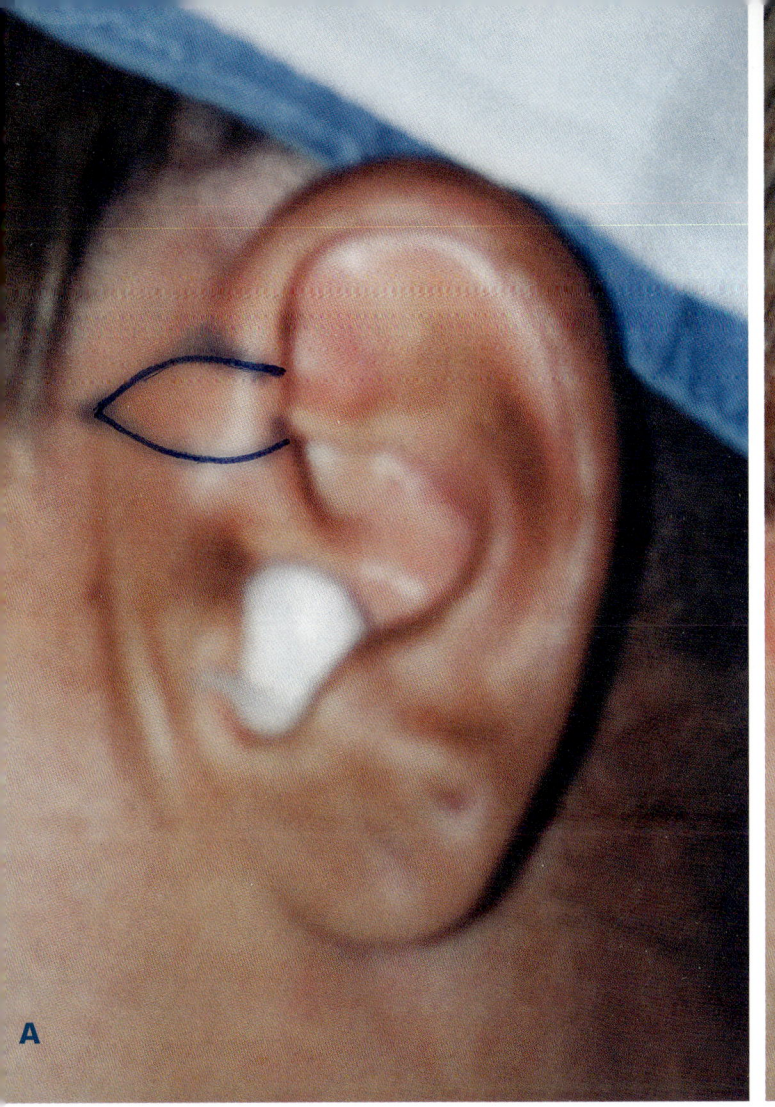

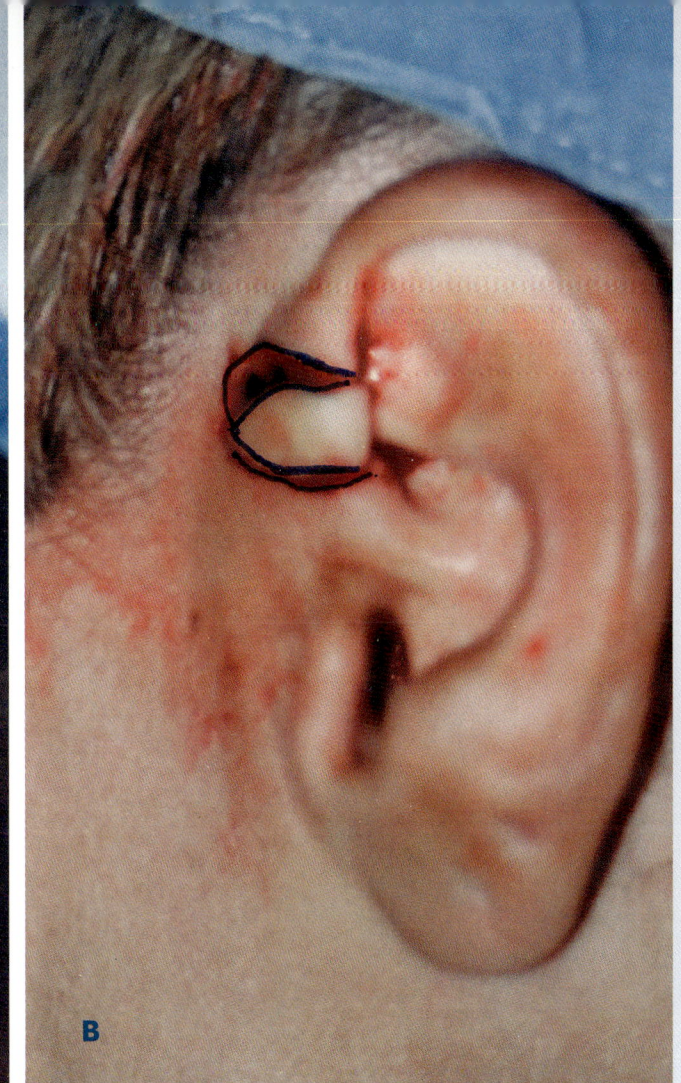

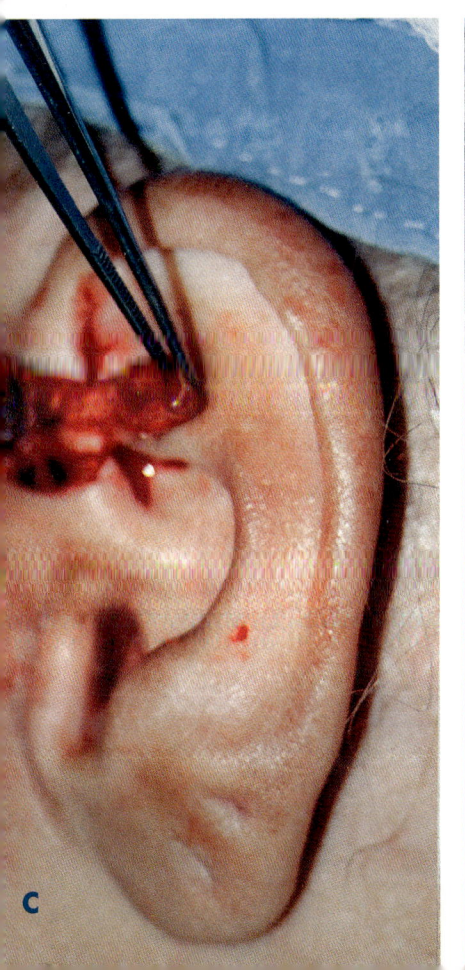

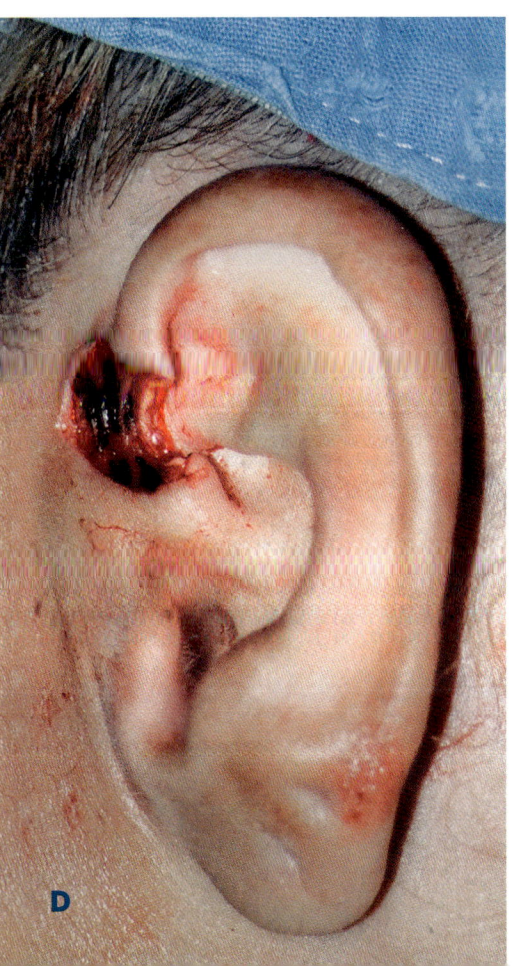

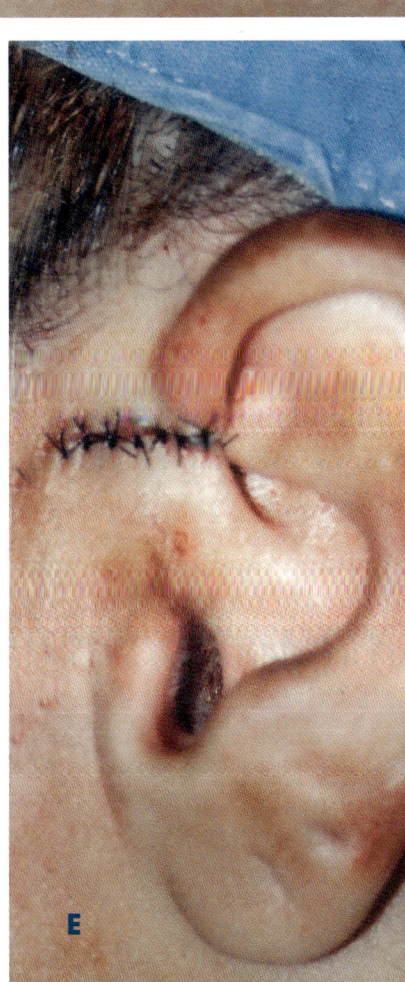

A

B

C

D

E

ENXERTO COMPOSTO DE ORELHA

137

ENXERTO COMPOSTO DE ORELHA

Fig. 8-2 Aspecto ao se levantar o curativo 5 dias após a enxertia. Integração completa.

Fig. 8-3 Enxerto aposto sobre a ferida. A parte composta acompanha a curvatura da perda da asa, virando para formar o lado interno. A peça encolhe ao ser retirada, parecendo menor do que a medida necessária.

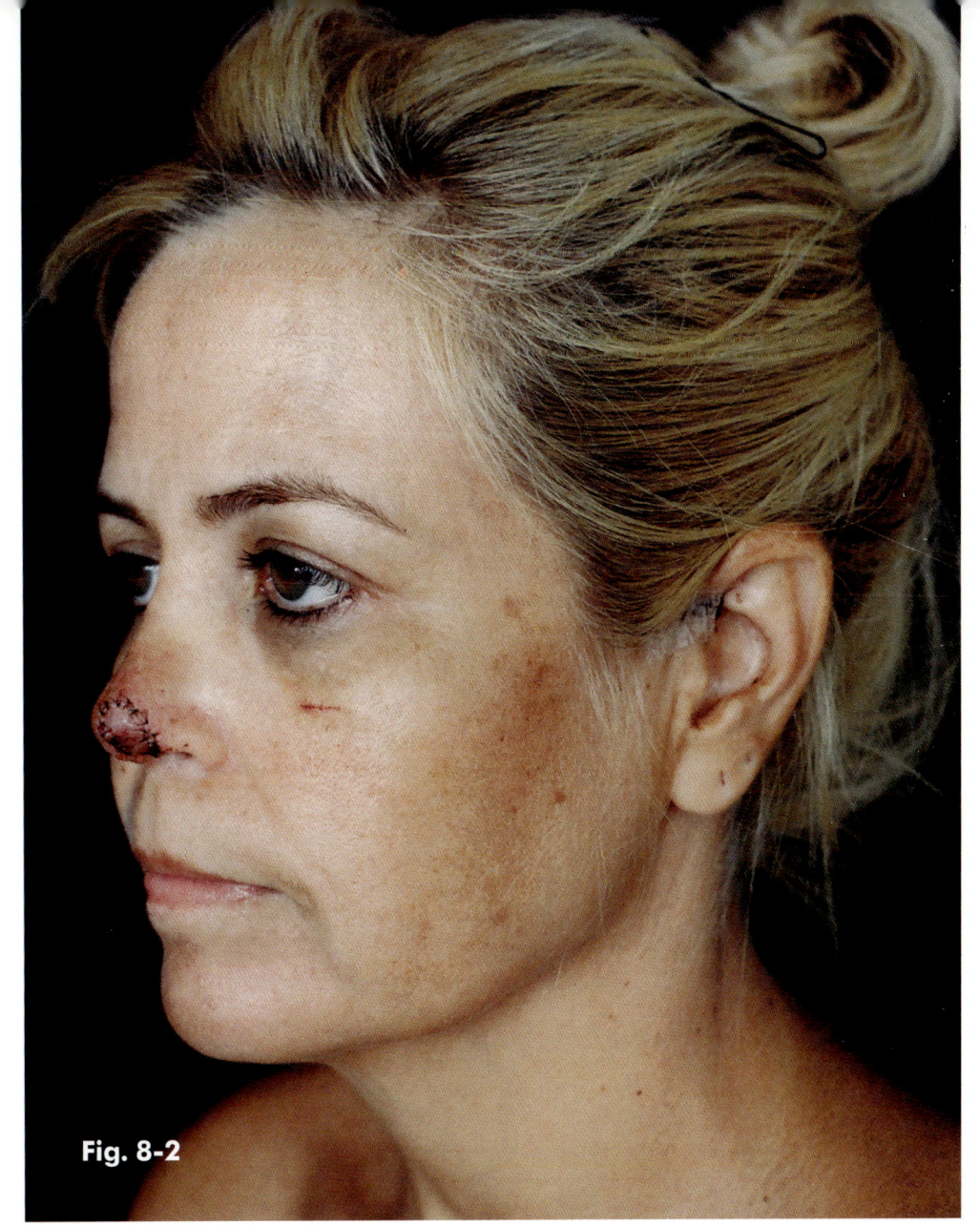

Fig. 8-2

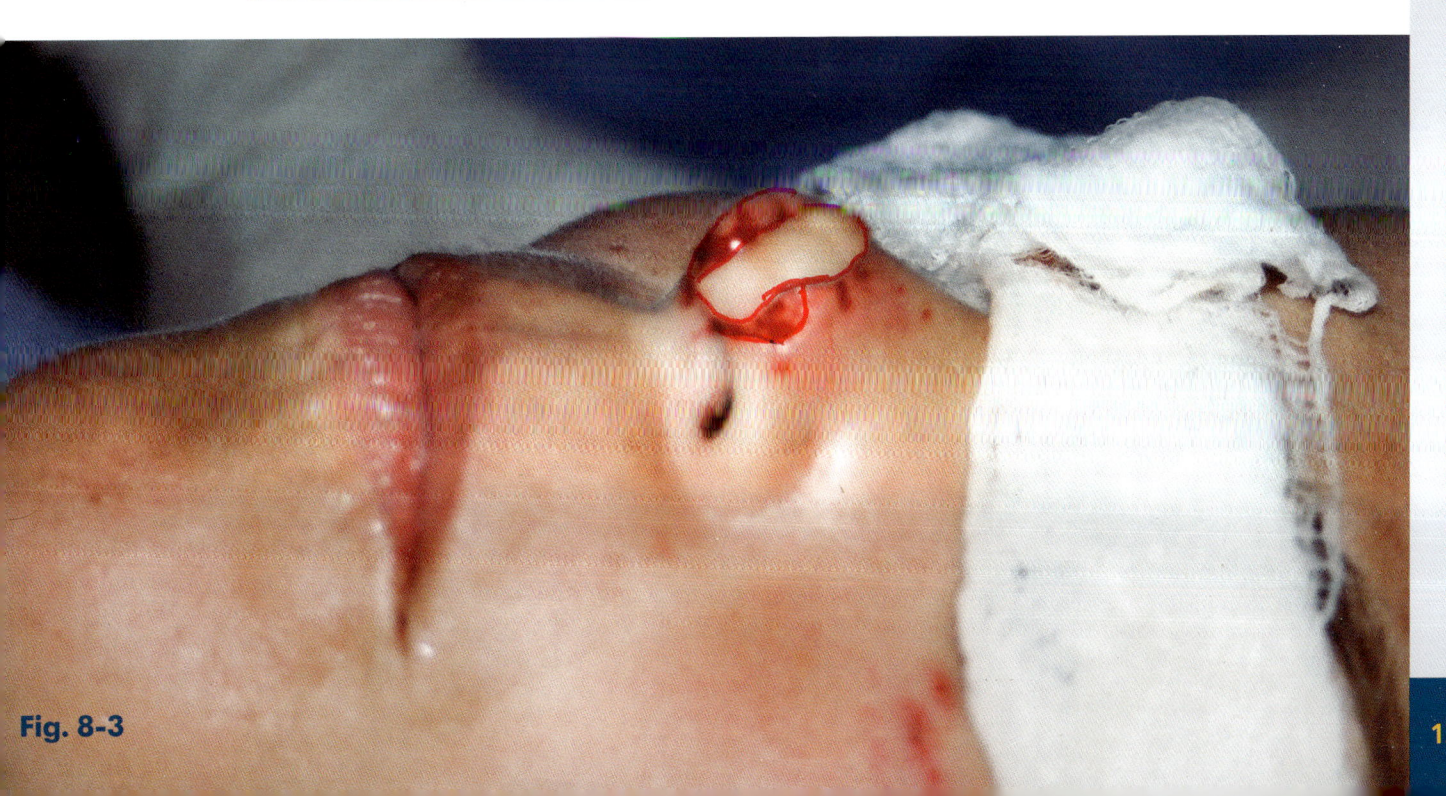

Fig. 8-3

ENXERTO COMPOSTO DE ORELHA

139

Figs. 8-4 e **8-5** Os mesmos 5 dias após enxertia. A linha interrompida mostra a projeção da cartilagem.

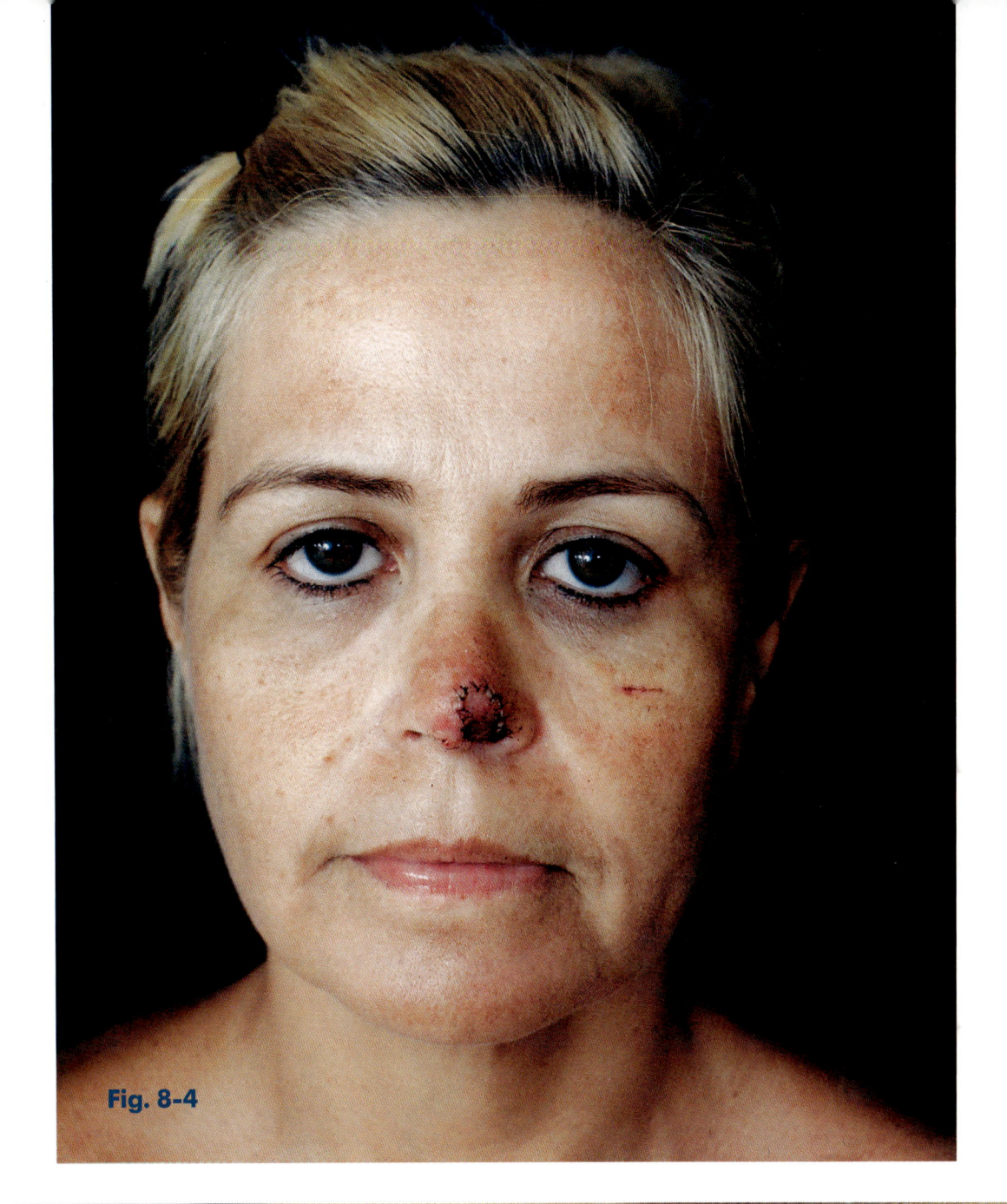

Fig. 8-4

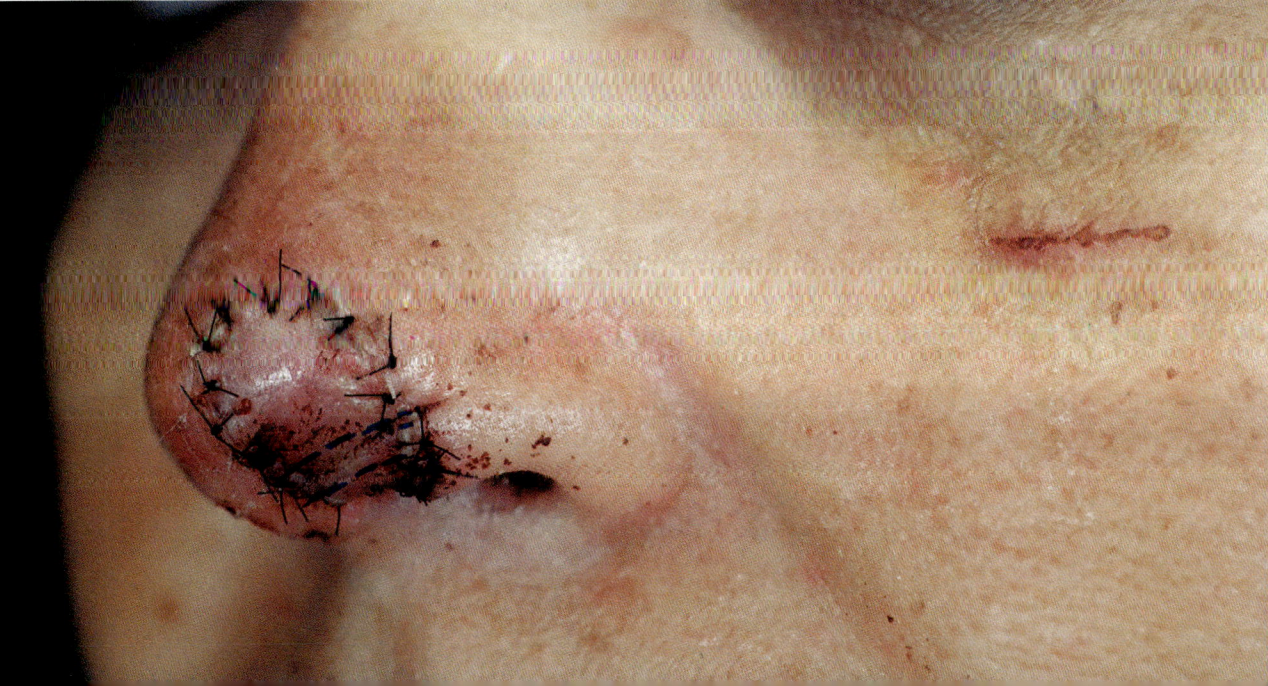

Fig. 8-5

ENXERTO COMPOSTO DE ORELHA

141

ENXERTO COMPOSTO DE ORELHA

Fig. 8-6 Três semanas após a internação. Possível crosta na reborda alar. Passível de um retoque – não foi necessário.

Fig. 8-6

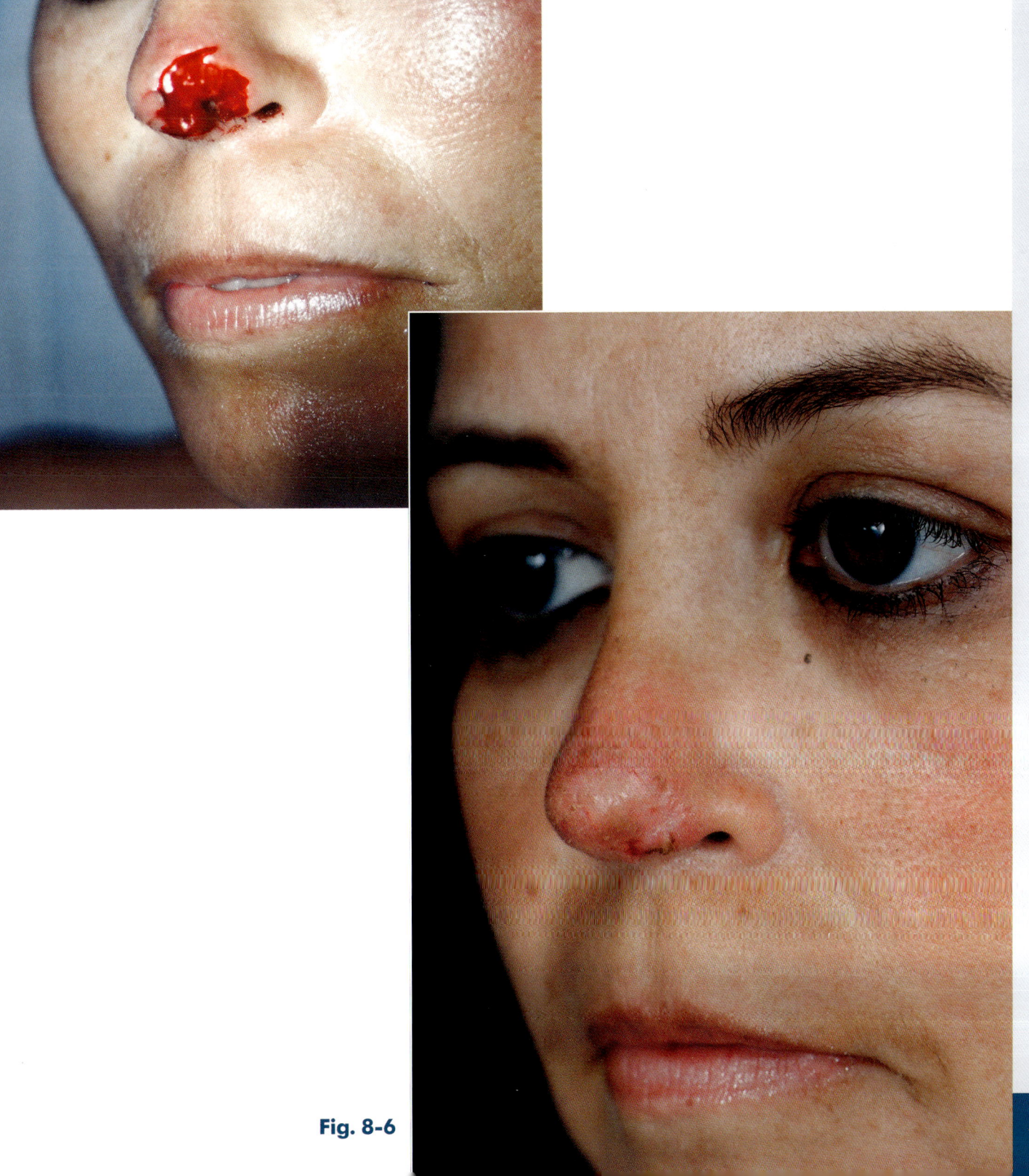

ENXERTO COMPOSTO DE ORELHA

Fig. 8-7A a **C** Sequência de todo o processo. É evidente o benefício para a paciente.
Fica comprovado que o enxerto composto pode ser realizado com êxito em uma ferida recente.

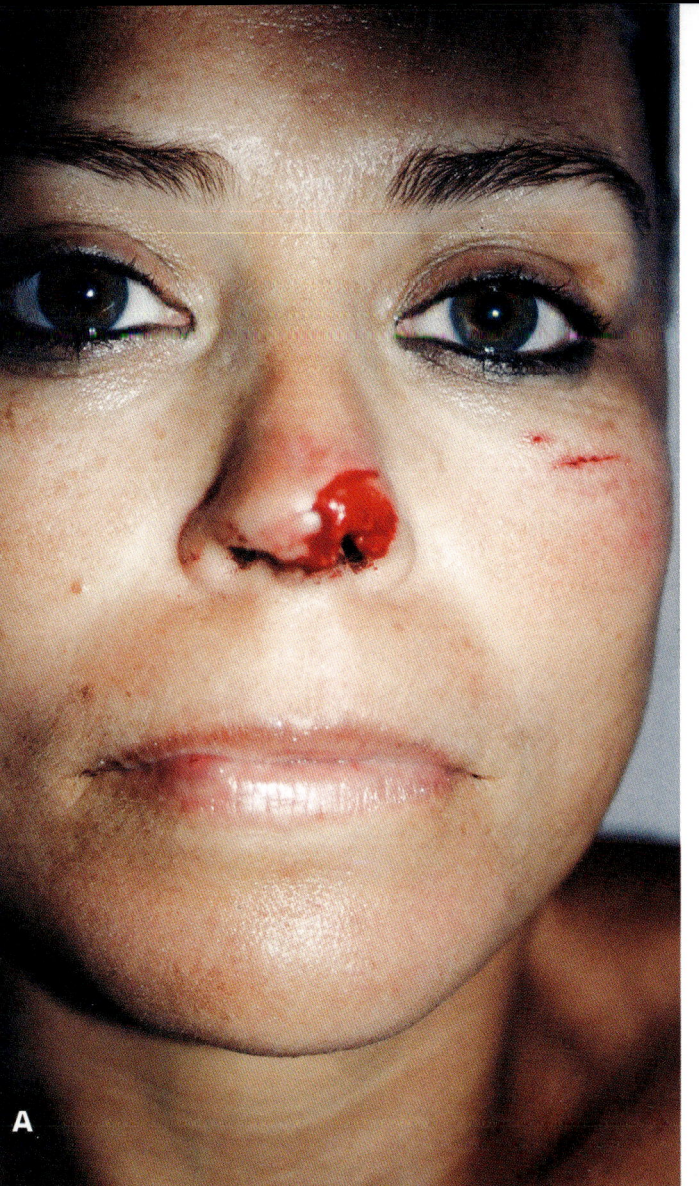

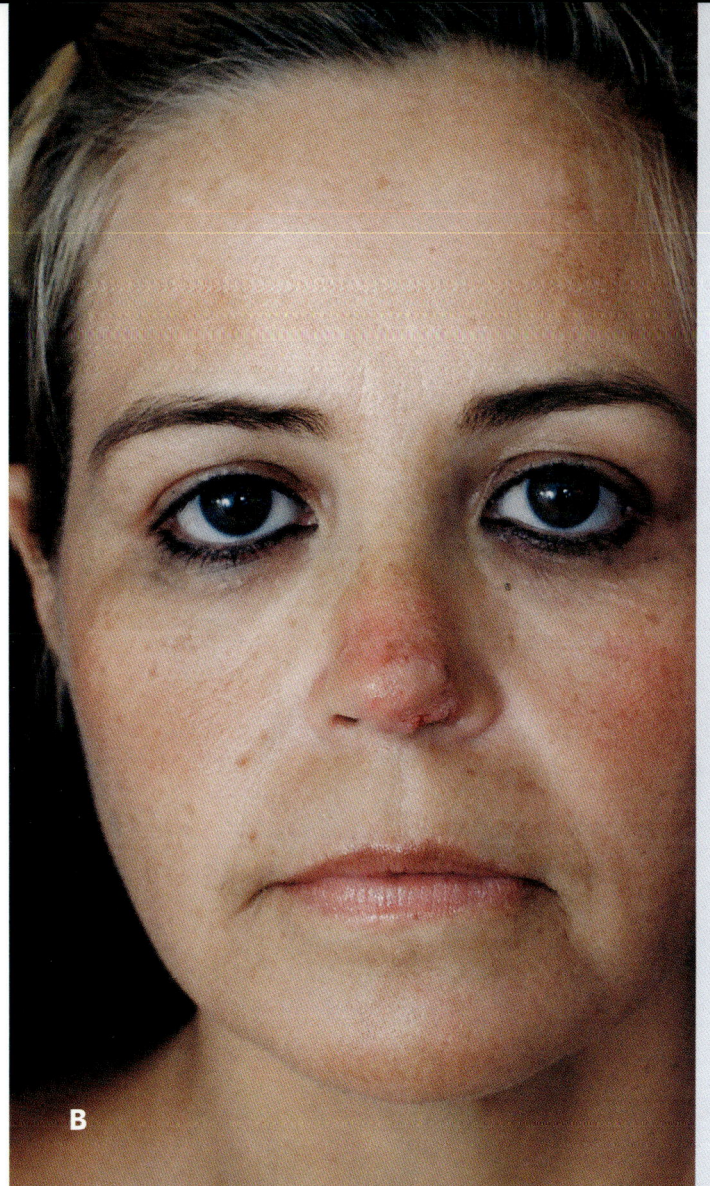

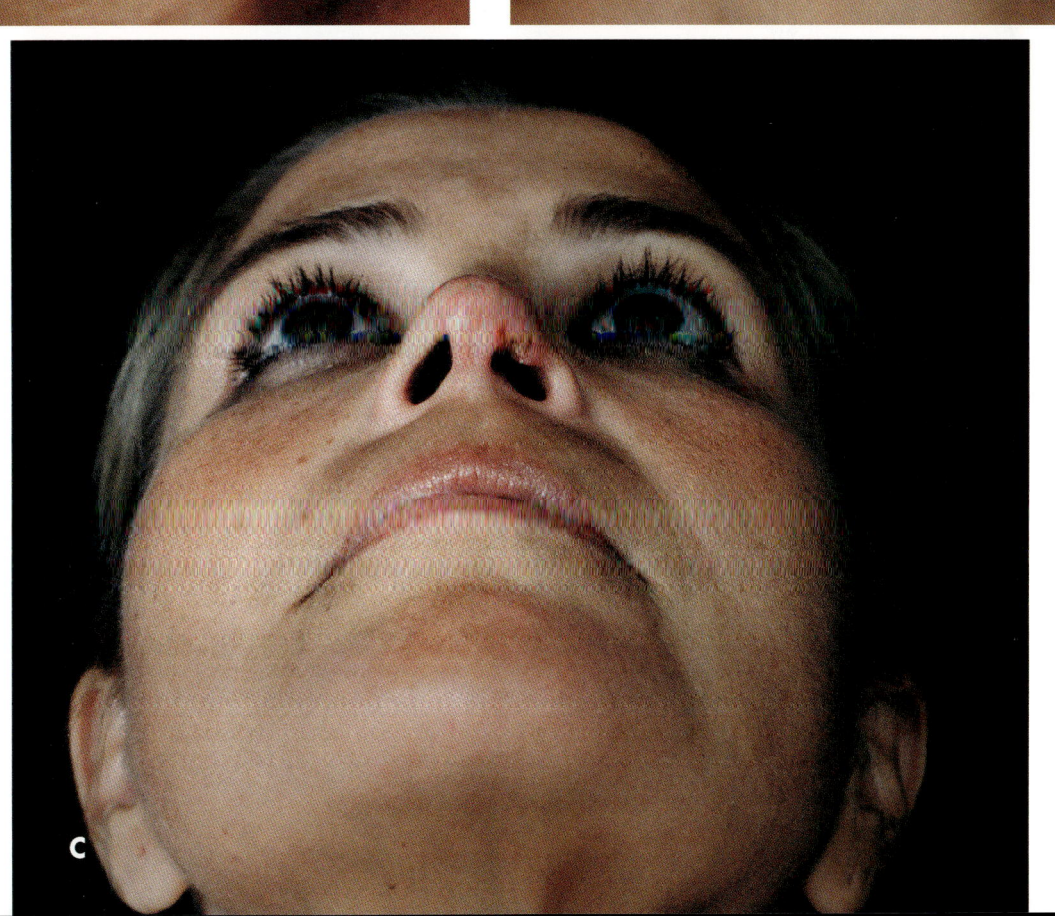

A

B

C

ENXERTO COMPOSTO DE ORELHA

ENXERTO COMPOSTO DE ORELHA

Fig. 8-8A e **B** Ferida de mordida humana. Alguns dias após o trauma.

A

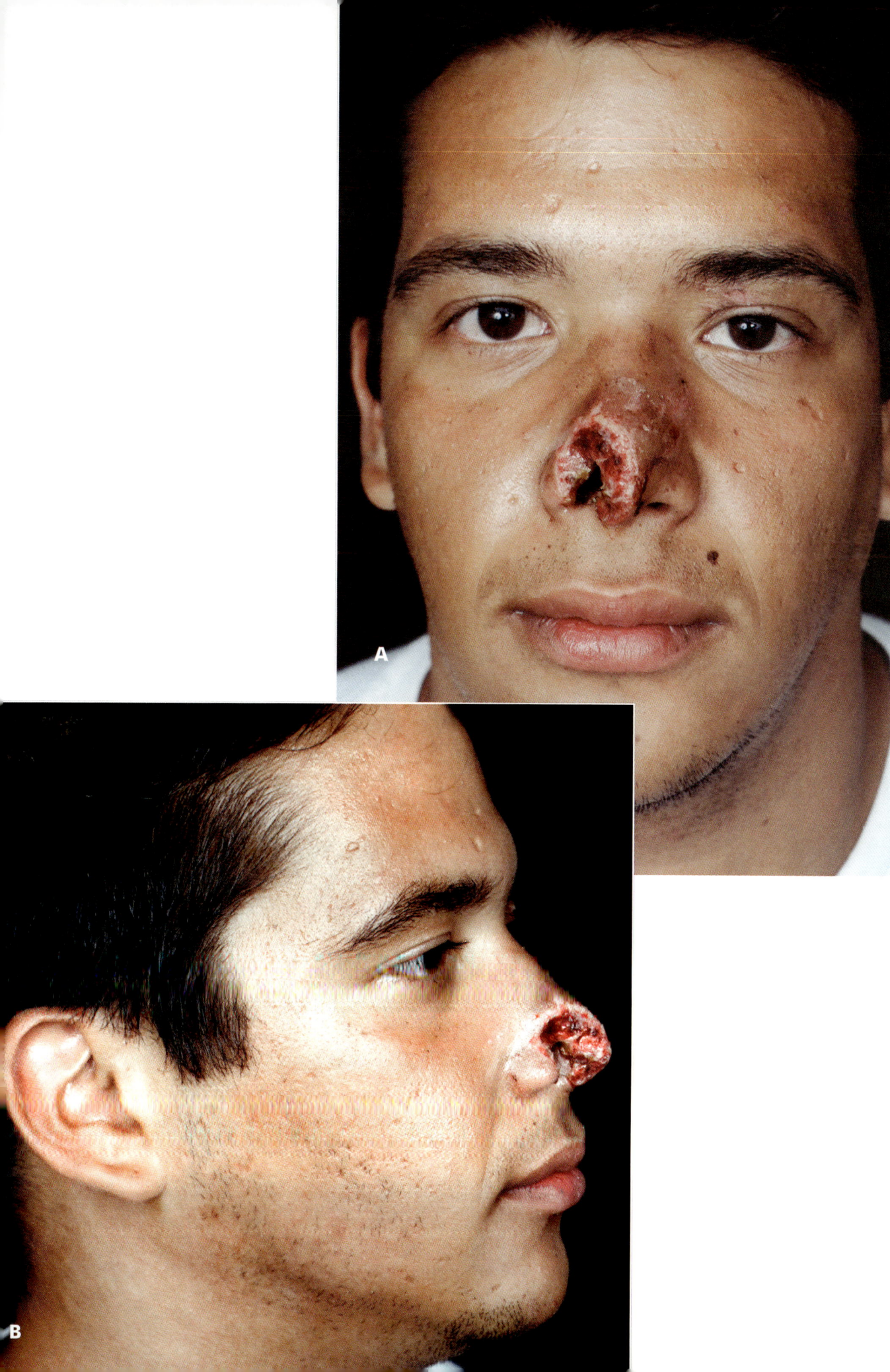

B

ENXERTO COMPOSTO DE ORELHA

ENXERTO COMPOSTO DE ORELHA

Fig. 8-9A e **B** Perda interessando pele, cartilagem e forro.
Detalhe da abrangência da lesão – reação inflamatória típica da situação.

A

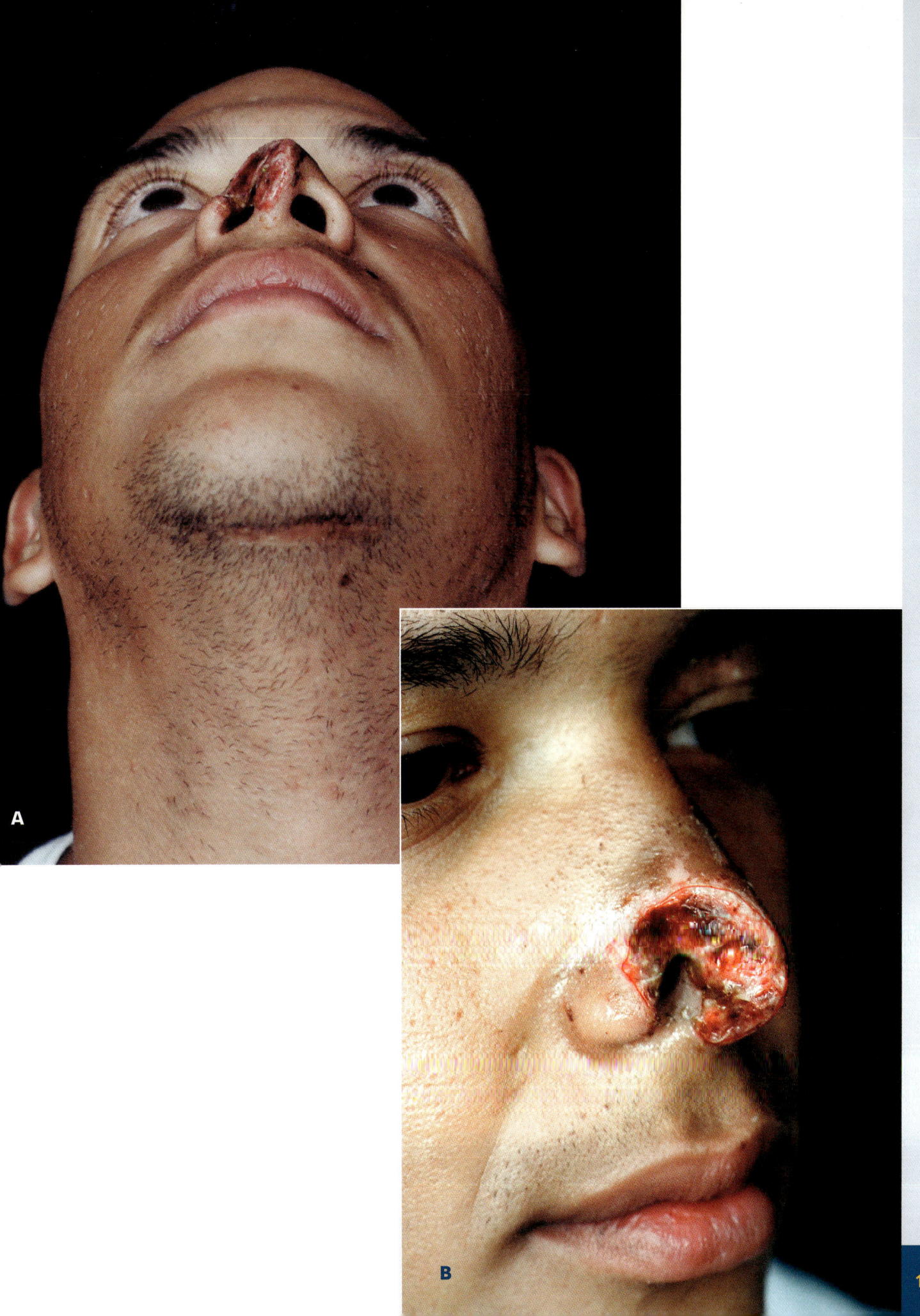

B

ENXERTO COMPOSTO DE ORELHA

149

ENXERTO COMPOSTO DE ORELHA

Fig. 8-10A a **D** Ferida cicatrizada por segunda intenção.
Diminuição flagrante da área inicial, o que irá facilitar o trabalho com o enxerto composto. Desenho sobre a orelha. Tamanho e localização do enxerto idealizado.

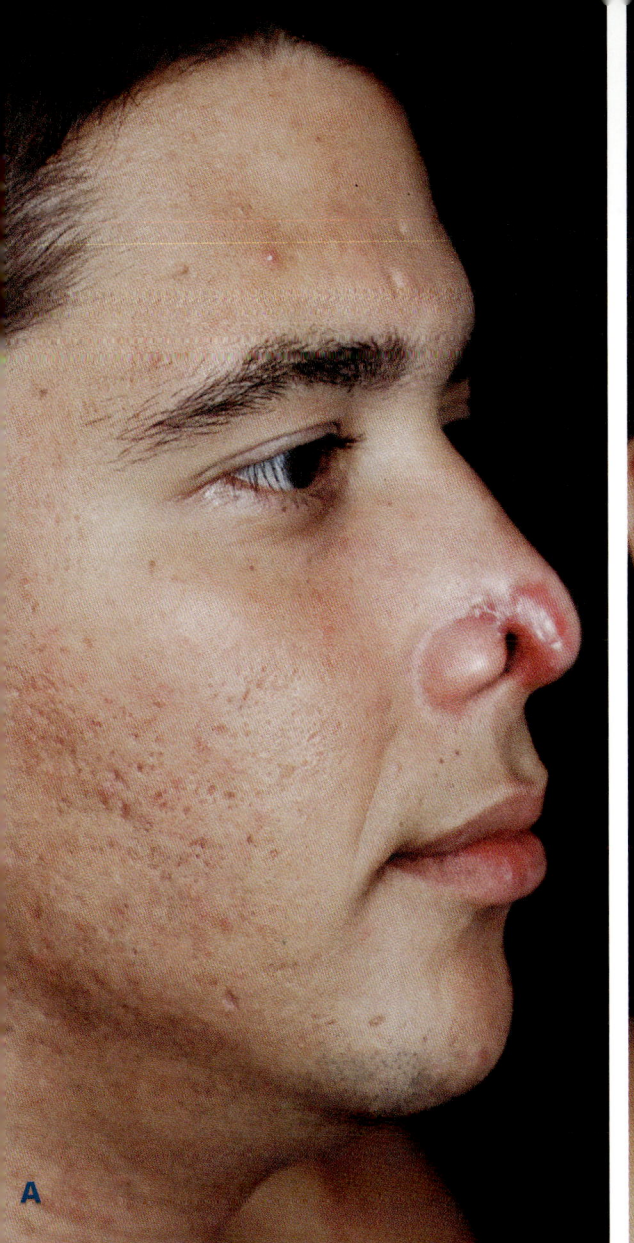

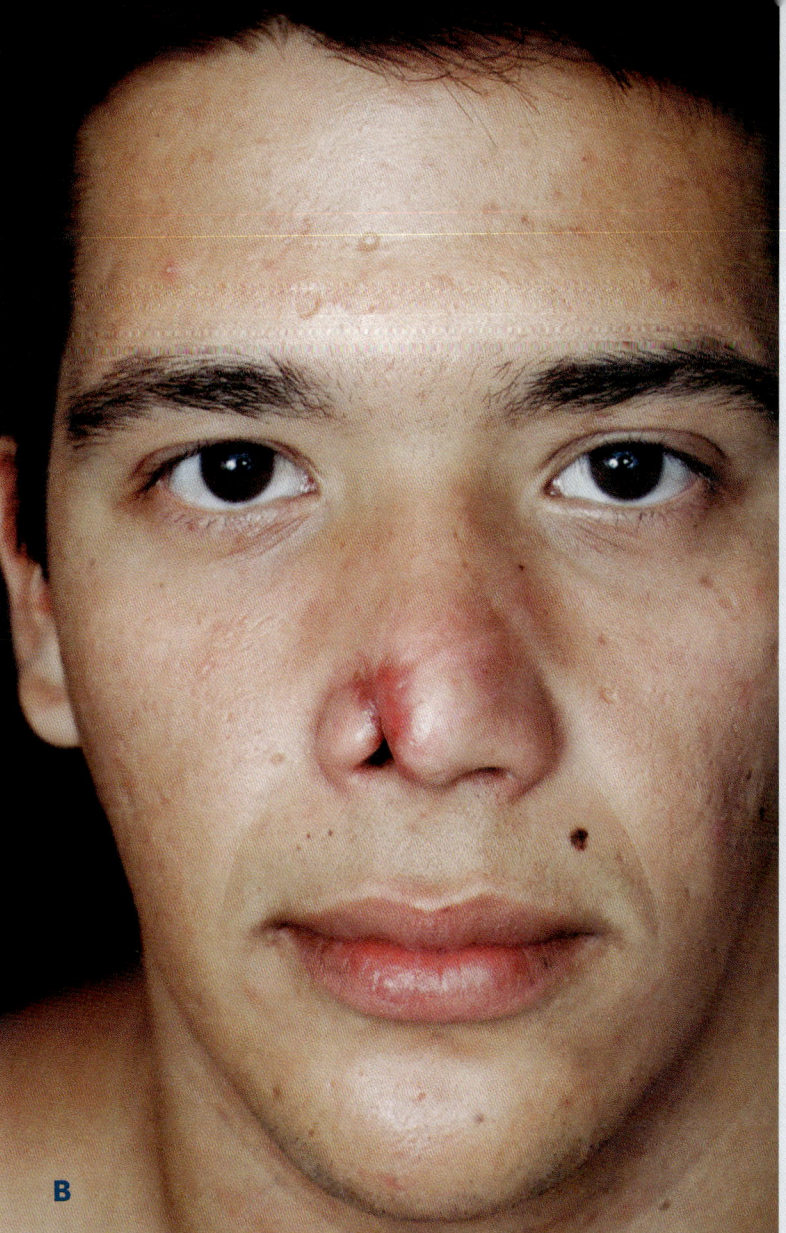

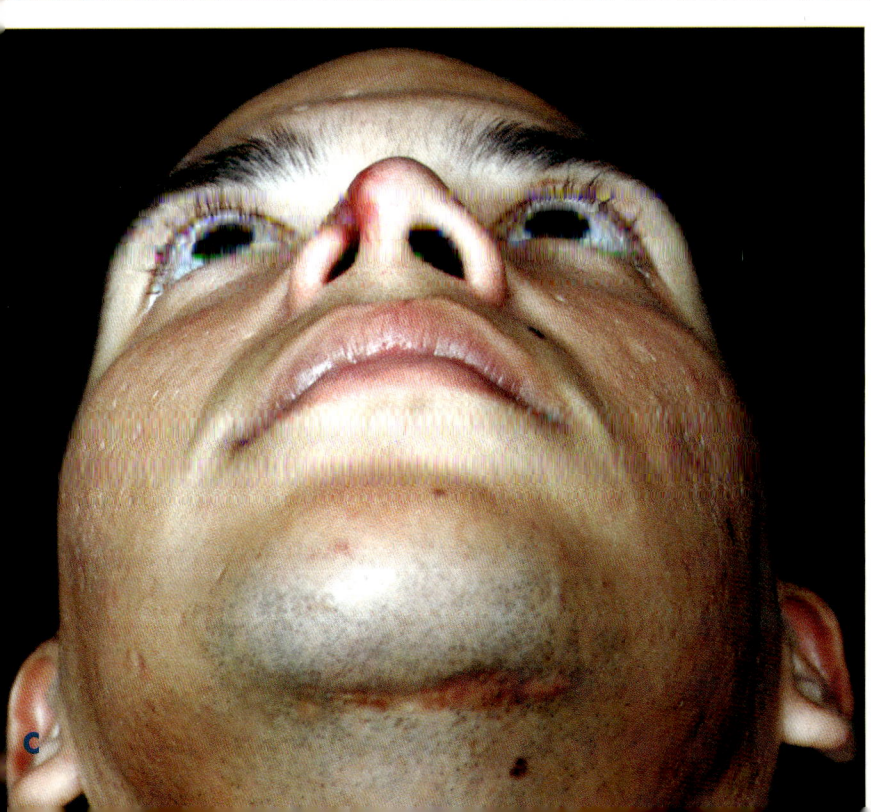

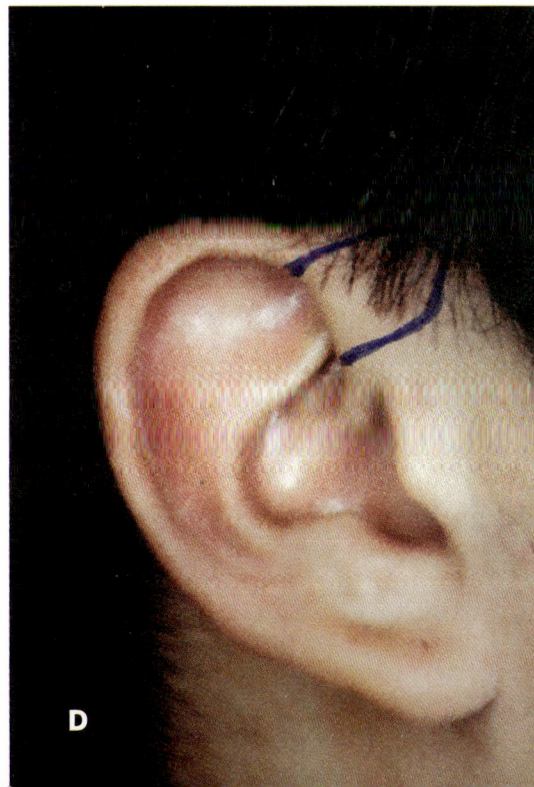

A

B

C

D

ENXERTO COMPOSTO DE ORELHA

151

ENXERTO COMPOSTO DE ORELHA

Fig. 8-11A a **D** Sequência esquemática de todo o processo.
(**A**) Retirada do enxerto composto. Avançamento para pele pré-auricular.
(**B**) Delimitação do retalho, que irá rodar 180 graus, criando o leito para receber a parte cutânea do enxerto.
(**C**) Incisão e rotação do retalho.
(**D**) O enxerto composto meticulosamente suturado no leito receptor.
A linha pontilhada em vermelho representa a superfície criada pela rotação do retalho, o que aumenta o potencial de nutrição do enxerto.
O desenho em amarelo identifica o suporte cartilaginoso.

A

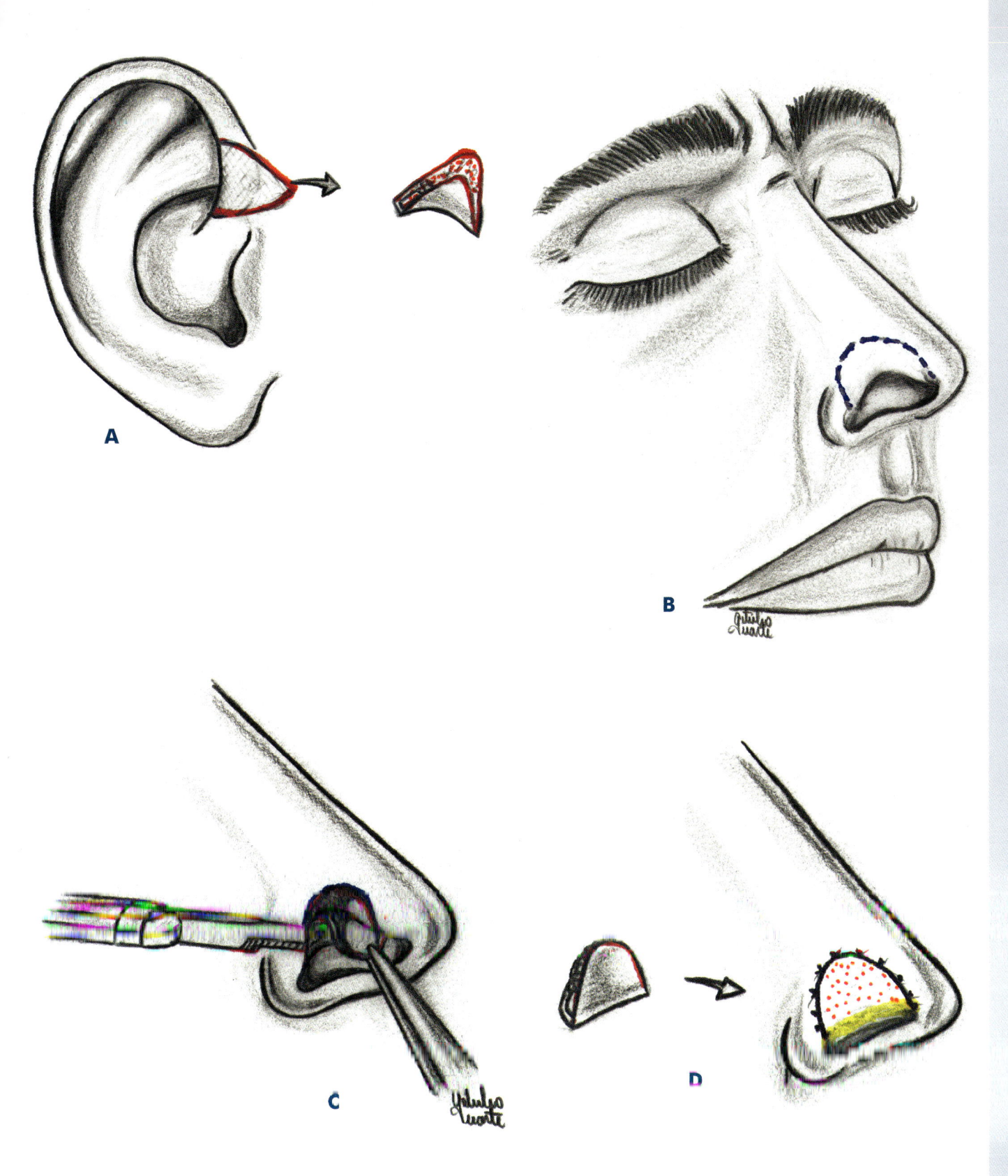

B

C

D

ENXERTO COMPOSTO DE ORELHA

153

ENXERTO COMPOSTO DE ORELHA

Fig. 8-12A e **B** Enxerto integrado 2 meses após a cirurgia.

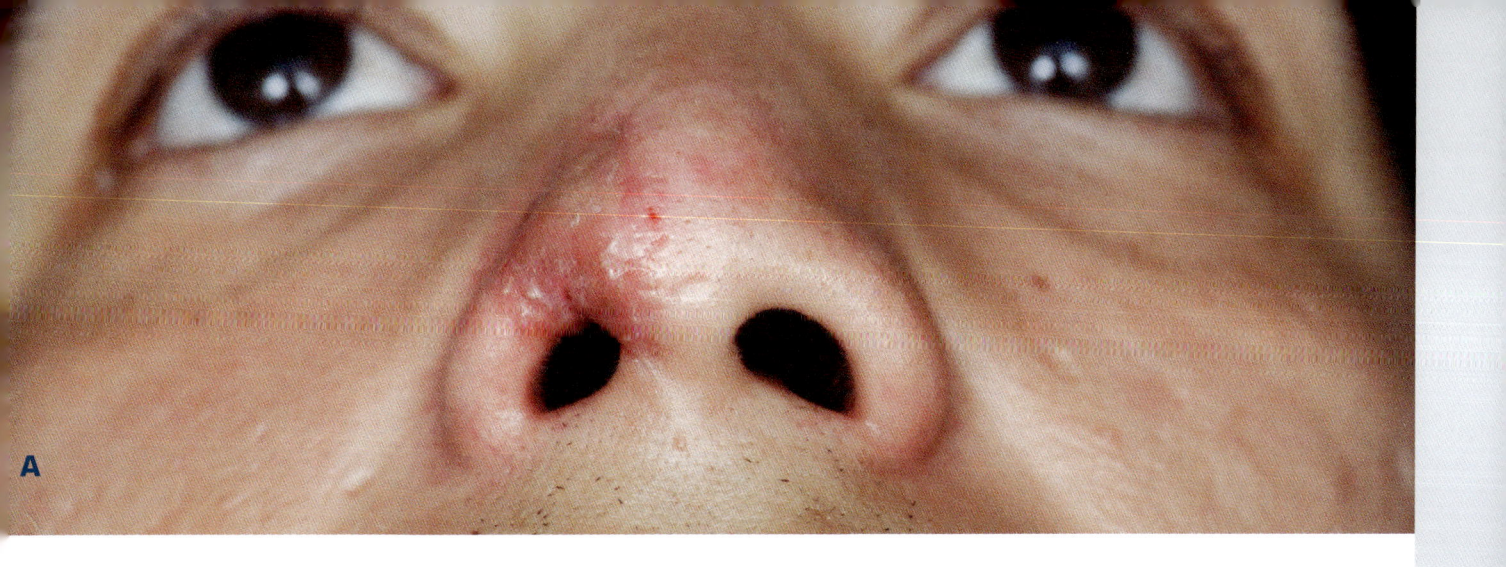

A

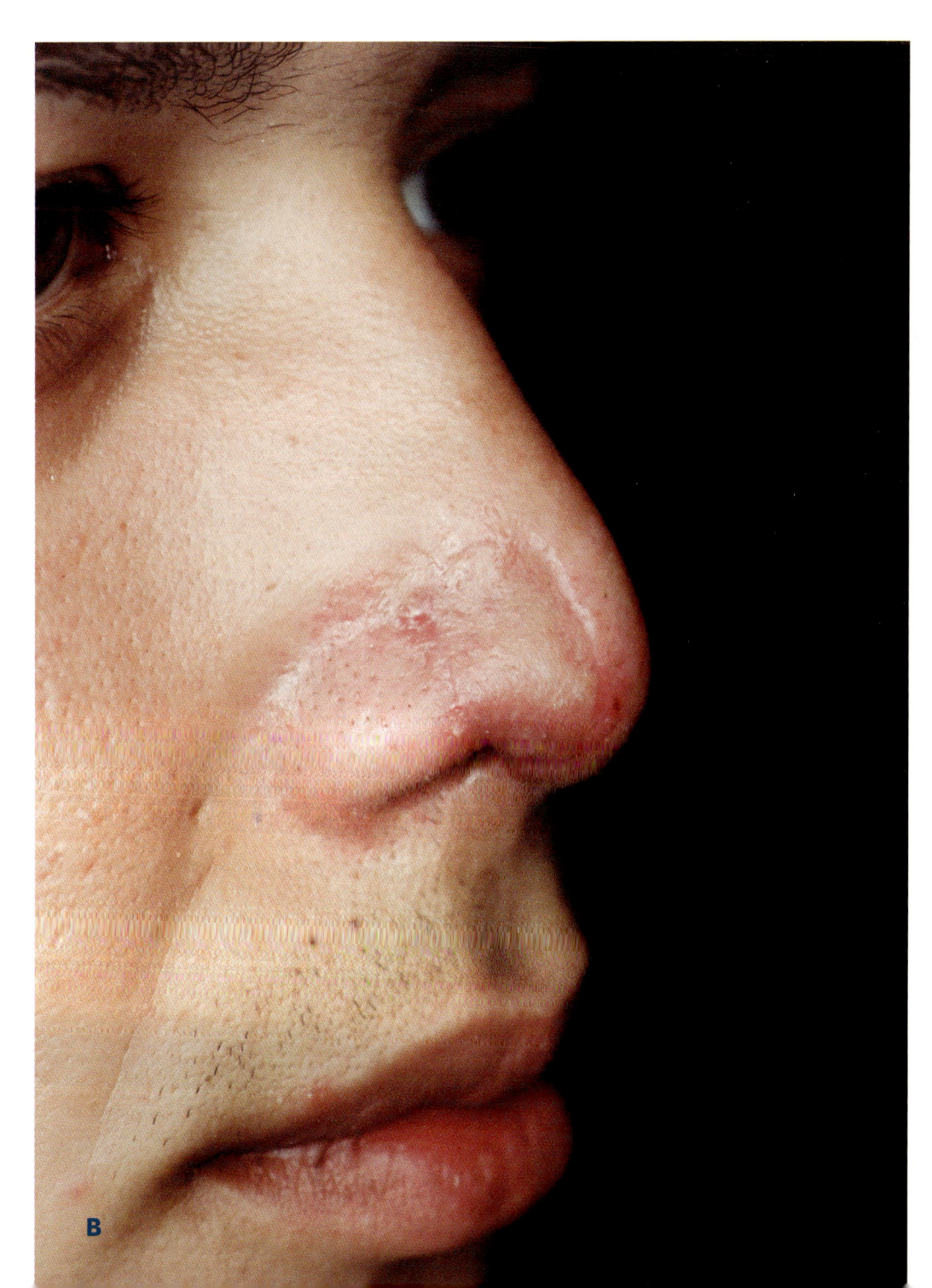

B

ENXERTO COMPOSTO DE ORELHA

155

ENXERTO COMPOSTO DE ORELHA

Fig. 8-13A a **C** Sequência de perfil.
Ferida recente.
Cicatrização por segunda intenção.
Após a completa evolução cicatricial do enxerto composto.

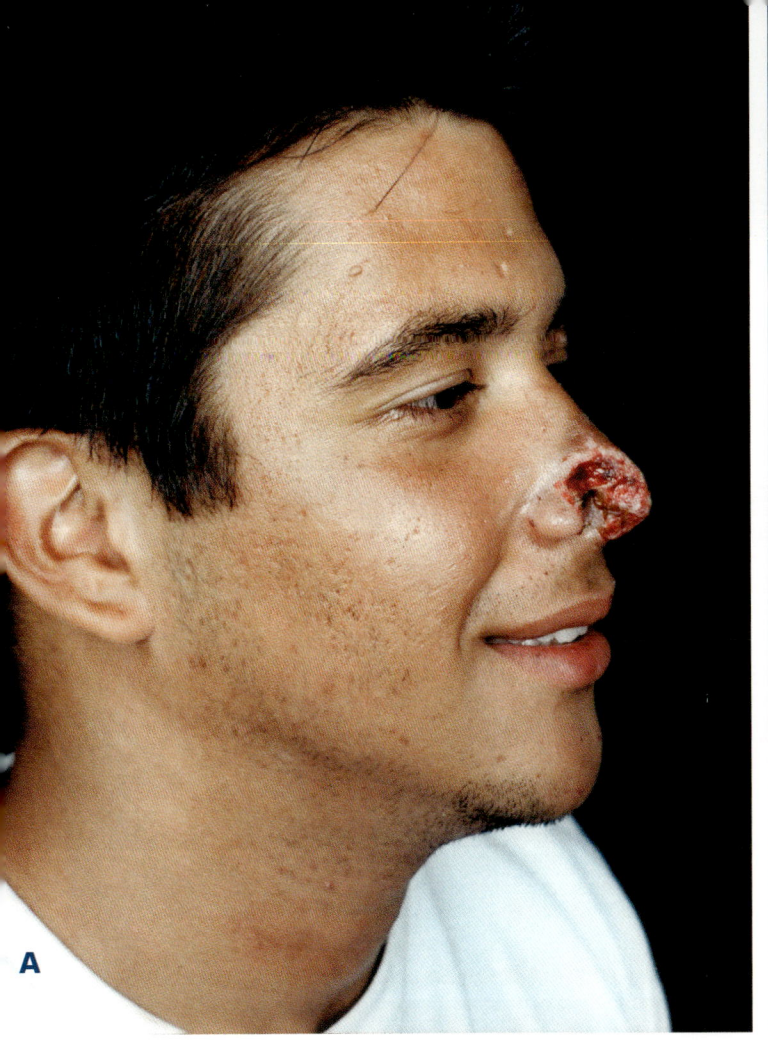

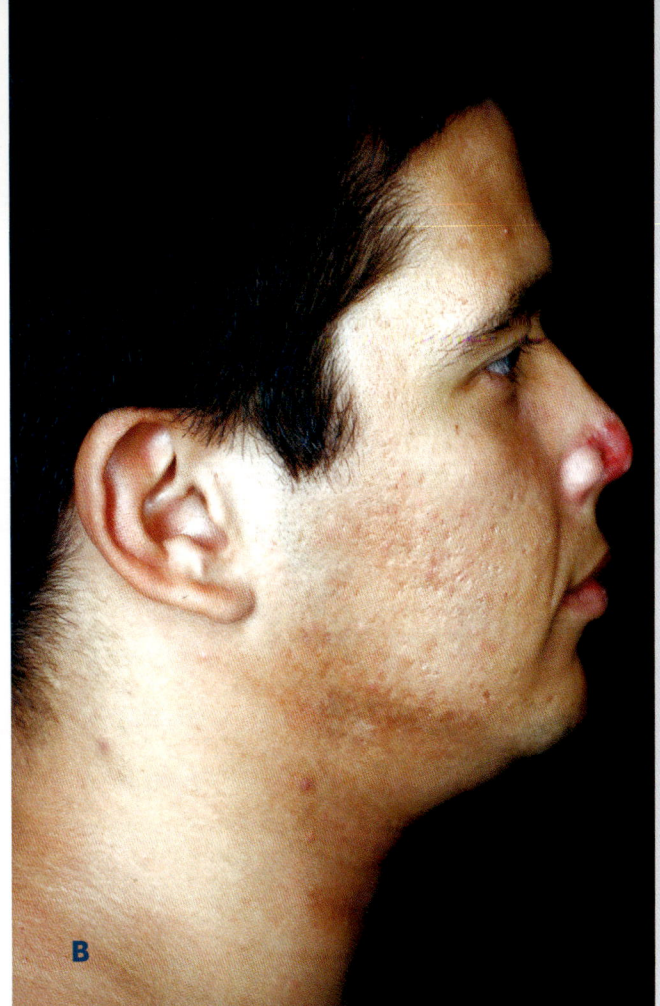

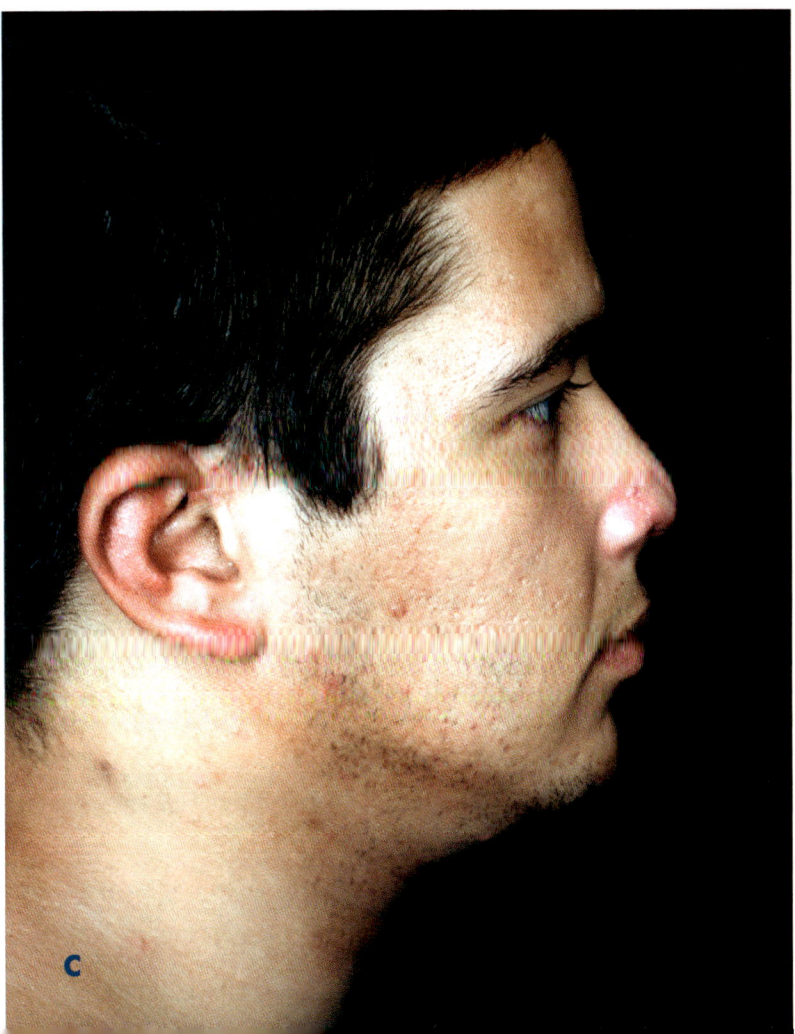

A

B

C

ENXERTO COMPOSTO DE ORELHA

157

ENXERTO COMPOSTO DE ORELHA

Fig. 8-14A a **C** Sequência de frente. Paciência para aguardar o momento ideal para o enxerto composto. Resultado ainda em fase de maturação do enxerto.

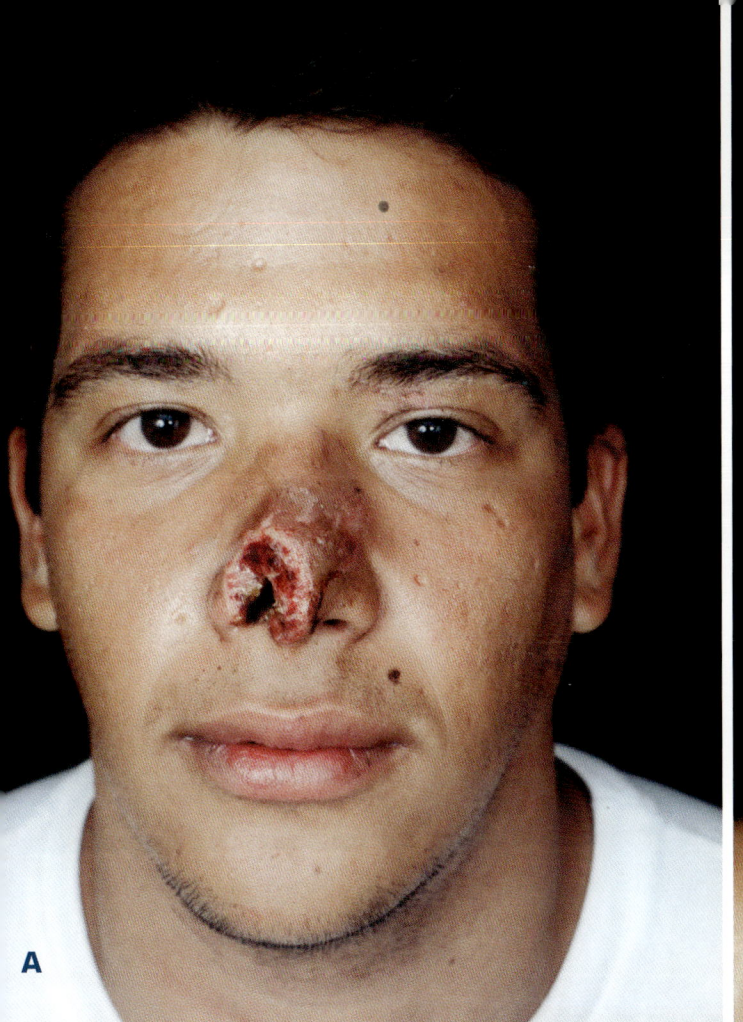

A

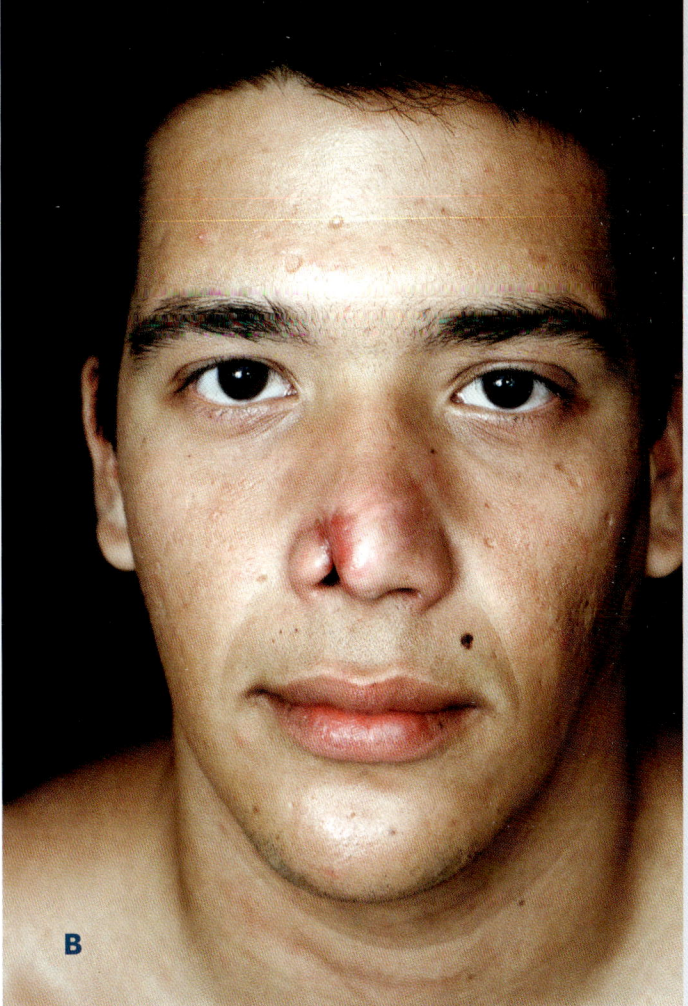

B

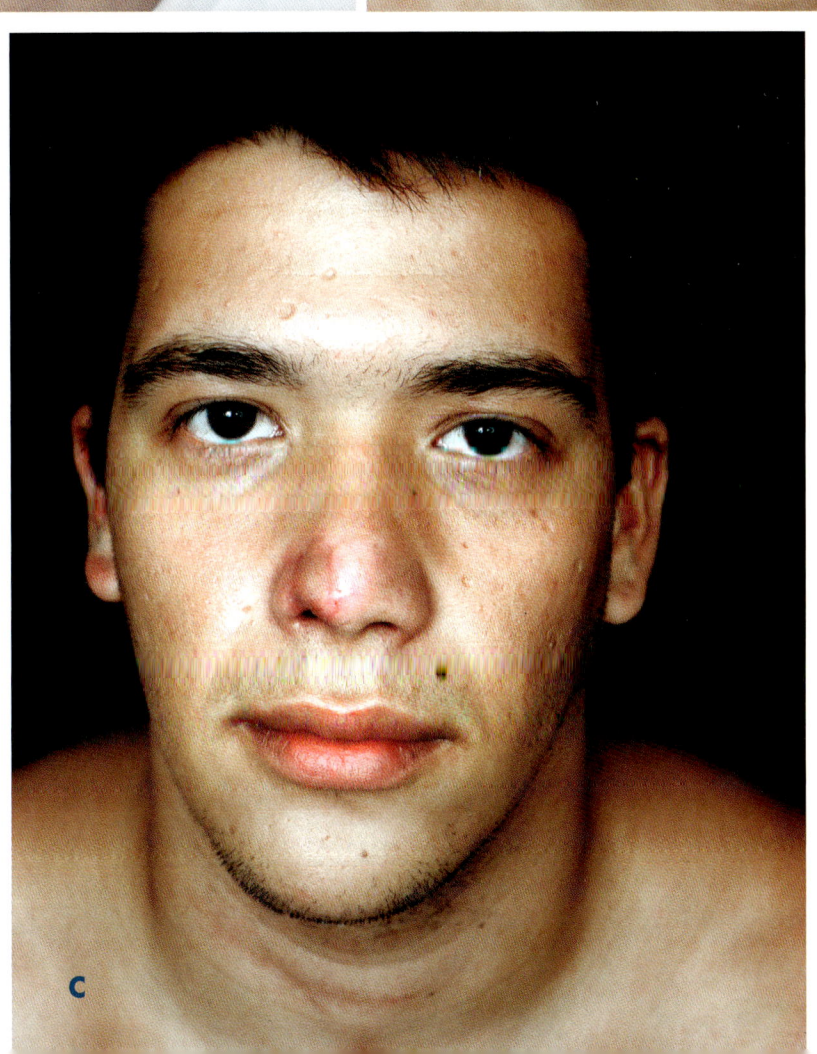

C

ENXERTO COMPOSTO DE ORELHA

159

9

CASOS COMPLEXOS E COMPLICAÇÕES

Os problemas em pauta são intermináveis e variadíssimos. As soluções passam, mais uma vez, pelos enxertos nas suas diversas modalidades.

ACENTUADO DESVIO DE SEPTO

Fig. 9-1A e **B** Acentuado desvio de praticamente toda a anatomia estrutural do nariz.

A

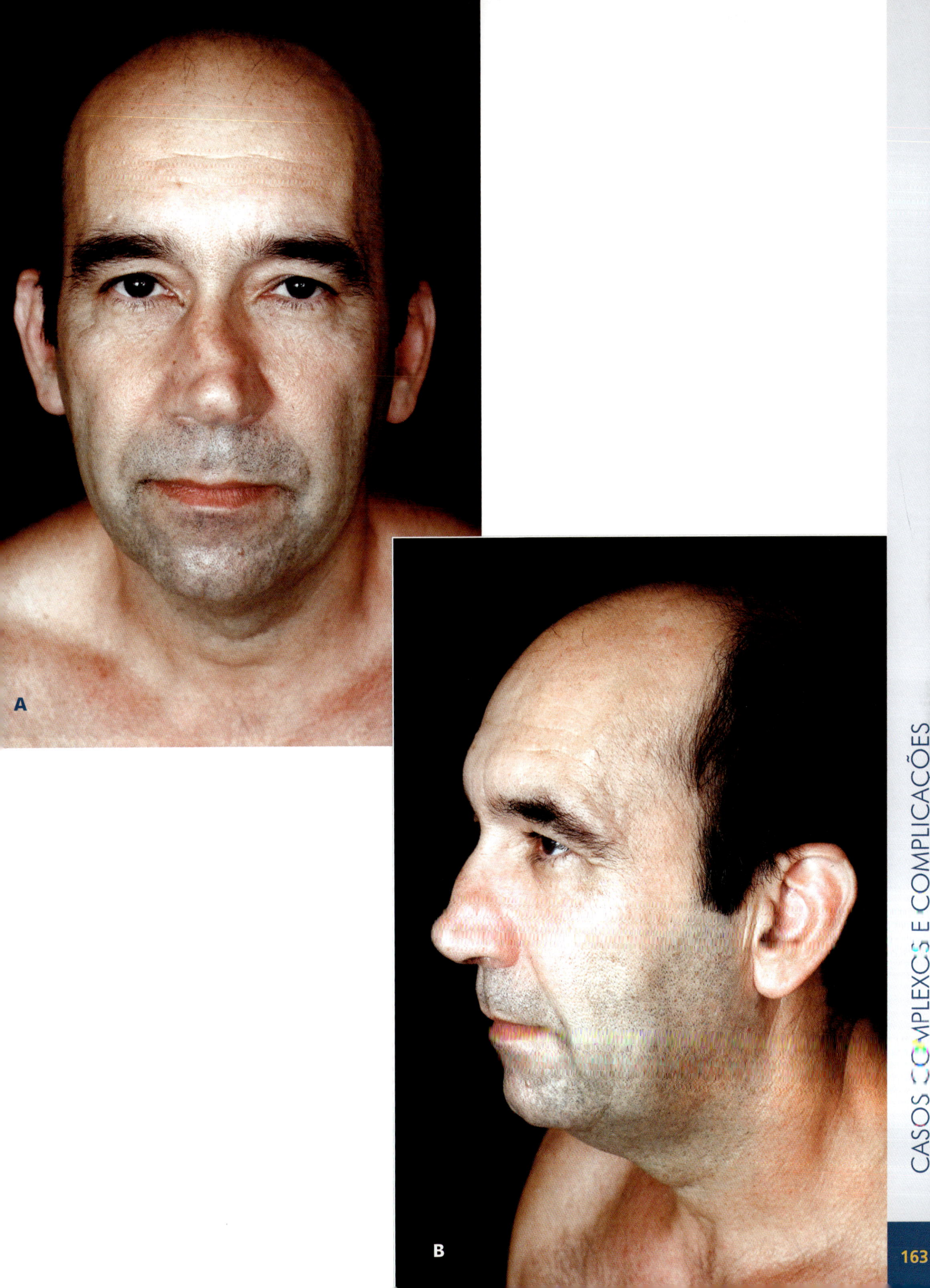

B

CASOS COMPLEXOS E COMPLICAÇÕES

ACENTUADO DESVIO DE SEPTO

Fig. 9-1C e **D** Acesso transcolumelar. Ampla visualização de um verdadeiro surrealismo anatômico.

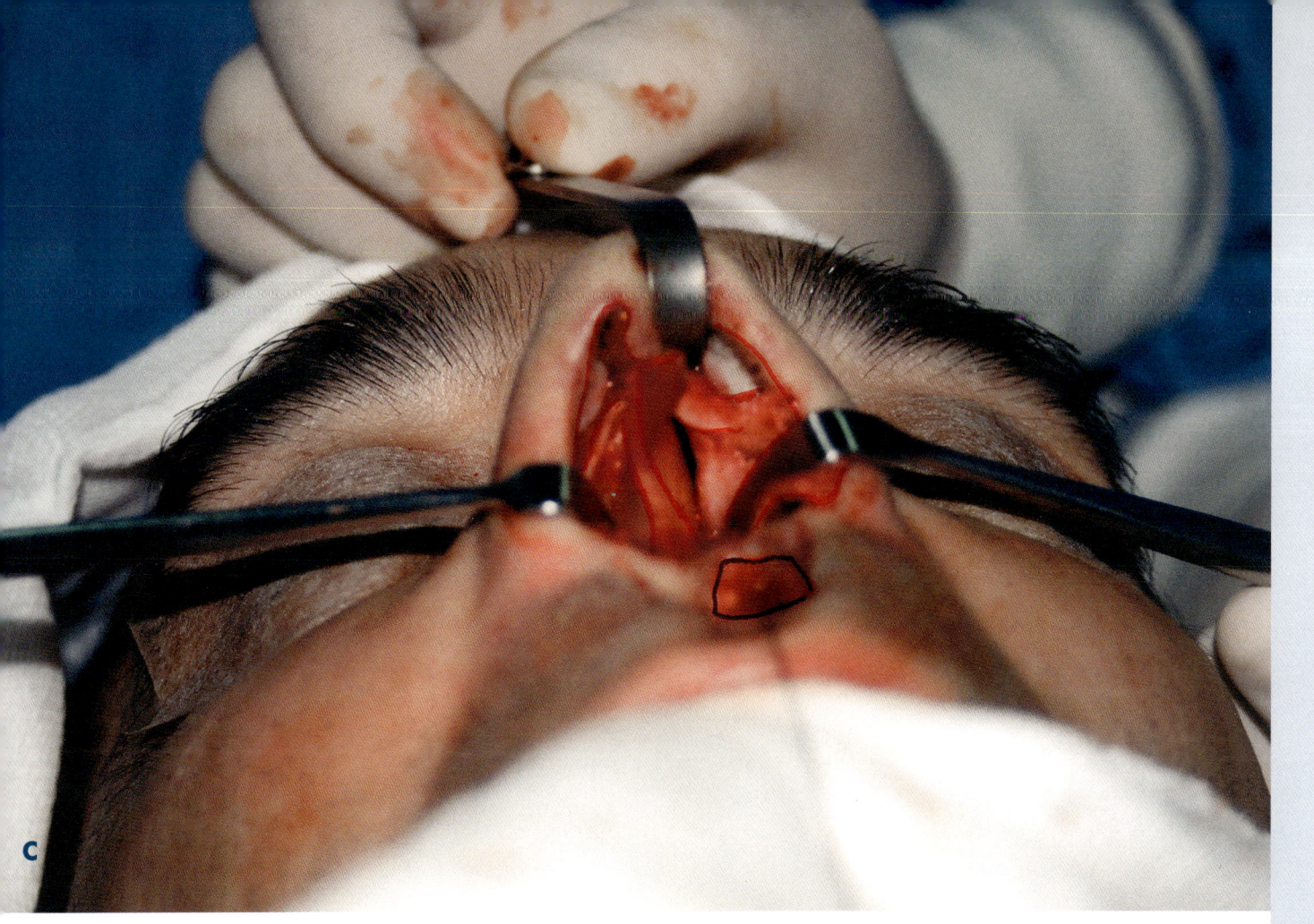

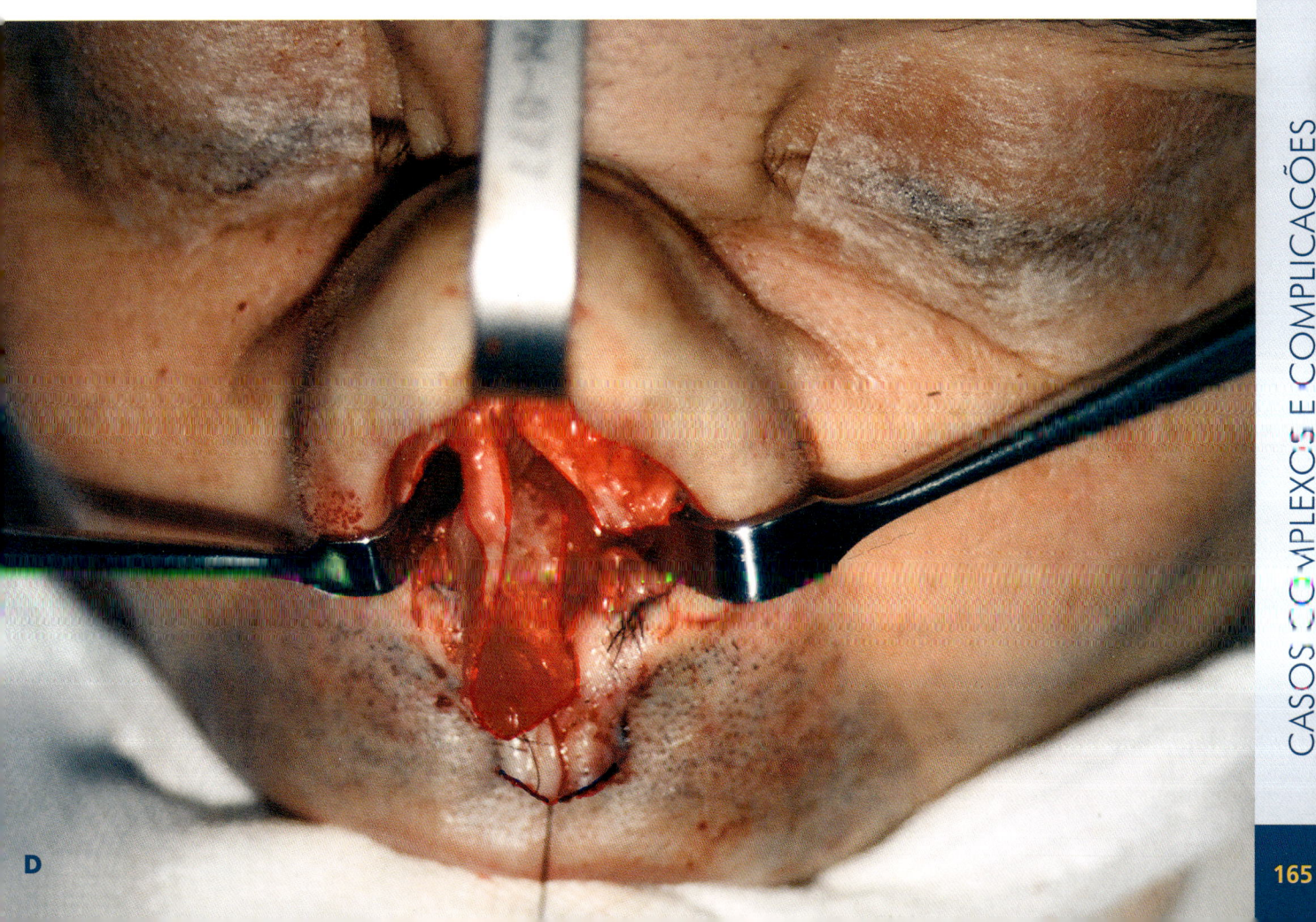

CASOS COMPLEXOS E COMPLICAÇÕES

ACENTUADO DESVIO DE SEPTO

Fig. 9-1E e **F** Amplo campo propiciado pelo acesso transcolumelar.
Peça retirada composta pelos elementos: cartilagem–osso do septo.

E

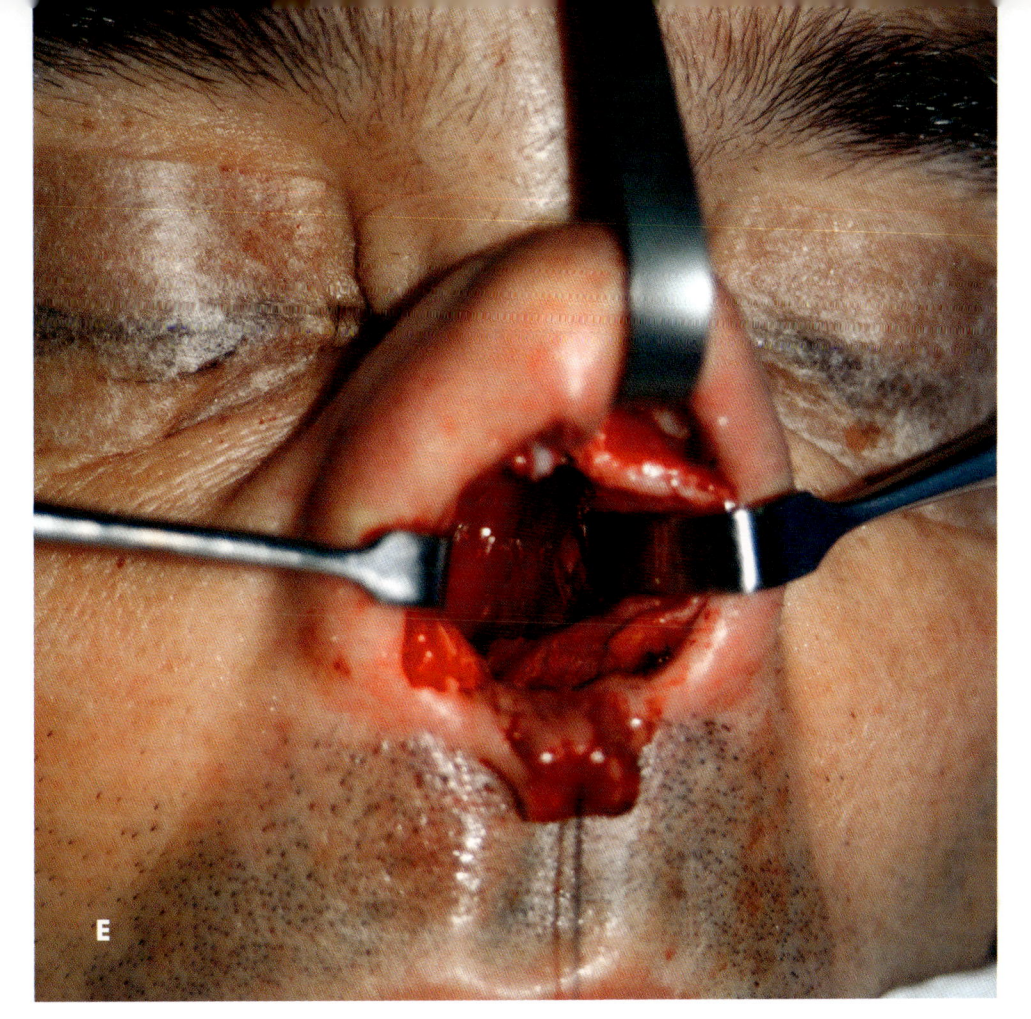

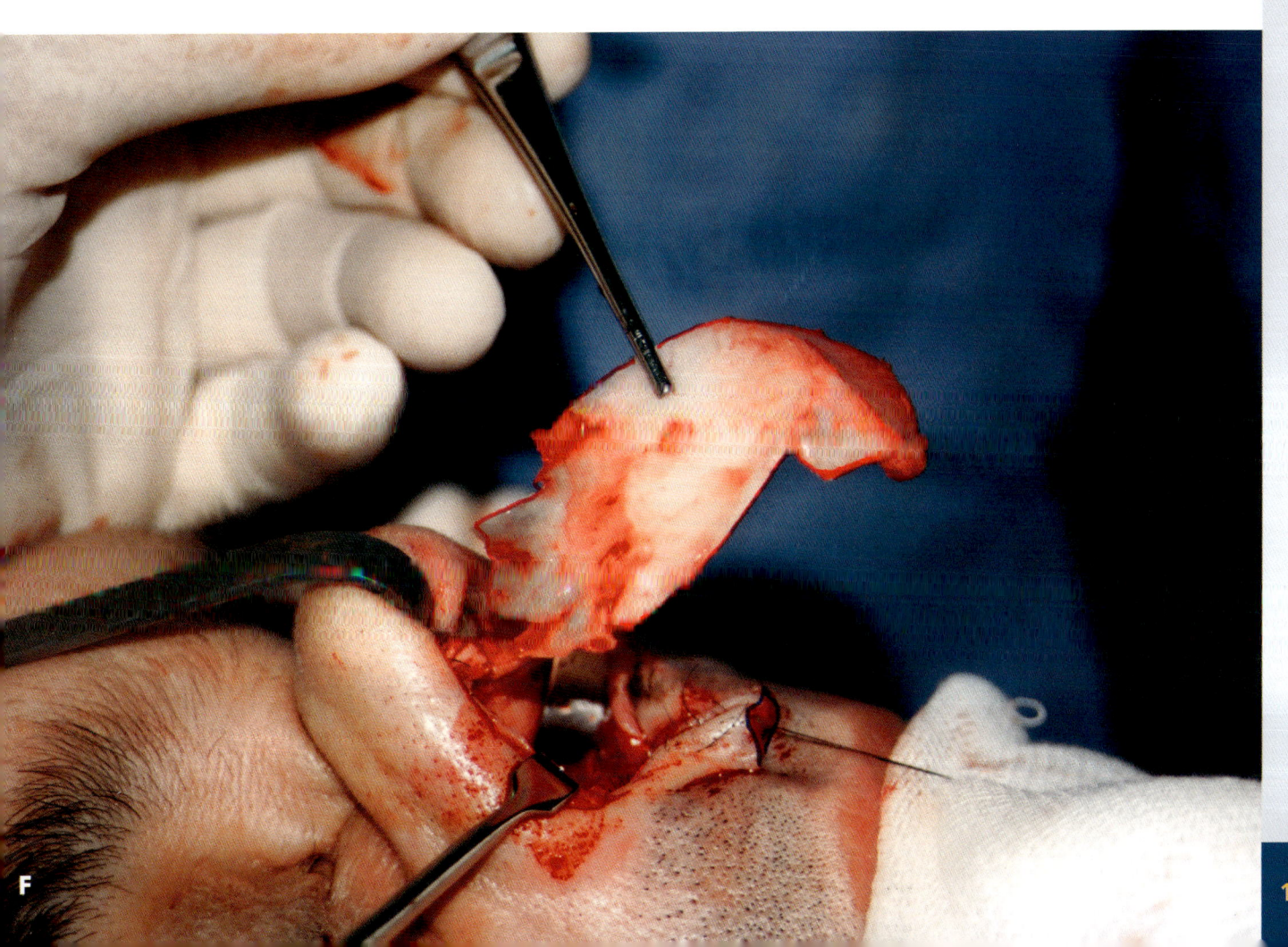

F

ACENTUADO DESVIO DE SEPTO

Fig. 9-1G e **H** Visualização do espaço criado após a ressecção do septo. Demonstração da perda de suporte do dorso. Acesso transcolumelar e cicatriz resultante.

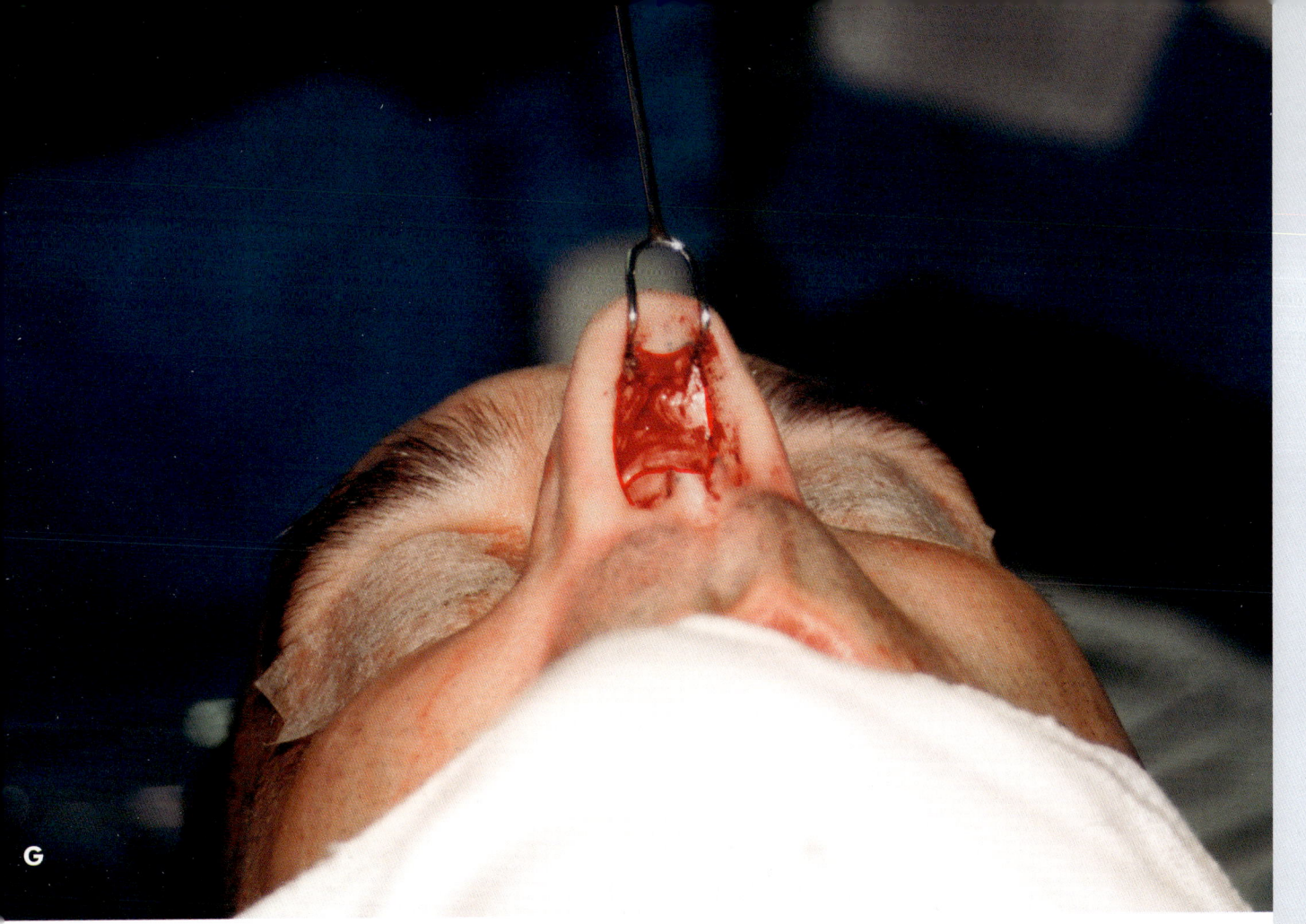

G

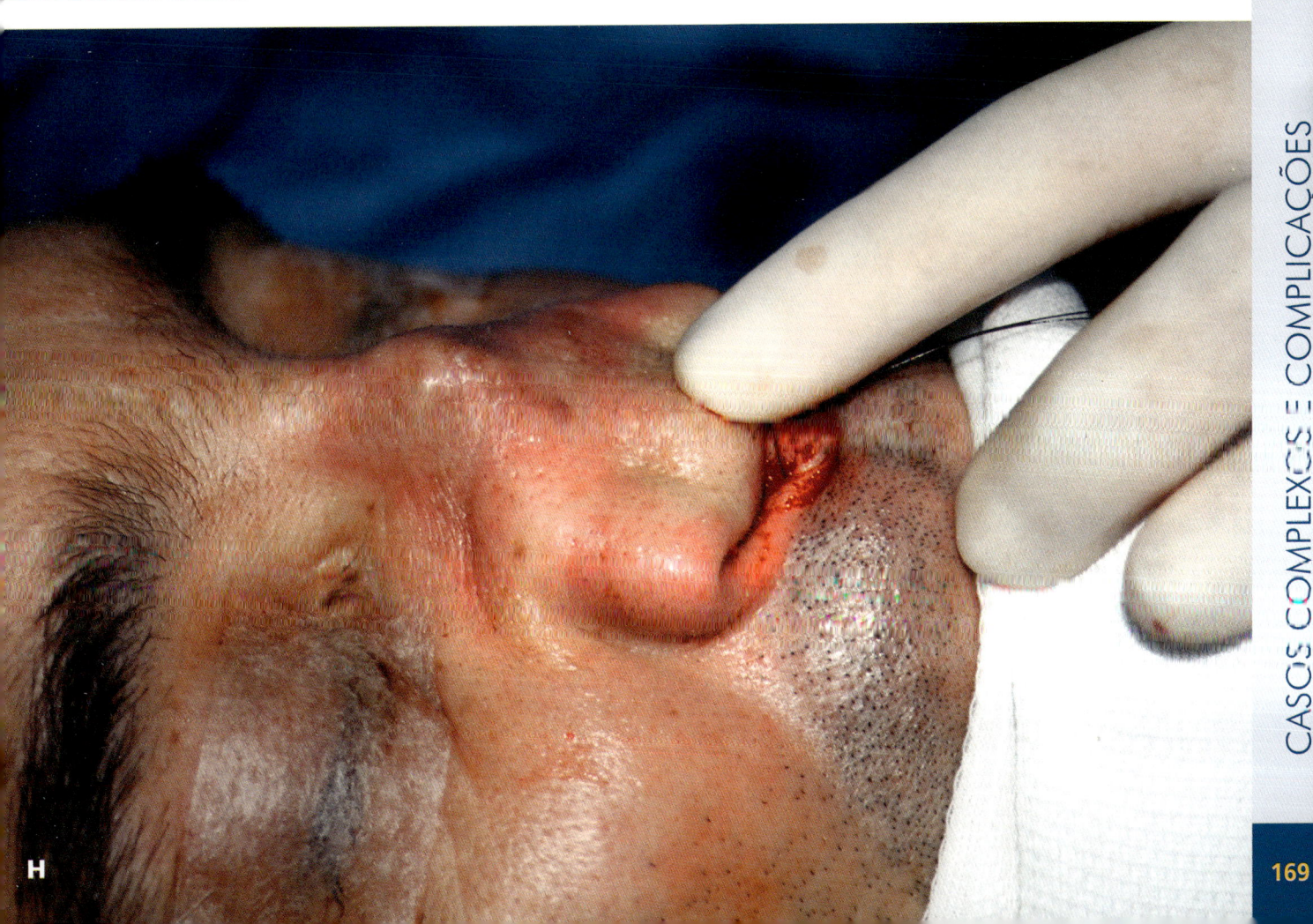

H

CASOS COMPLEXOS E COMPLICAÇÕES

169

ACENTUADO DESVIO DE SEPTO

Fig. 9-1I e **J** Linha interrompida indicando o acentuado desvio do septo.
Tamanho e localização do enxerto de calota.

I

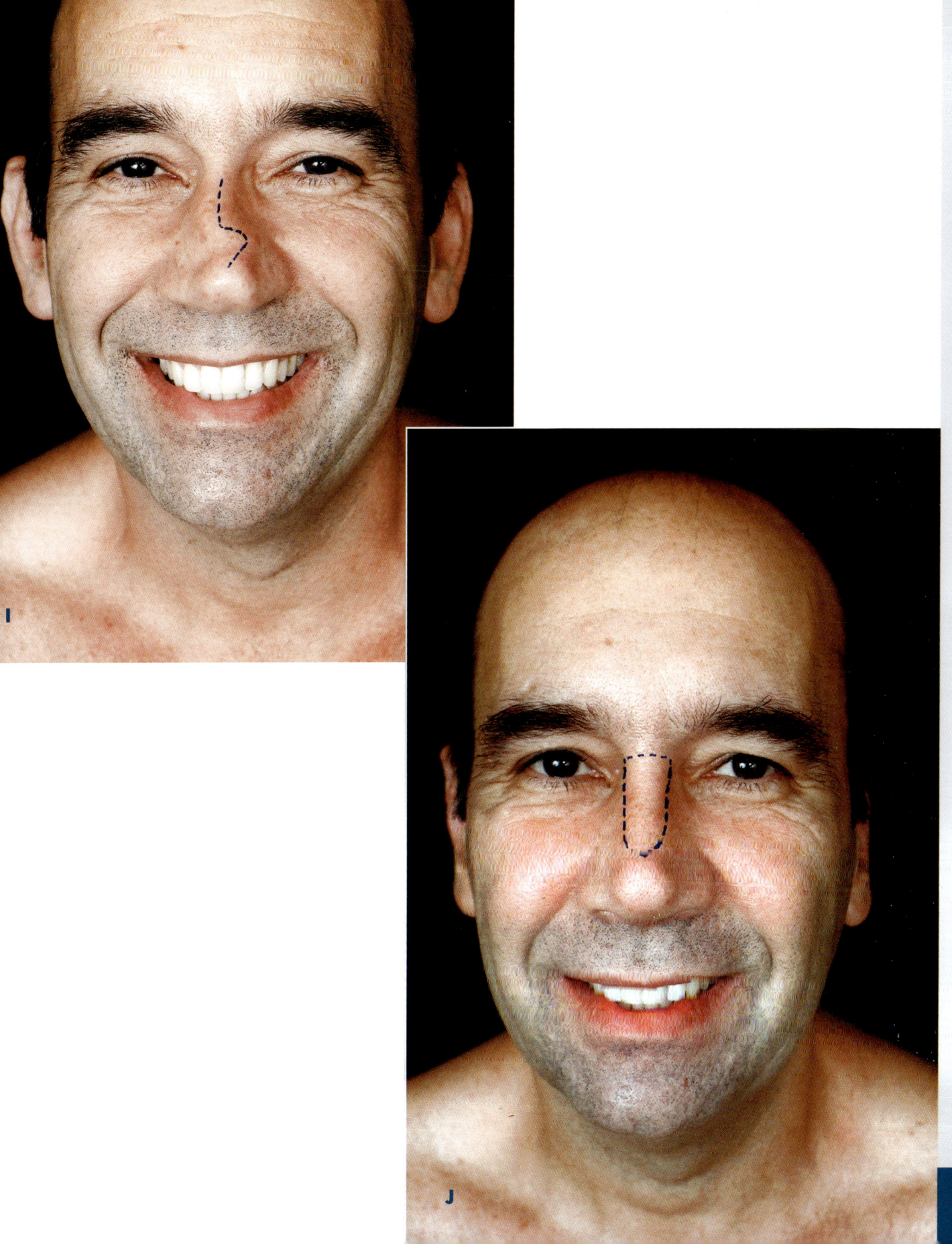

J

171

ACENTUADO DESVIO DE SEPTO

Fig. 9-1K e **L** Antes e após o enxerto ósseo de calota craniana. Recurso extraordinário e de fácil execução para corrigir a magnitude do problema.

K

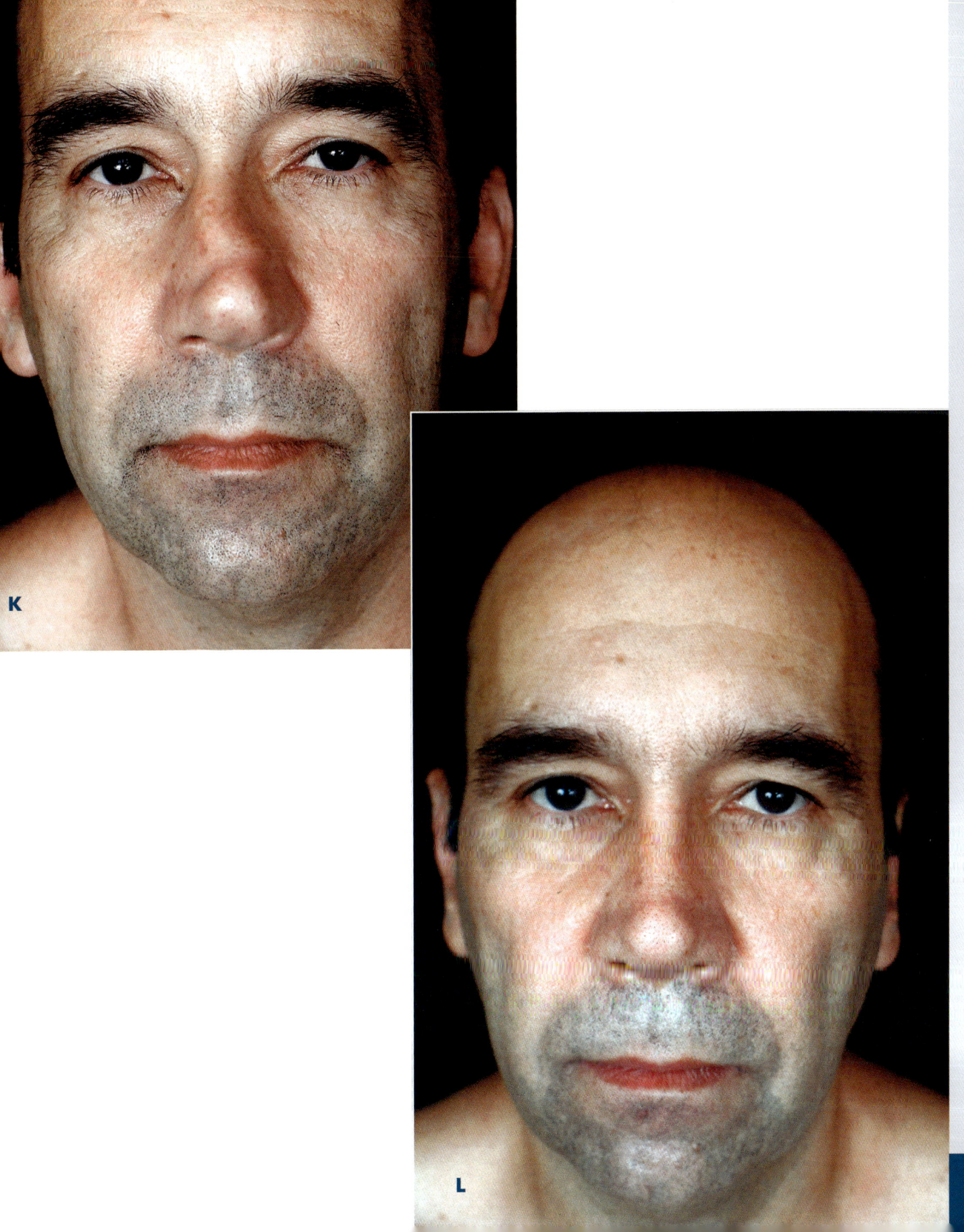

L

CASOS COMPLEXOS E COMPLICAÇÕES

NARIZ CURTO PÓS-CIRURGIA

Problema de difícil solução.
Na dependência de:
- Forro endonasal
- Disponibilidade de doação dos enxertos necessários

Fig. 9-2A e **B**
(**A**) Paciente 3 meses após rinoplastia (*Elsewhere*).
(**B**) Fotos cedidas pela paciente na situação antes da cirurgia.

A

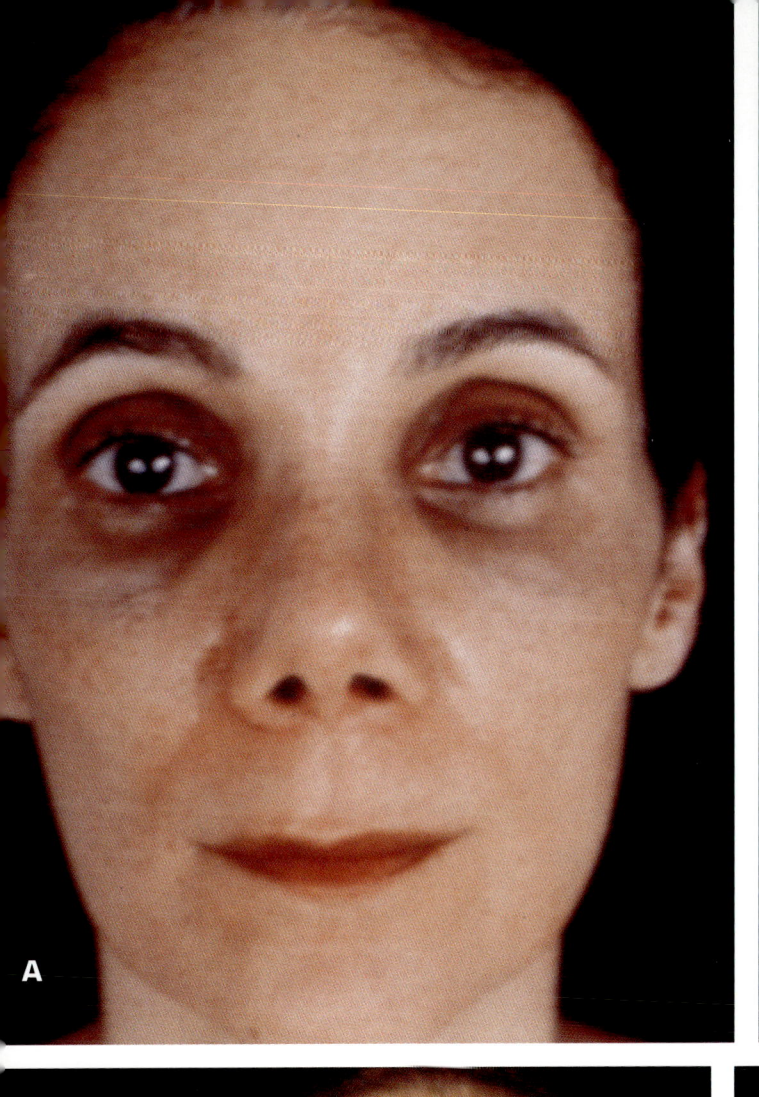

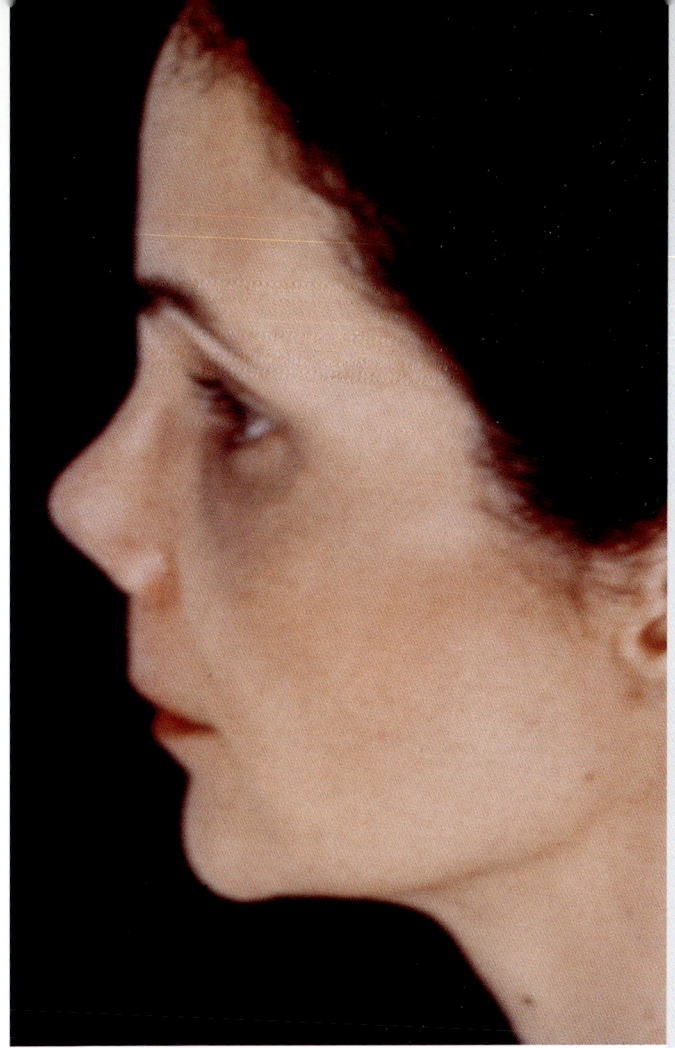

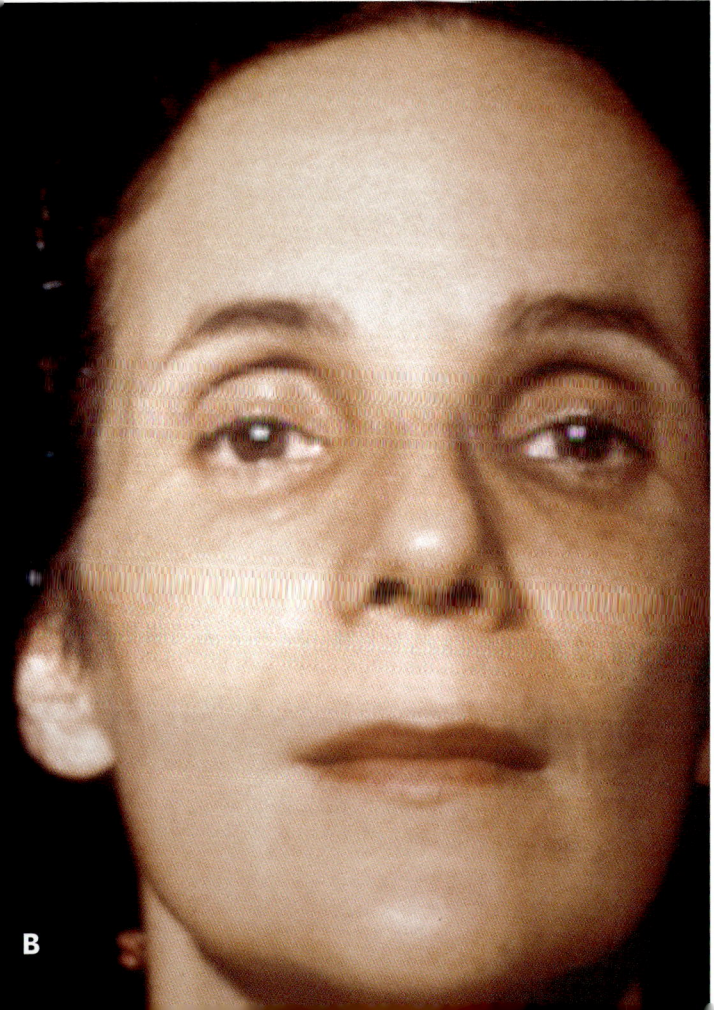

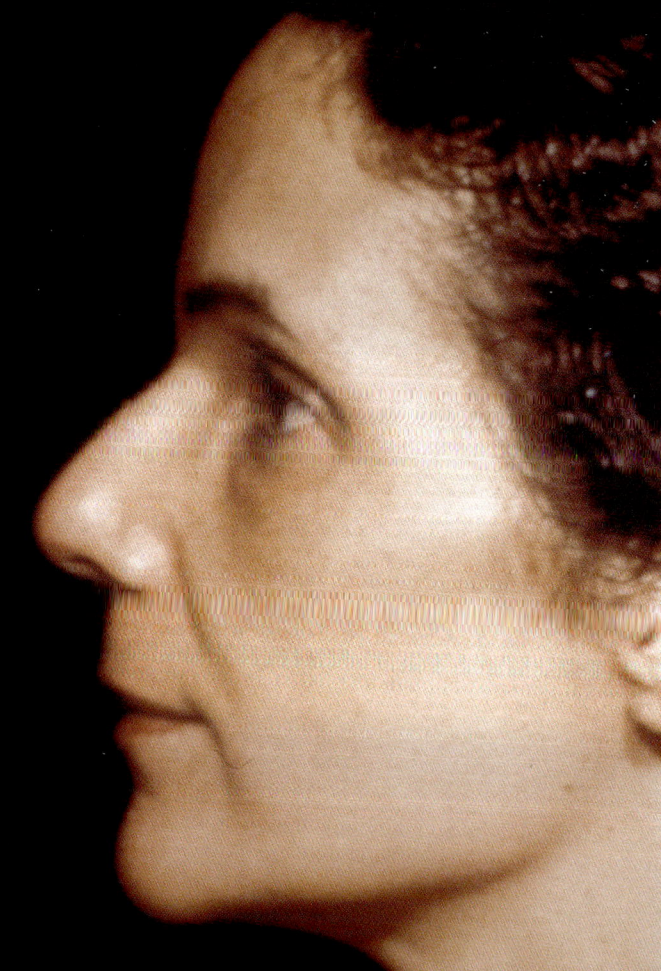

B

CASOS COMPLEXOS E COMPLICAÇÕES

NARIZ CURTO PÓS-CIRURGIA

Figs. 9-3 e **9-4** Acesso transcolumelar, permitindo ampla visualização de toda a anatomia envolvida no processo.

Fig. 9-3

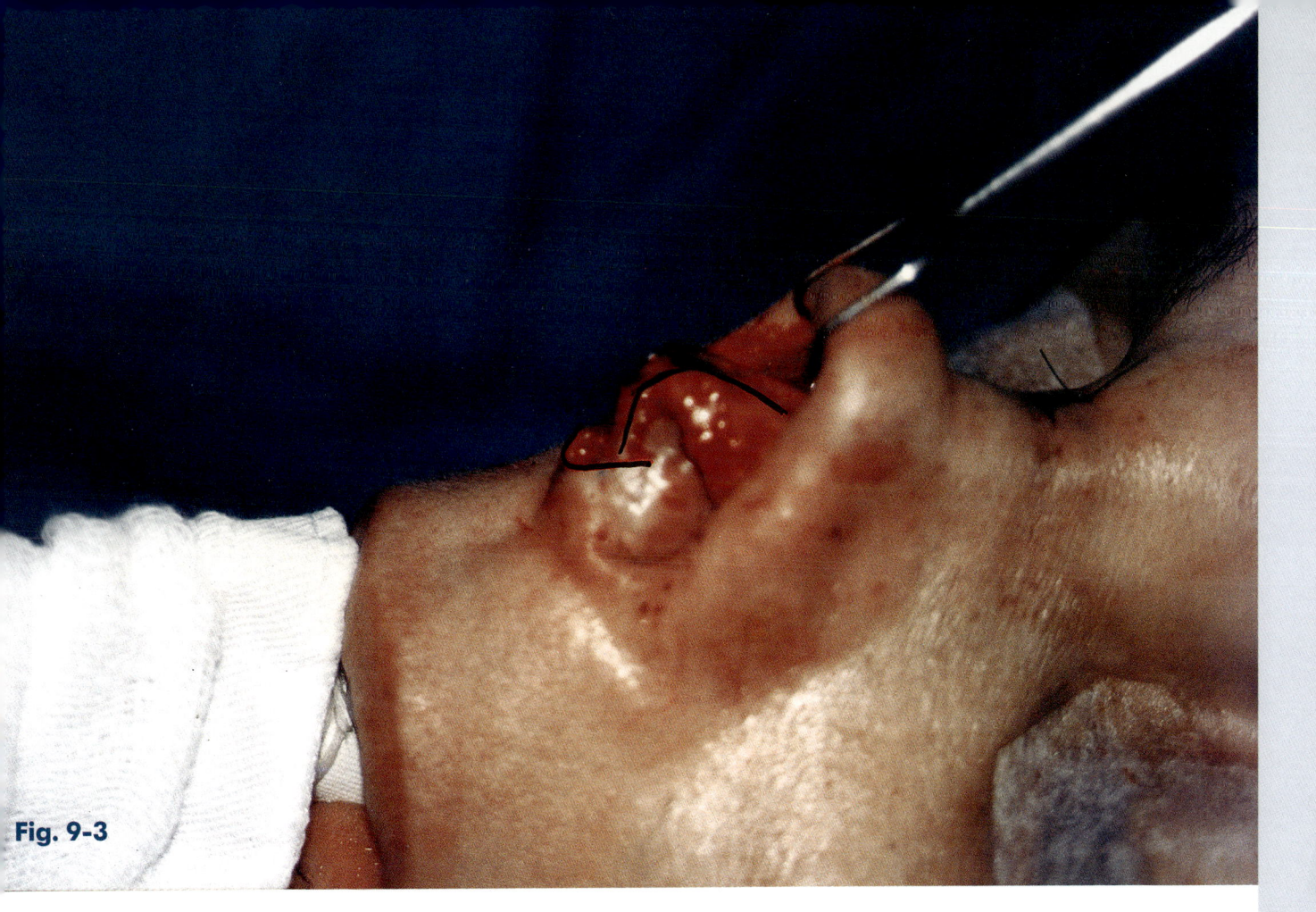

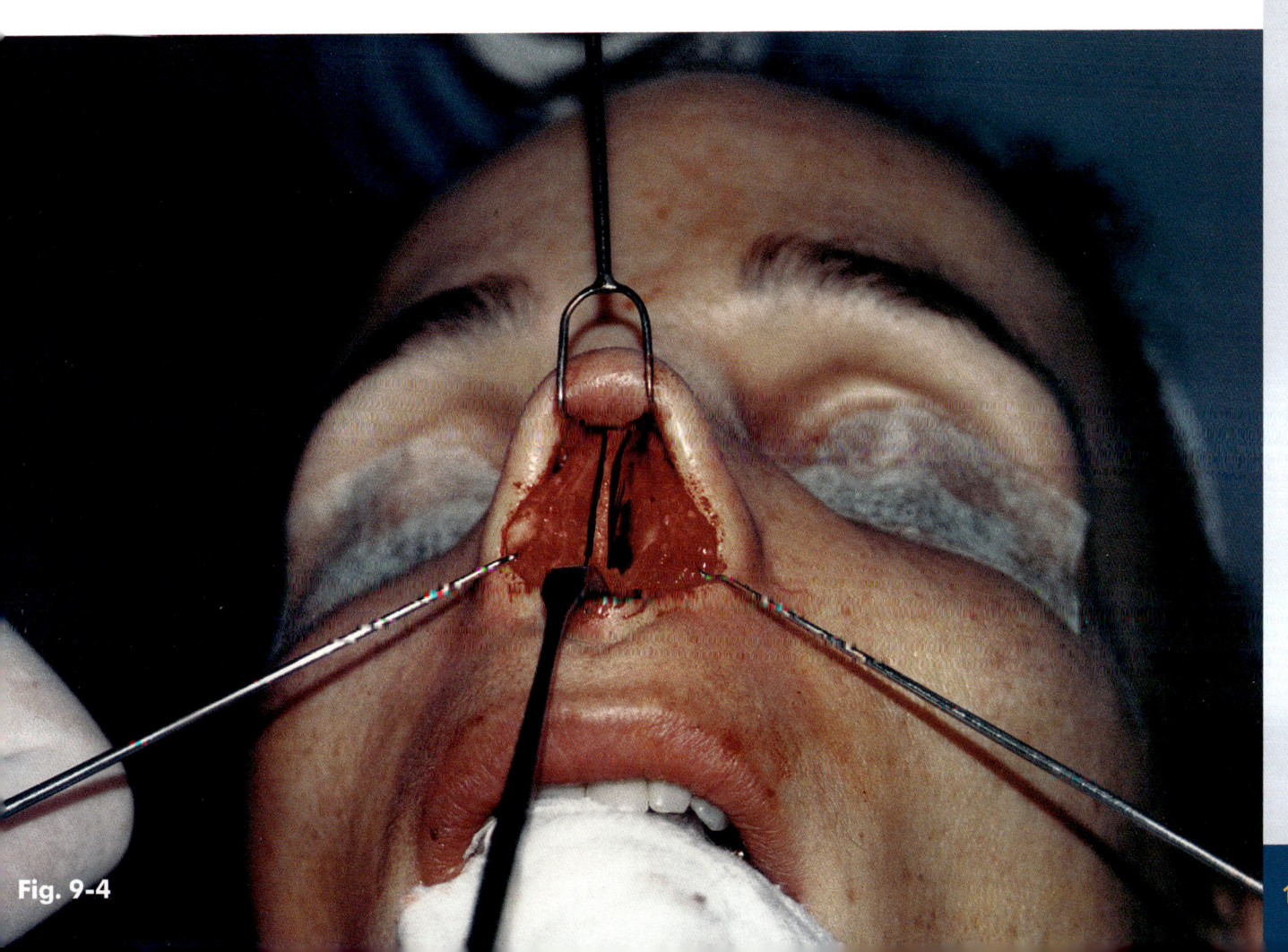

Fig. 9-4

CASOS COMPLEXOS E COMPLICAÇÕES

177

NARIZ CURTO PÓS-CIRURGIA

Figs. 9-5 e **9-6** O acesso transcolumelar possibilitou generosa visualização do septo. Liberação completa dos 2 folhetos de mucosa septal.
Felizmente, a despeito do encurtamento, sobrou cartilagem quadrangular indene.

Fig. 9-5

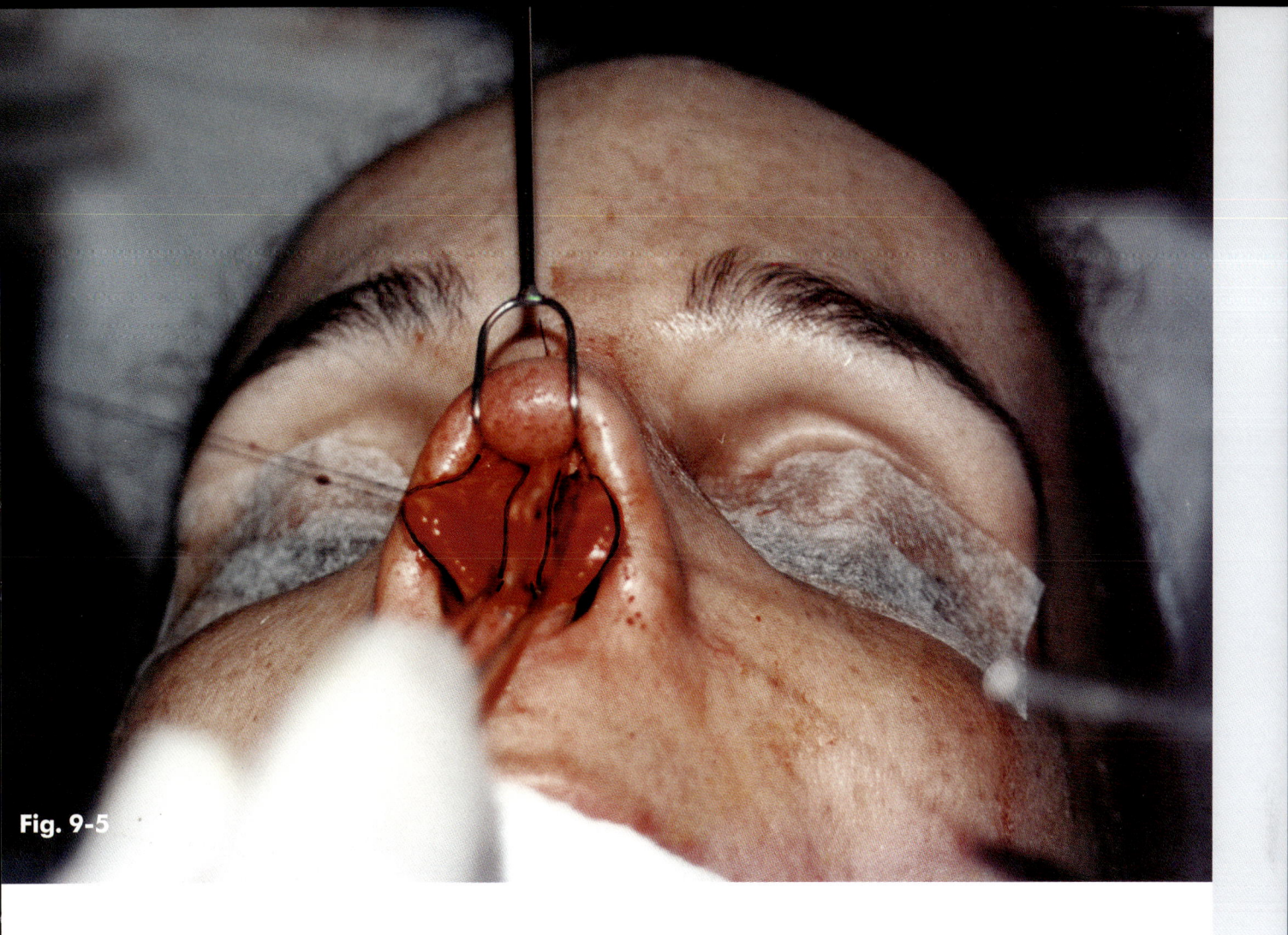

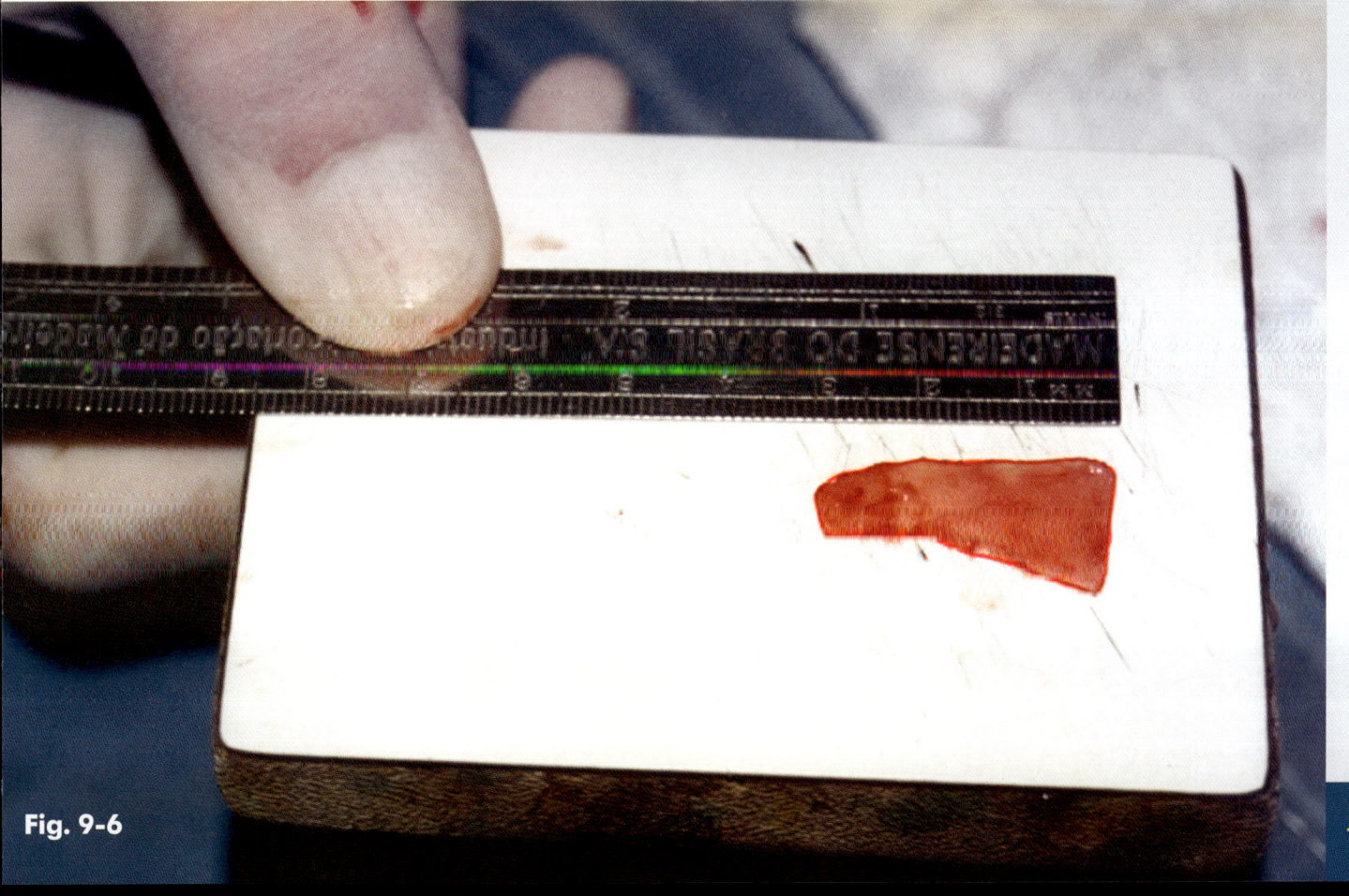

Fig. 9-6

NARIZ CURTO PÓS-CIRURGIA

Figs. 9-7 e **9-8** Retirada de uma peça meio trapezoidal, formato idealizado para alongar o nariz.
Introdução do enxerto.
Observar a importância da parte mais larga voltada para frente.

Fig. 9-7

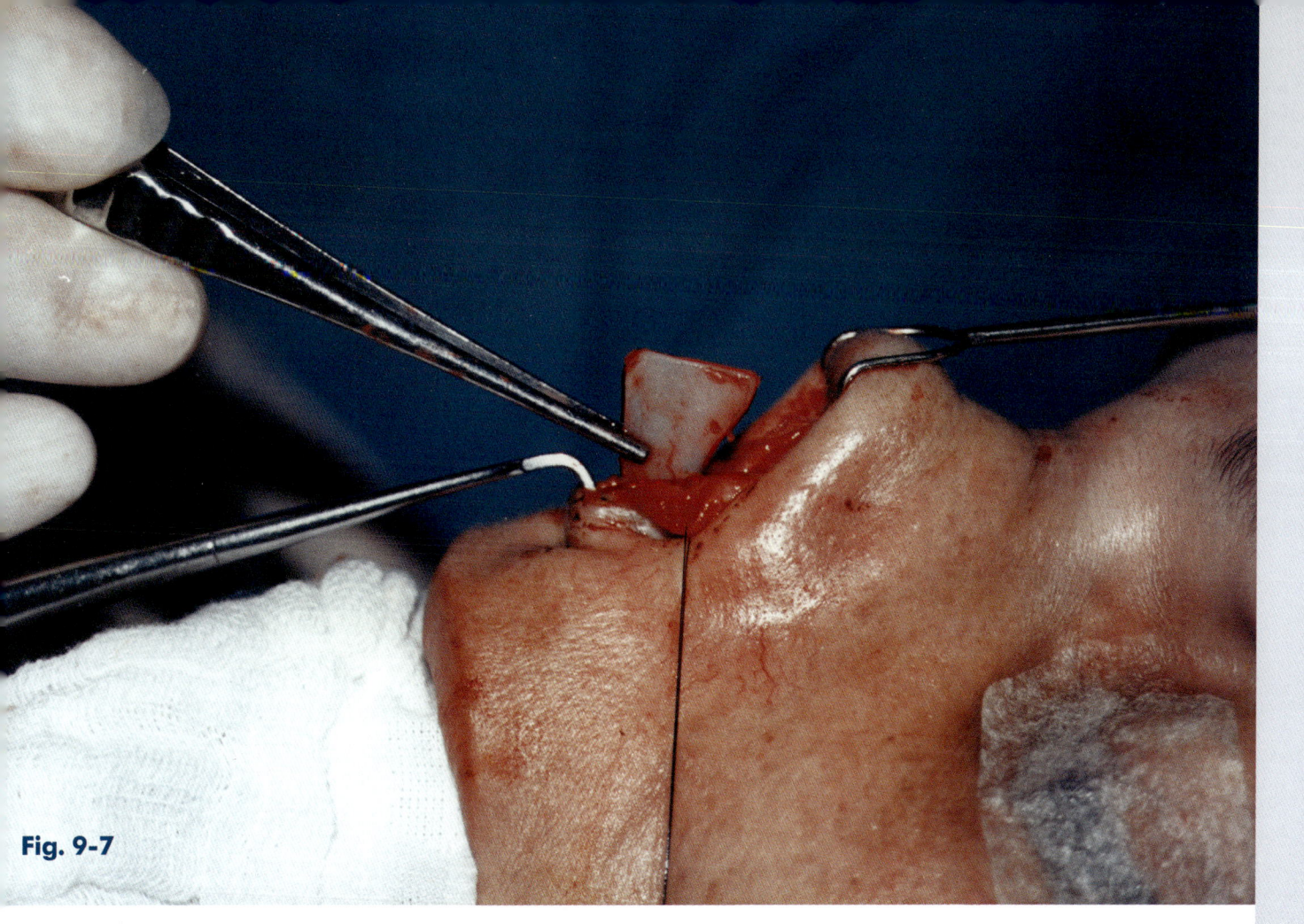

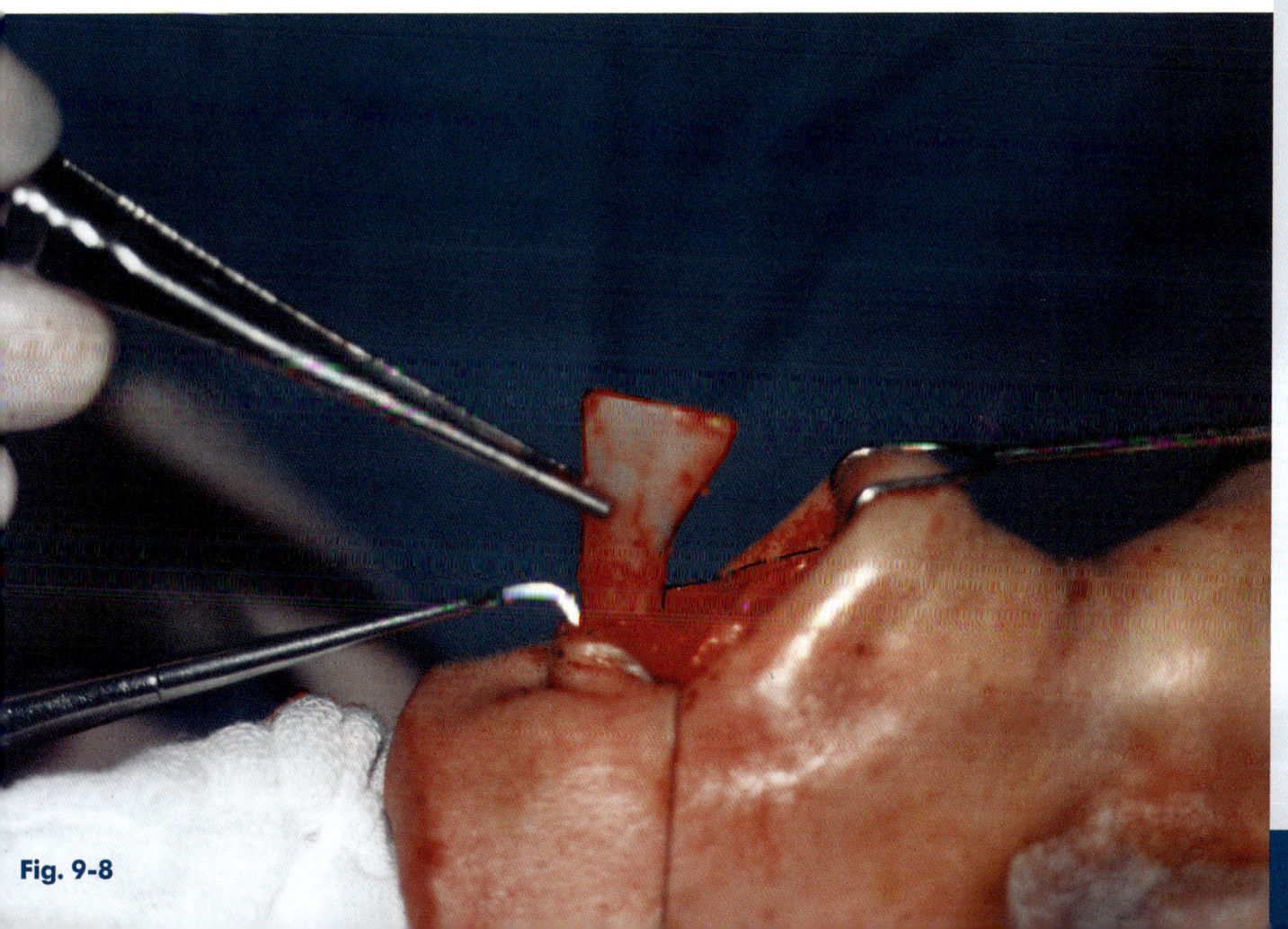

Fig. 9-8

NARIZ CURTO PÓS-CIRURGIA

Fig. 9-9A a **C** Peça de cartilagem quadrangular em seu lugar definitivo.
Simulação de enxerto de cartilagem auricular (em amarelo) para alongar o dorso.
Extremidade cranial acima da raiz do nariz com a mesma finalidade.
A associação dos enxertos atingiu o objetivo de recuperar o formato normal do nariz.

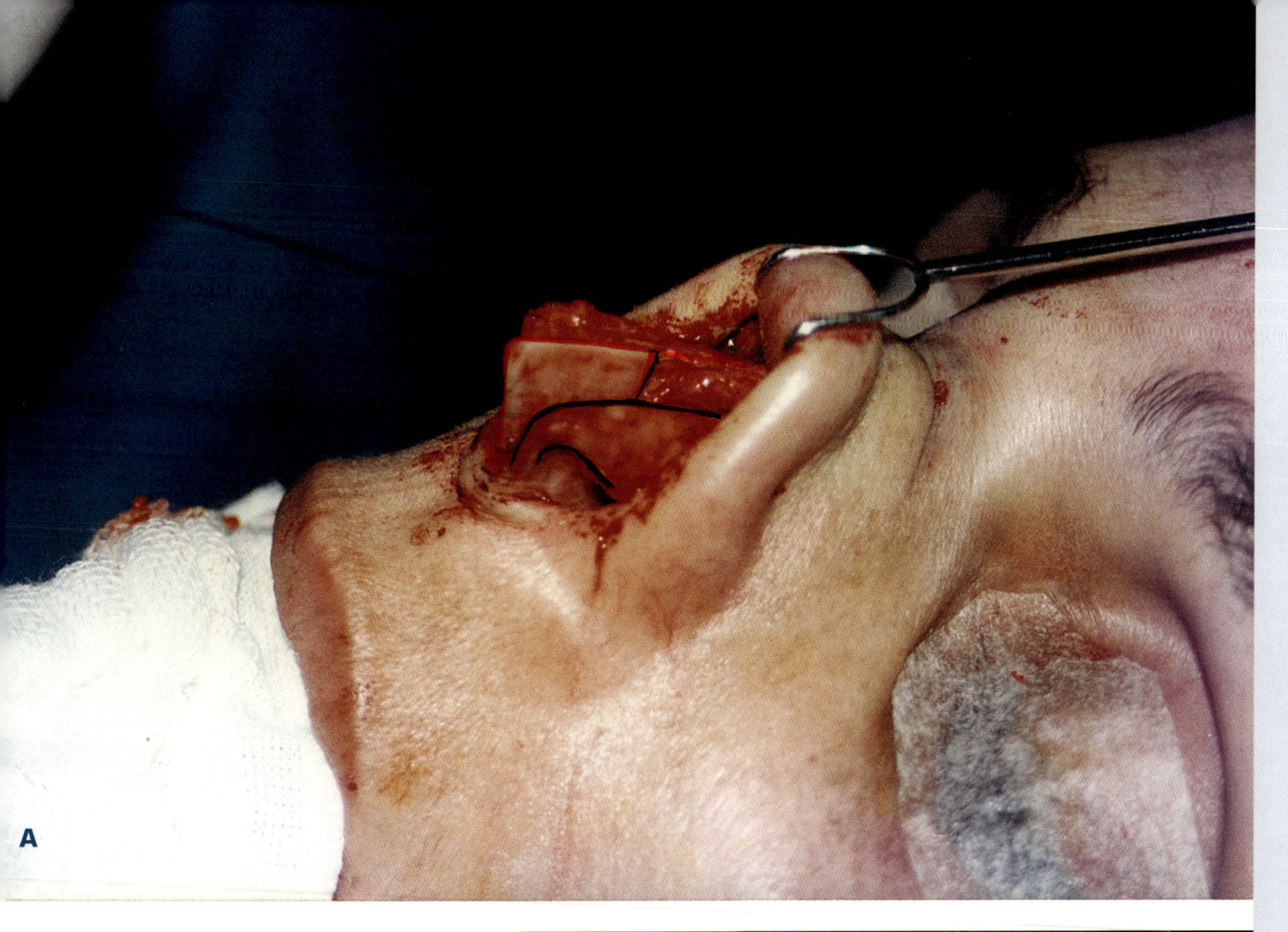

A

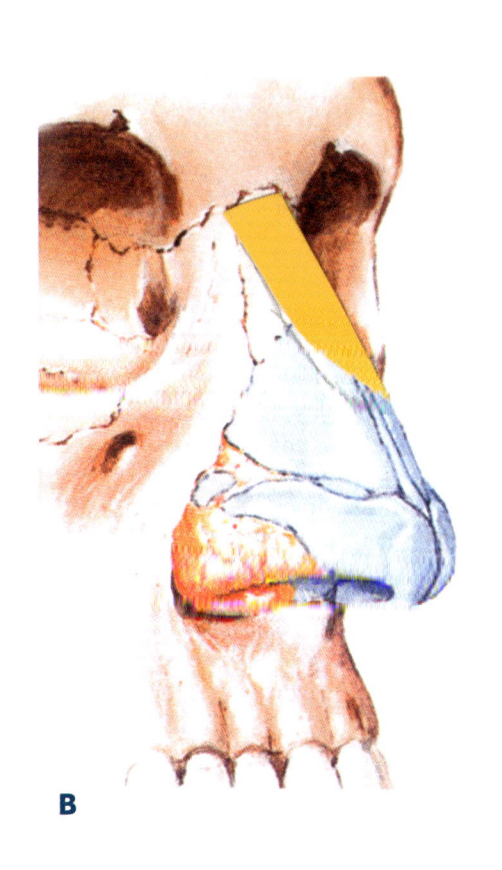

B

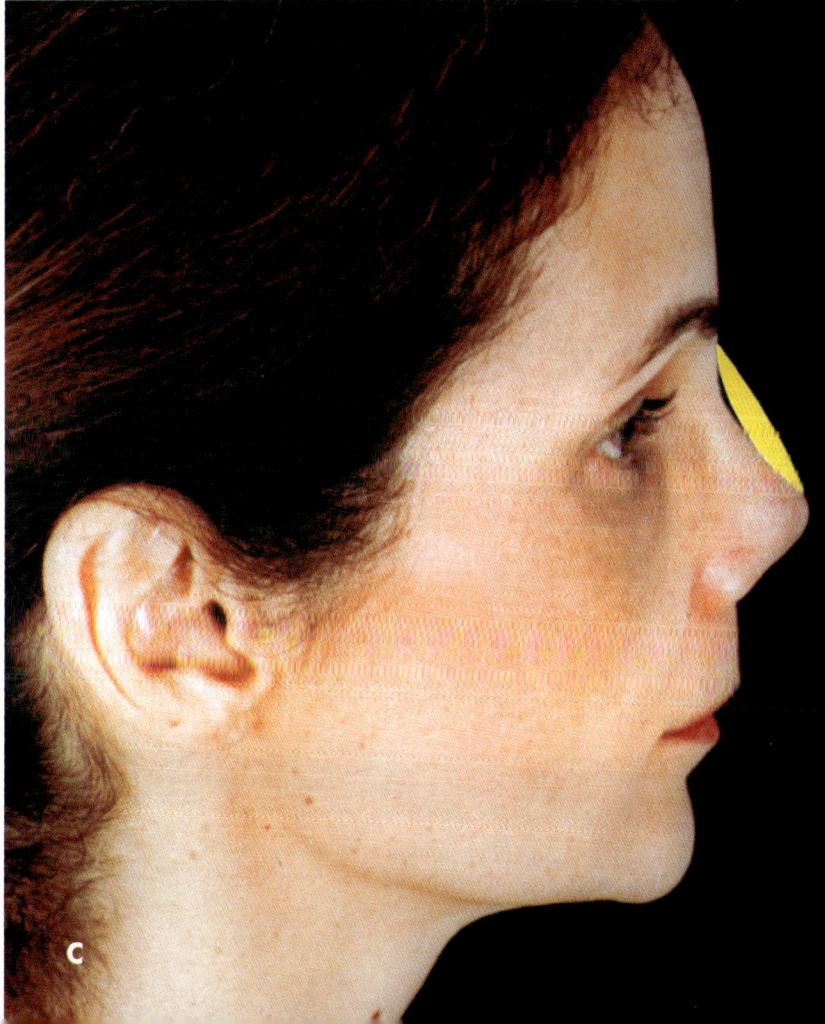

C

CASOS COMPLEXOS E COMPLICAÇÕES

183

NARIZ CURTO PÓS-CIRURGIA

Figs. 9-10 e **9-11** É um prazer observar a mudança de expressão da paciente manifestada entre o pré e o pós-operatório.

Fig. 9-10

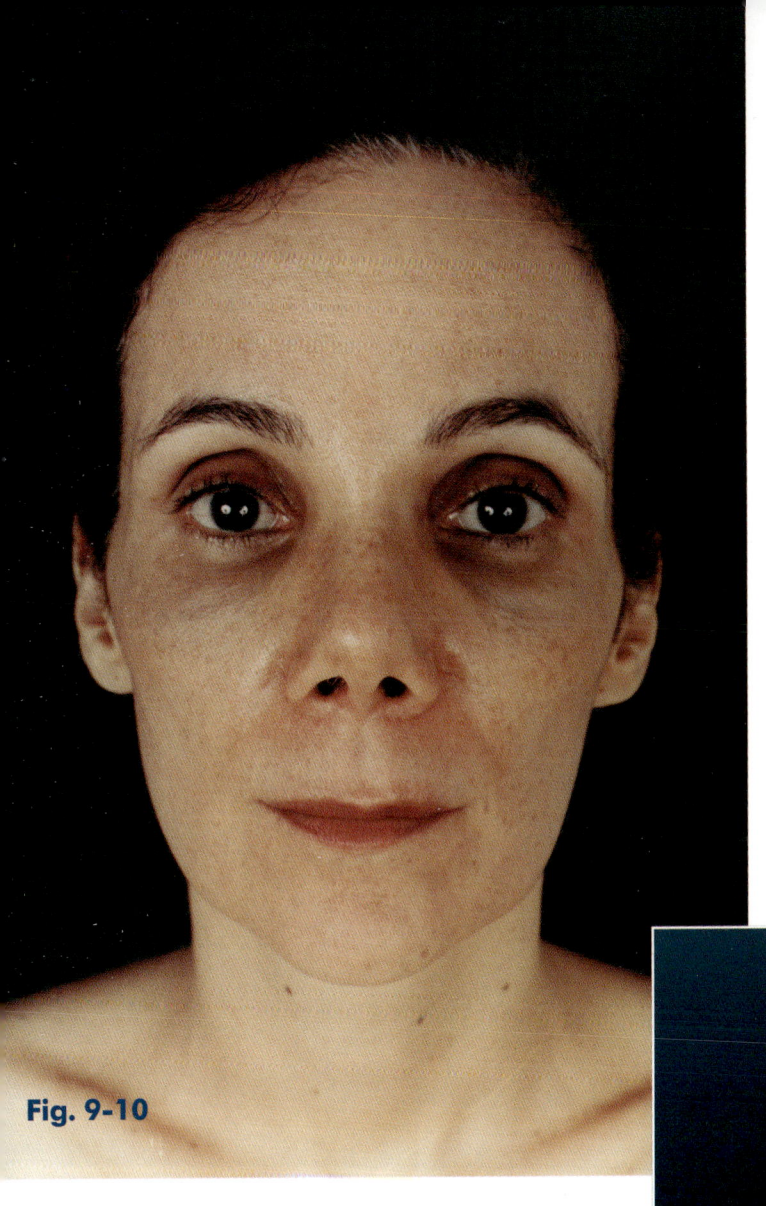

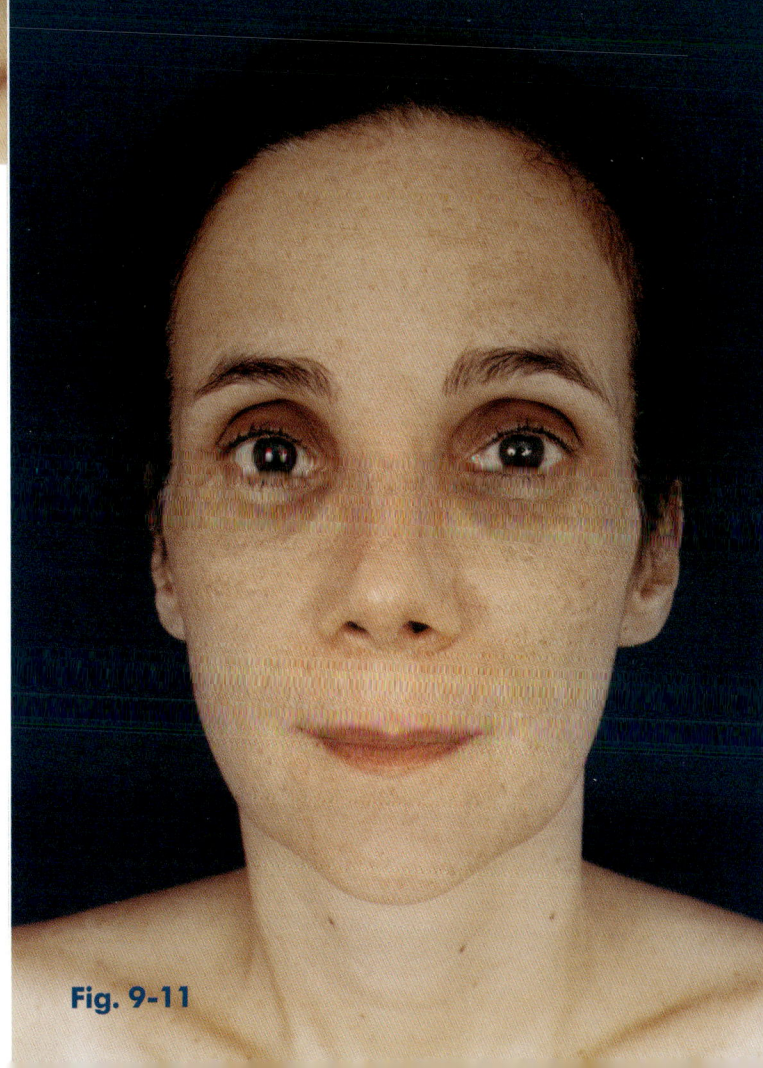

Fig. 9-11

CASOS COMPLEXOS E COMPLICAÇÕES

NARIZ CURTO PÓS-CIRURGIA

Figs. 9-12 e **9-13** O enxerto de cartilagem auricular para o dorso, discretamente saliente, aplicado acima da raiz do nariz foi da maior importância para o resultado obtido.

Fig. 9-12

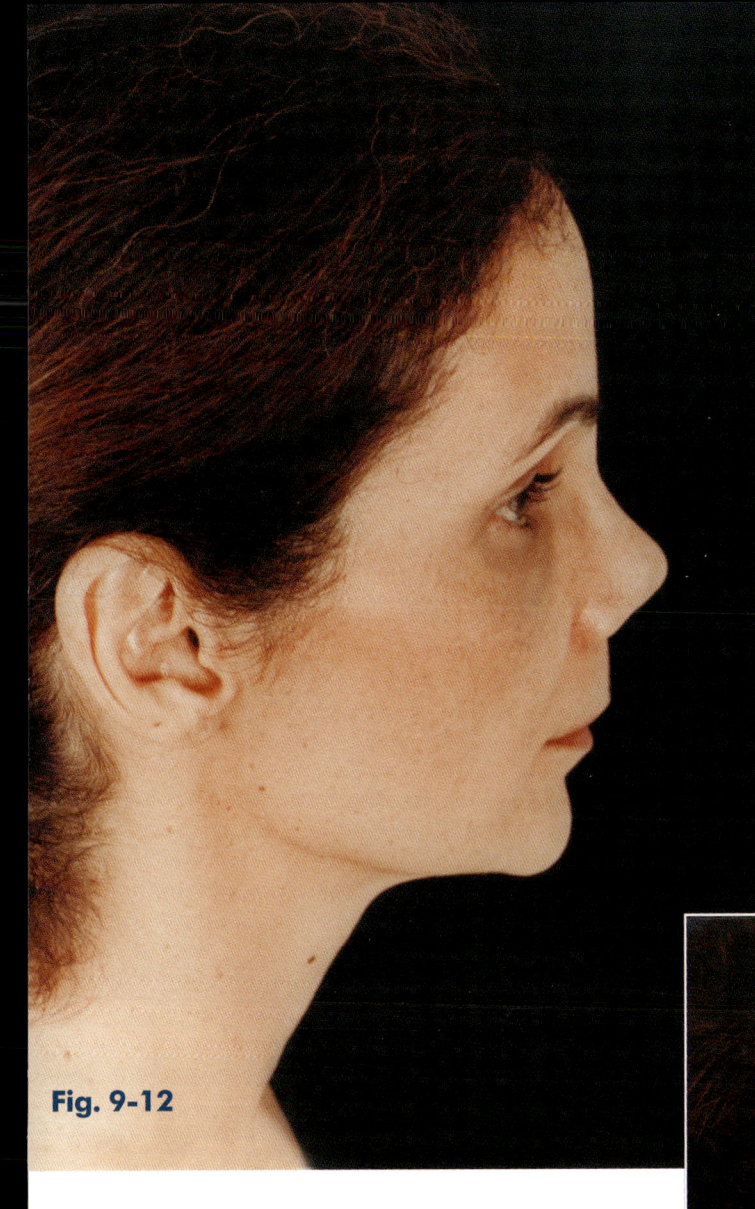

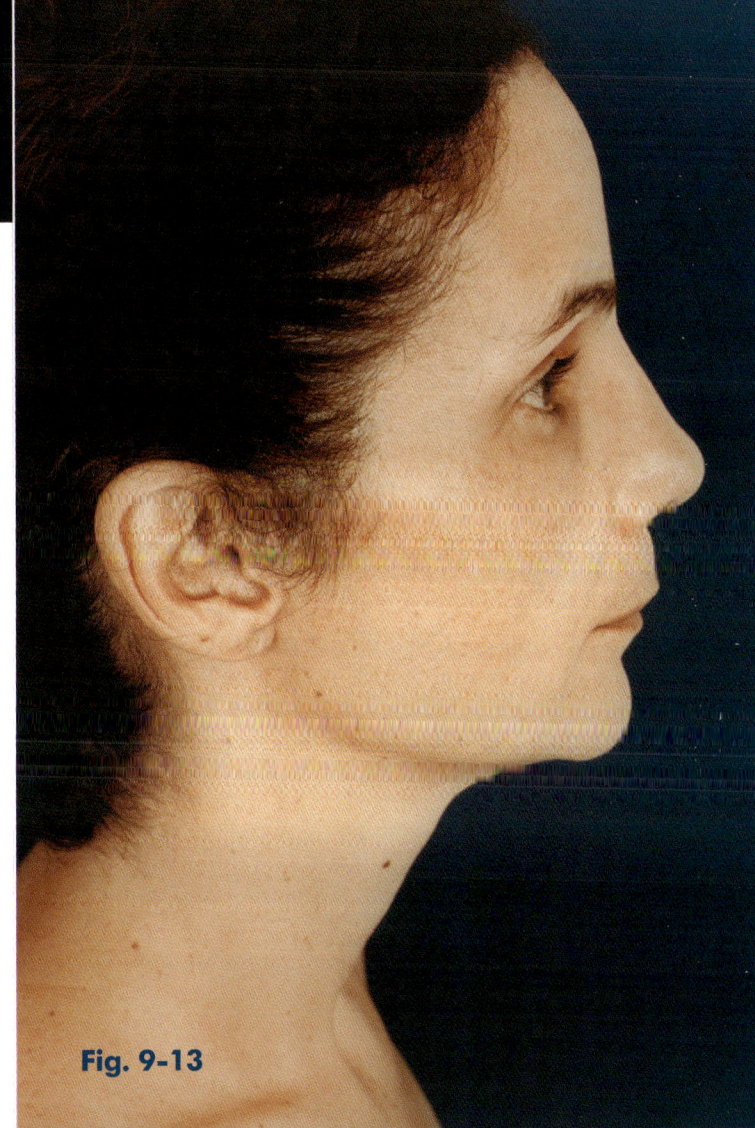

Fig. 9-13

CASOS COMPLEXOS E COMPLICAÇÕES

NECROSE APÓS INFILTRAÇÃO DE PMMA (POLIMETILMETACRILATO)

Figs. 9-14 a **9-16** Cicatrização por segunda intenção de ferida preexistente, consequência de infiltração com PMMA.
Retalho nasogeniano para reconstruir parte da asa.
Retoque da cicatriz do lábio superior 2 meses após intervenção.

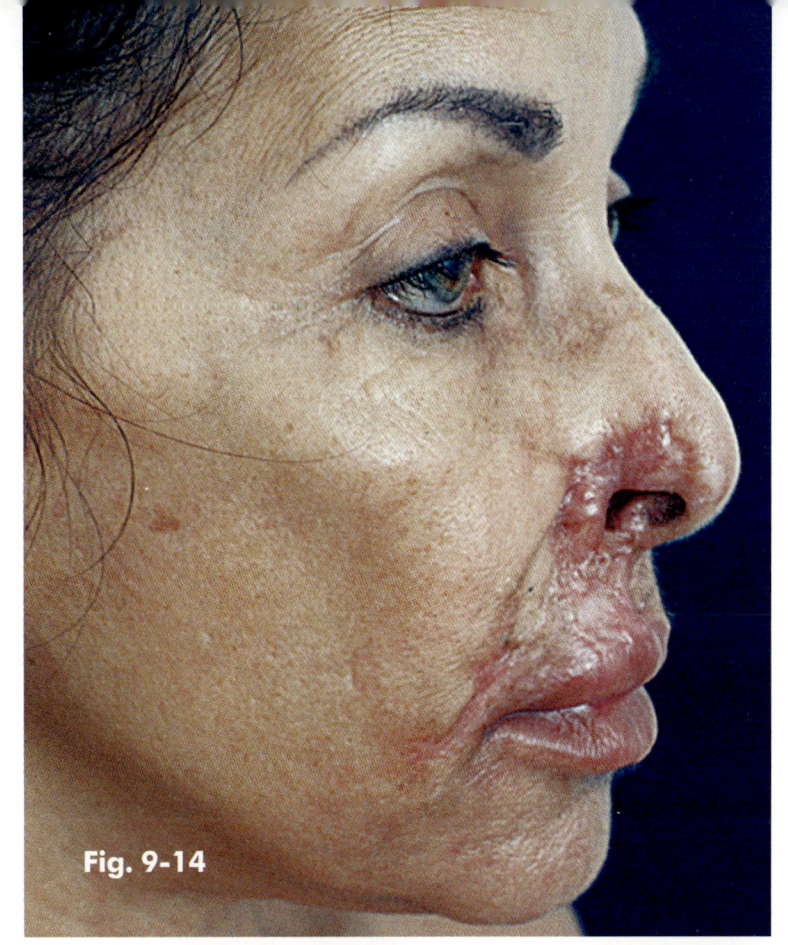

Fig. 9-14

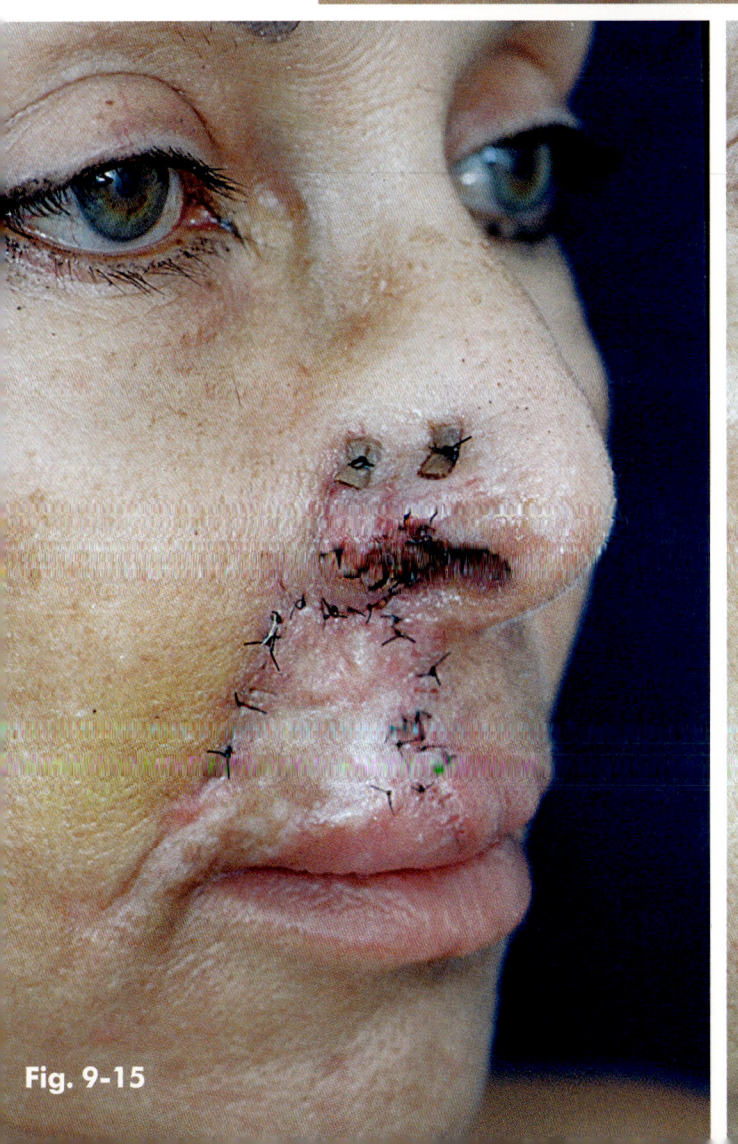

Fig. 9-15

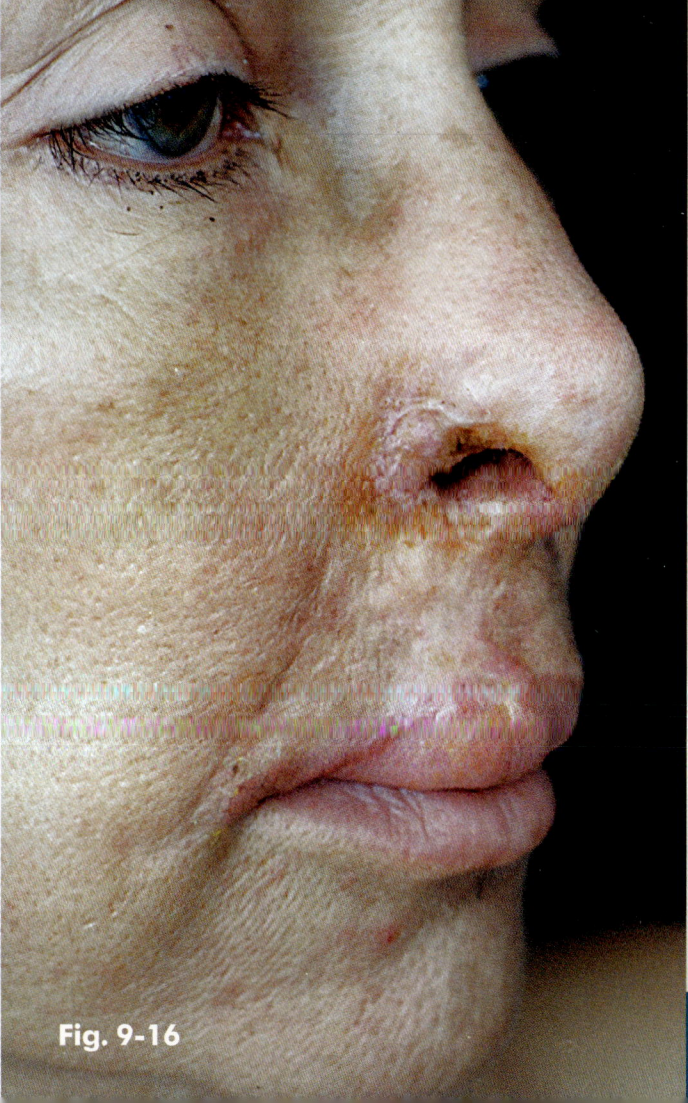

Fig. 9-16

CASOS COMPLEXOS E COMPLICAÇÕES

189

NECROSE APÓS INFILTRAÇÃO DE PMMA (POLIMETILMETACRILATO)

Figs. 9-17 e **9-18** Complementação do caso: Enxerto composto de orelha para reconstruir o contorno da base e margem alar.

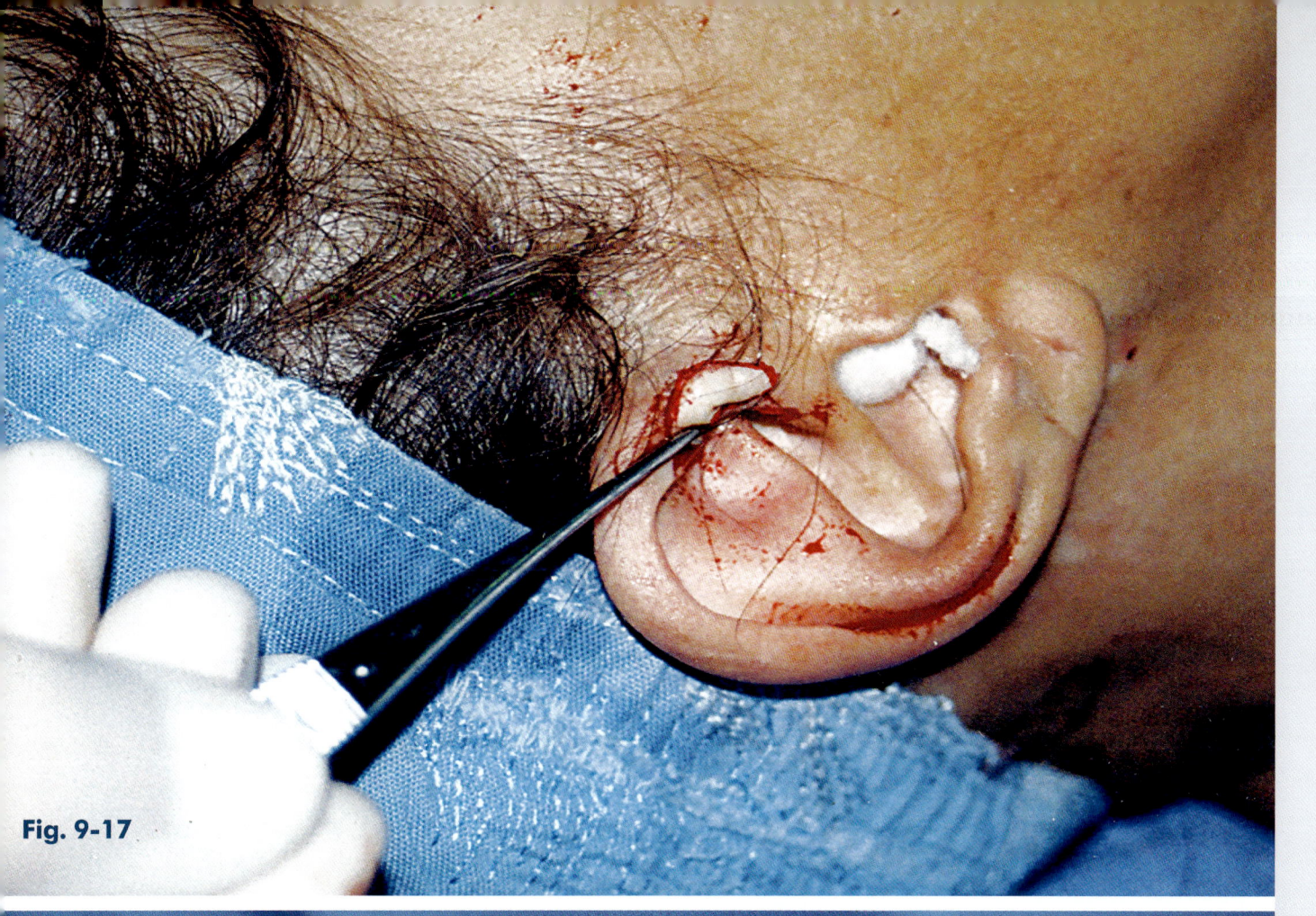

Fig. 9-17

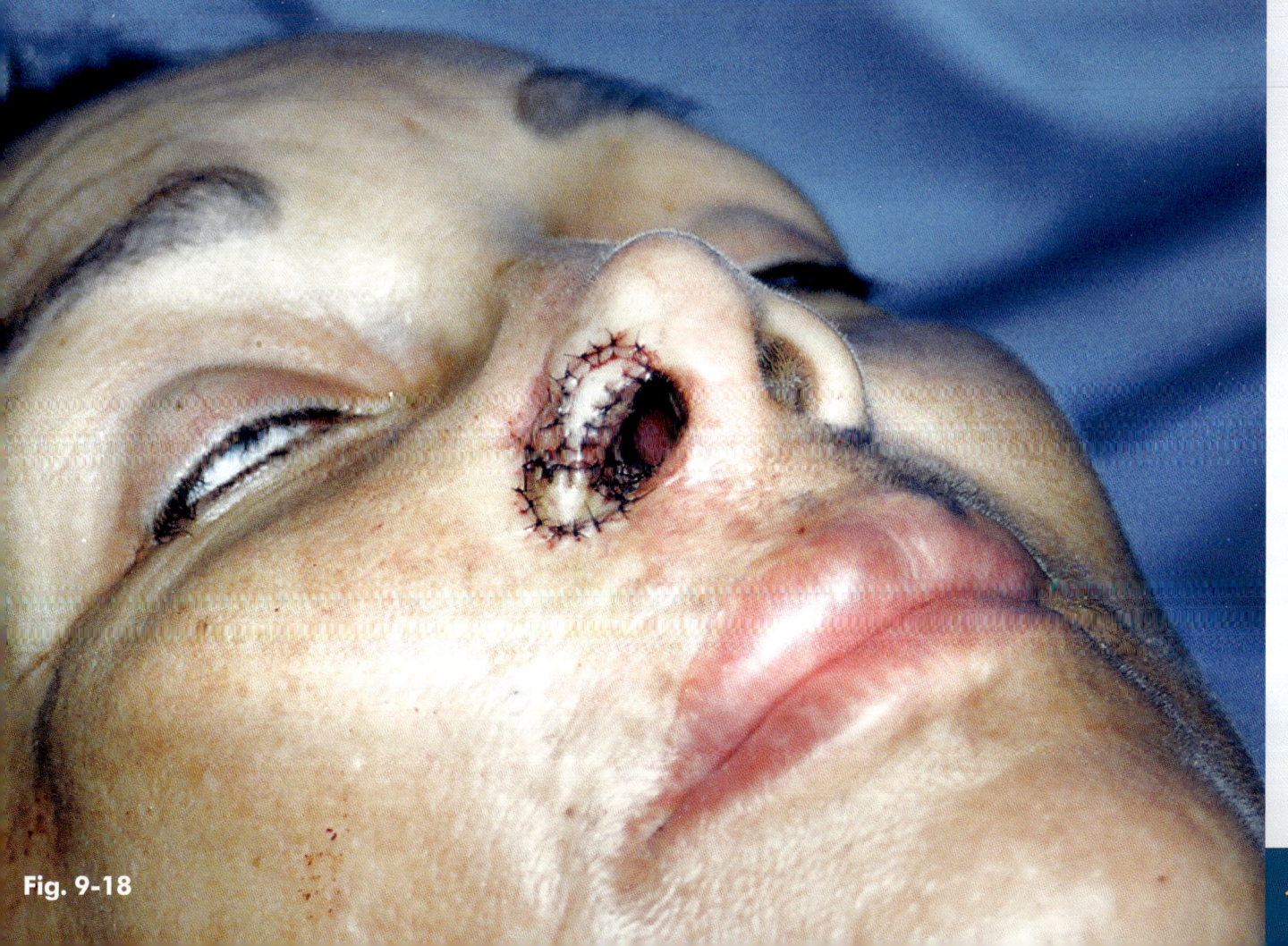

Fig. 9-18

191

CASOS COMPLEXOS E COMPLICAÇÕES

NECROSE APÓS INFILTRAÇÃO DE PMMA (POLIMETILMETACRILATO)

Figs. 9-19 e **9-20** Antes e após 3 intervenções. Limitação do resultado decorrente da gravidade do caso.

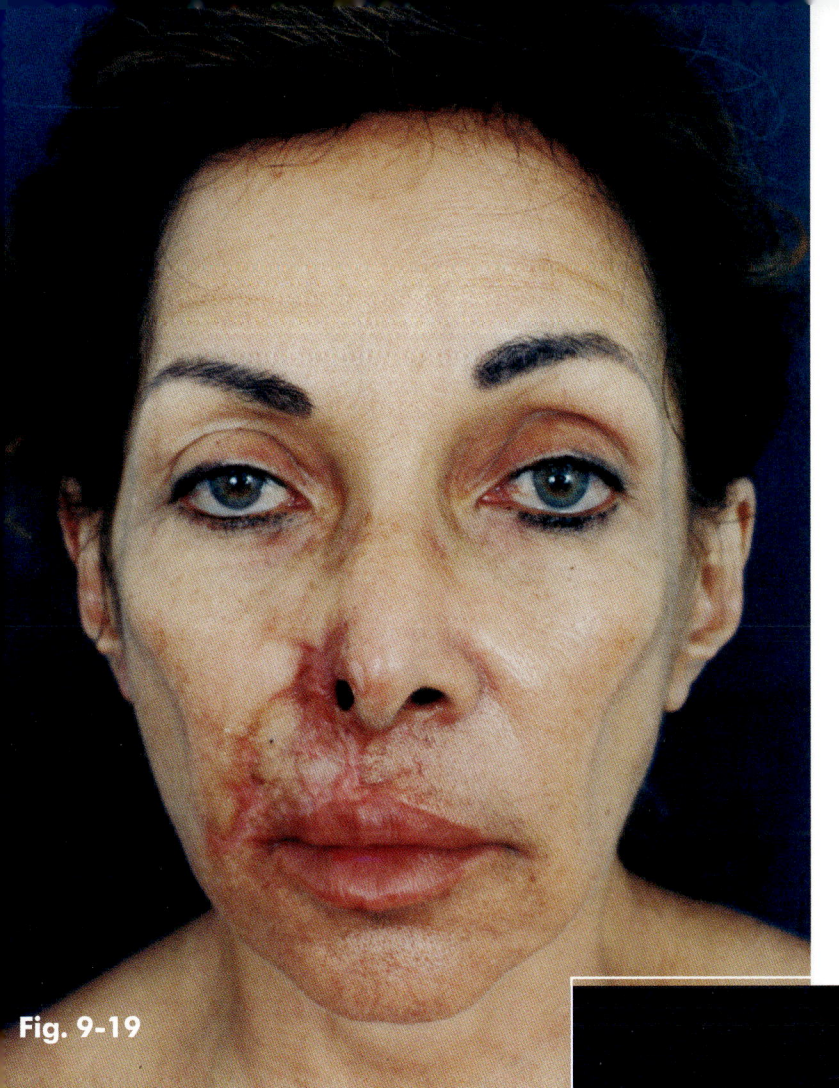

Fig. 9-19

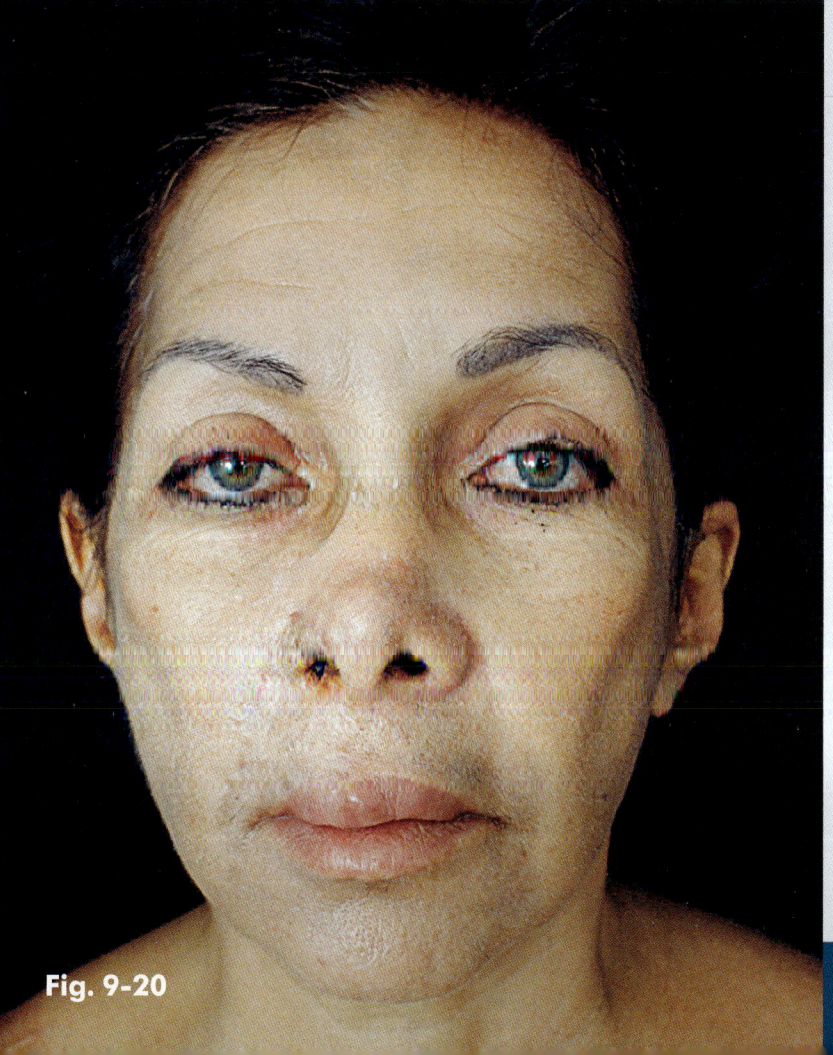

Fig. 9-20

CASOS COMPLEXOS E COMPLICAÇÕES

193

10

RETALHO NASAL

RETALHO NASAL

Figs. 10-1 e **10-2** Caso reunindo a necessidade de cobertura, forro e estruturas nasais.

Fig. 10-1

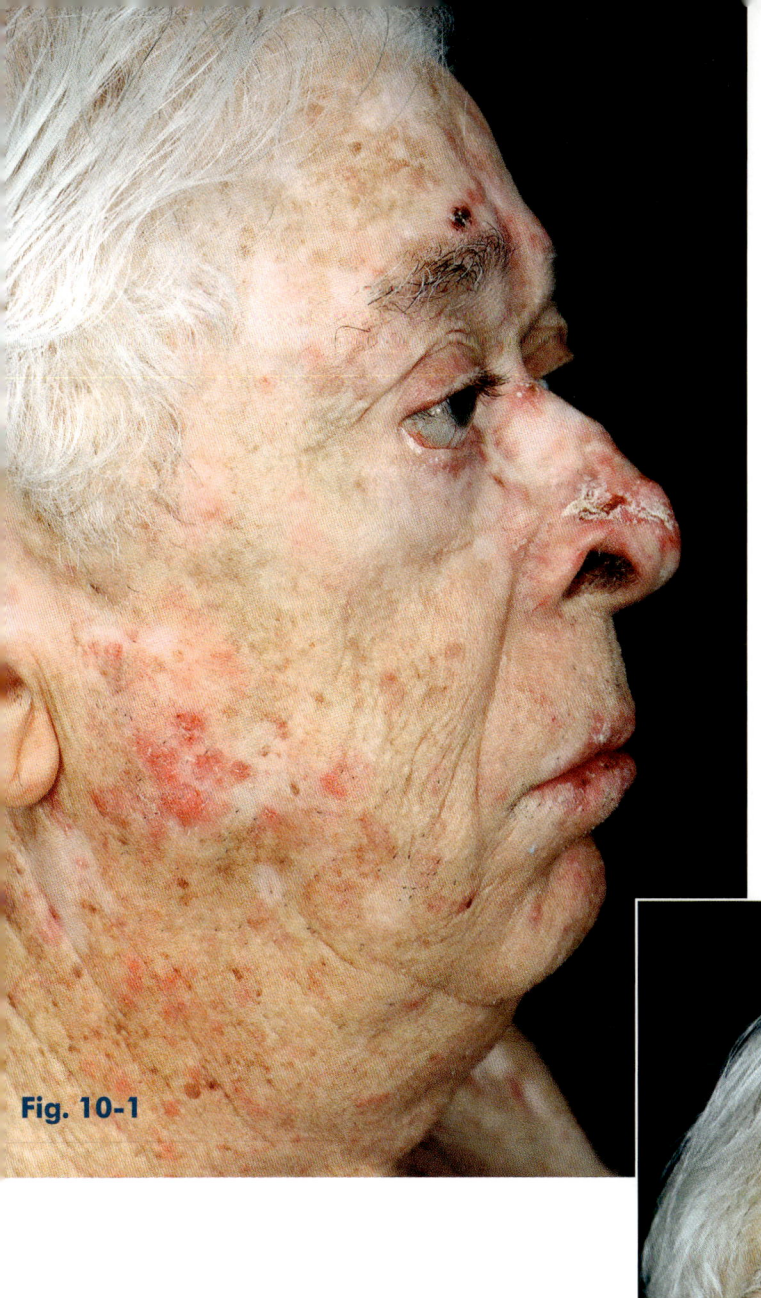

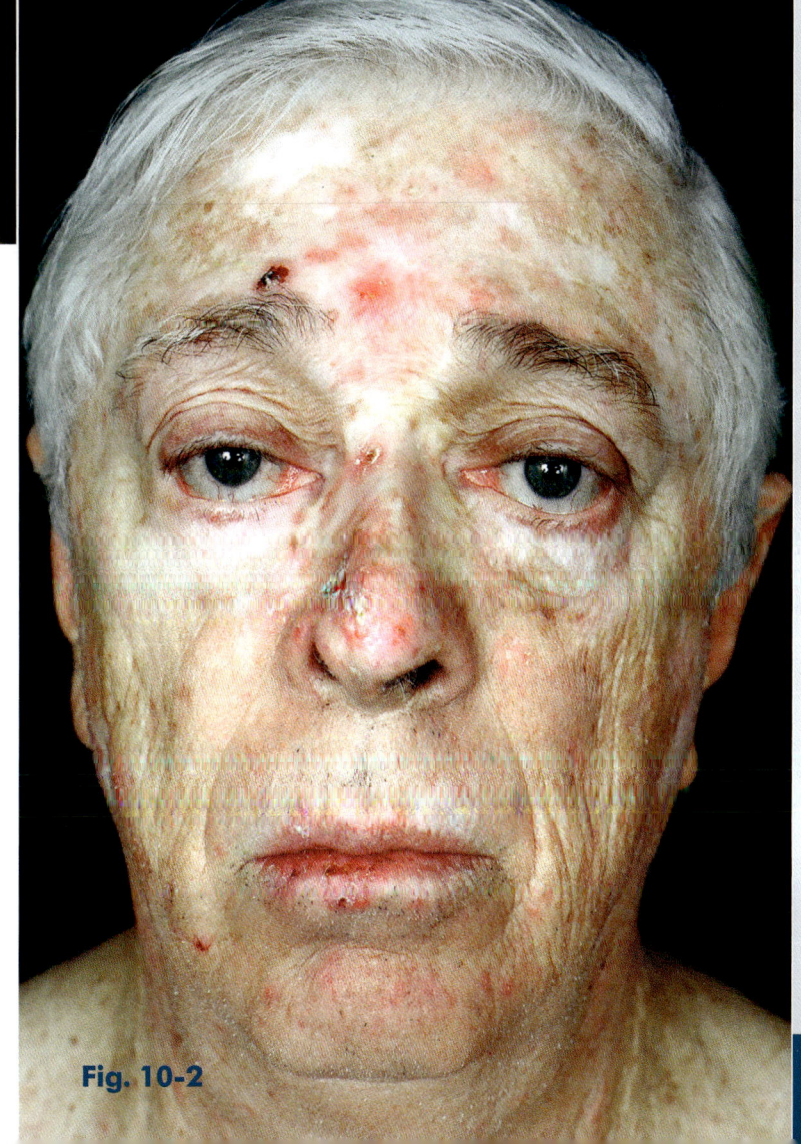

Fig. 10-2

RETALHO NASAL

Figs. 10-3 e **10-4** É imprescindível a atuação do patologista na sala. Ampla ressecção. Margens e profundidade livres de comprometimento.
Rotação de retalho nasogeniano para cobertura cutânea após se trabalhar o forro e remanejar a estrutura cartilaginosa.

Fig. 10-3

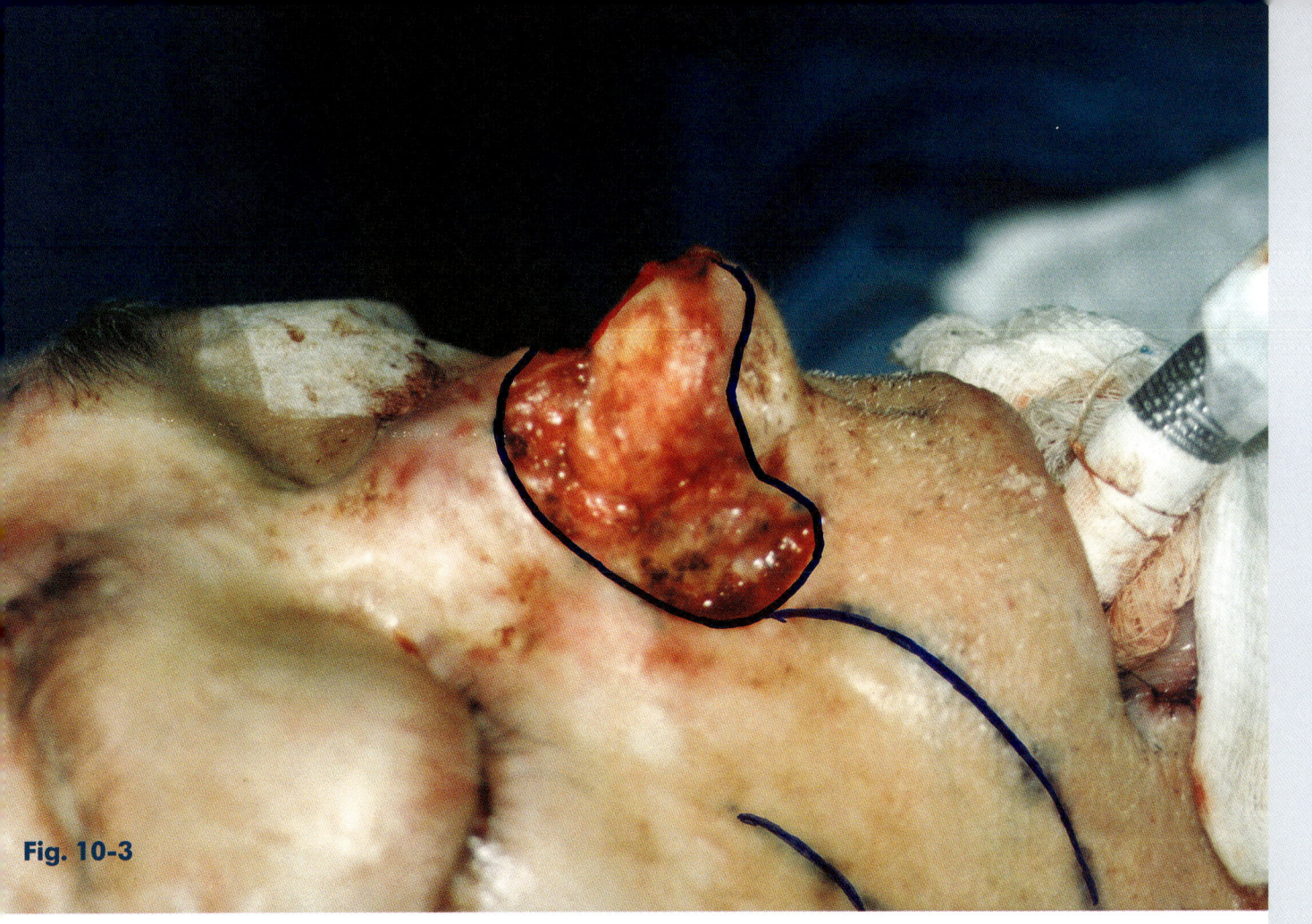

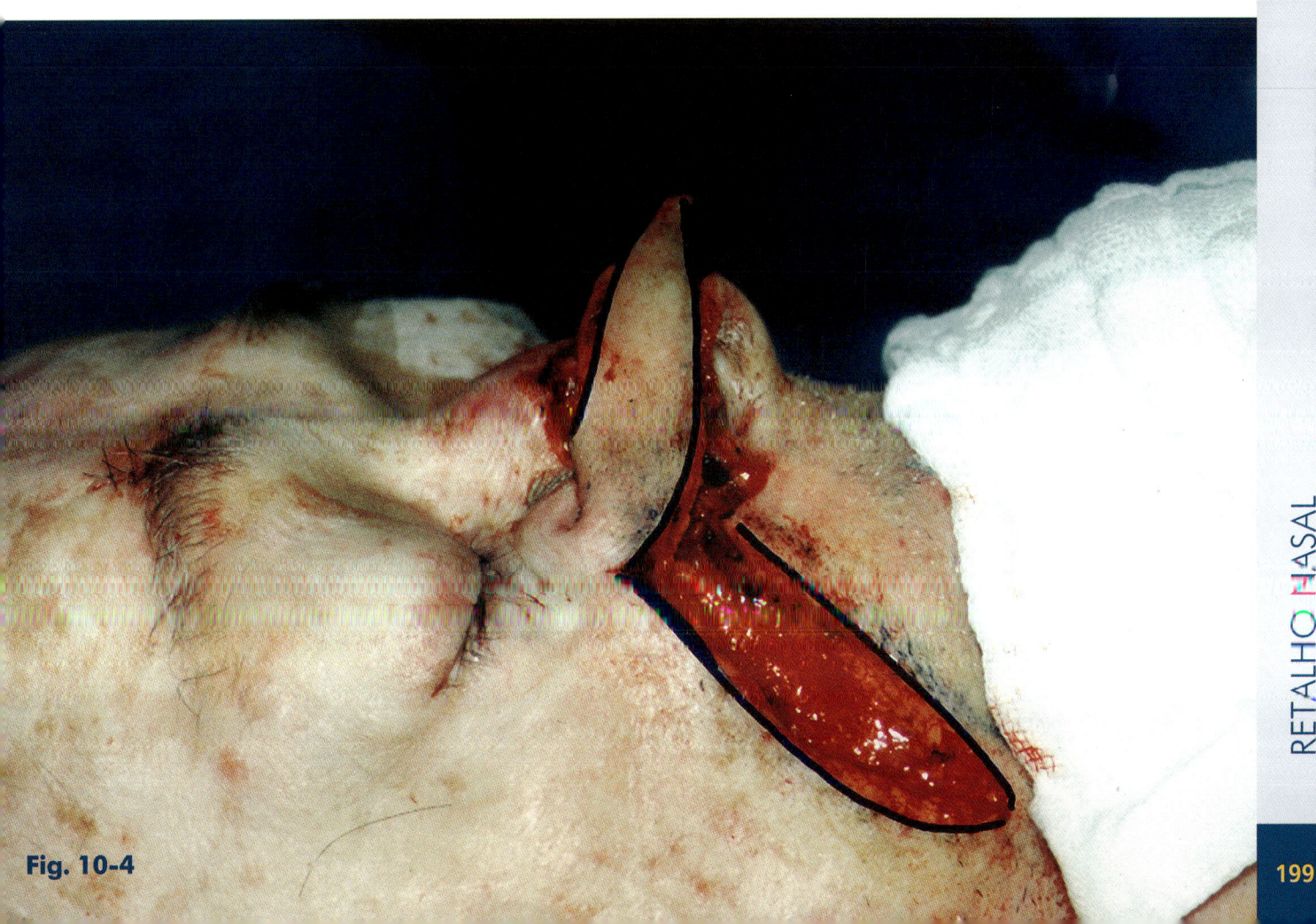

Fig. 10-4

Figs. 10-5 e **10-6** Término da cirurgia.
Retalho rodado. Base generosa para garantir viabilidade do enxerto.
Lábio inferior após ressecção do vermelhão e migração de mucosa.
Pós 1 ano. Possibilidade de retocar a asa.

Fig. 10-5

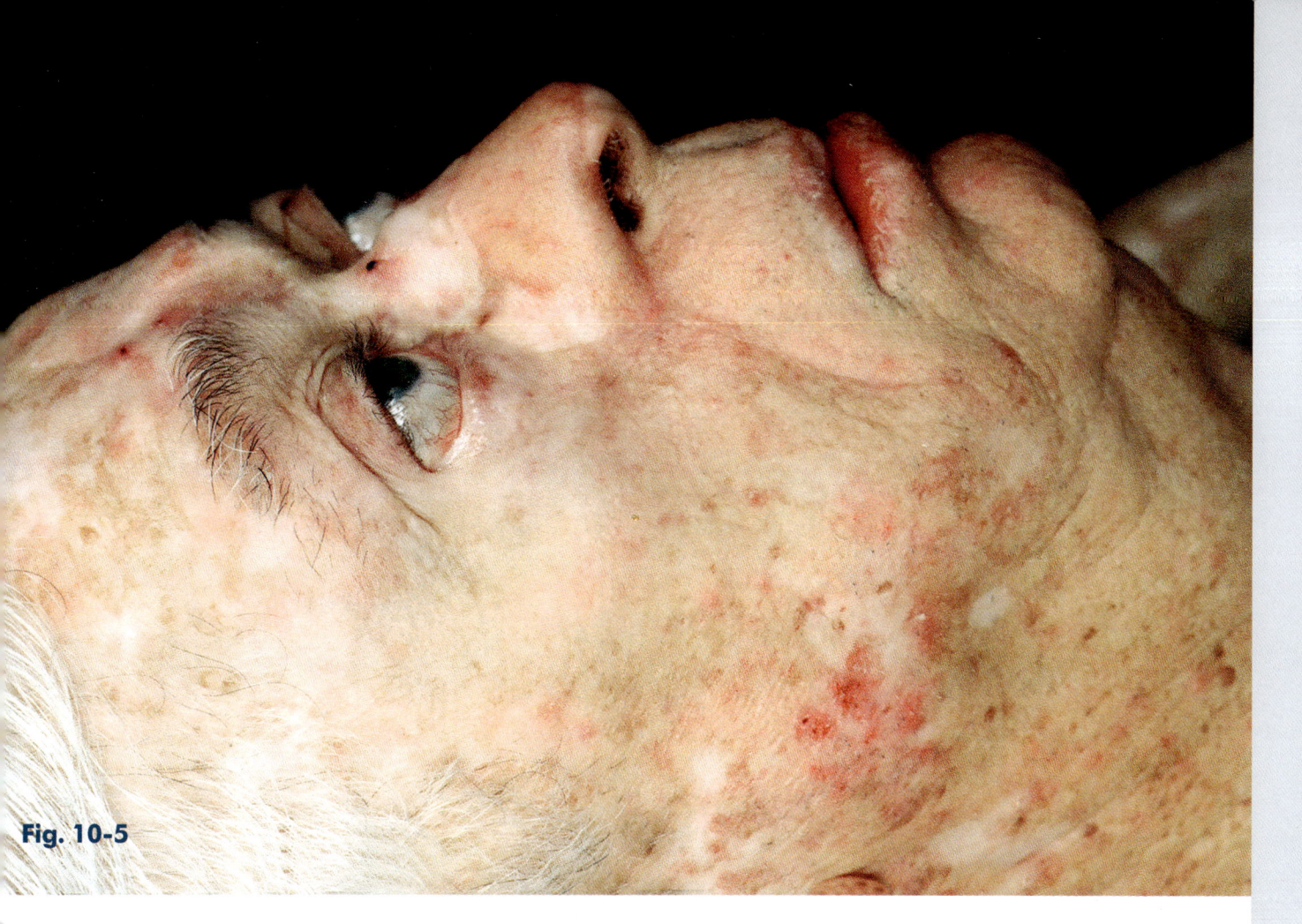

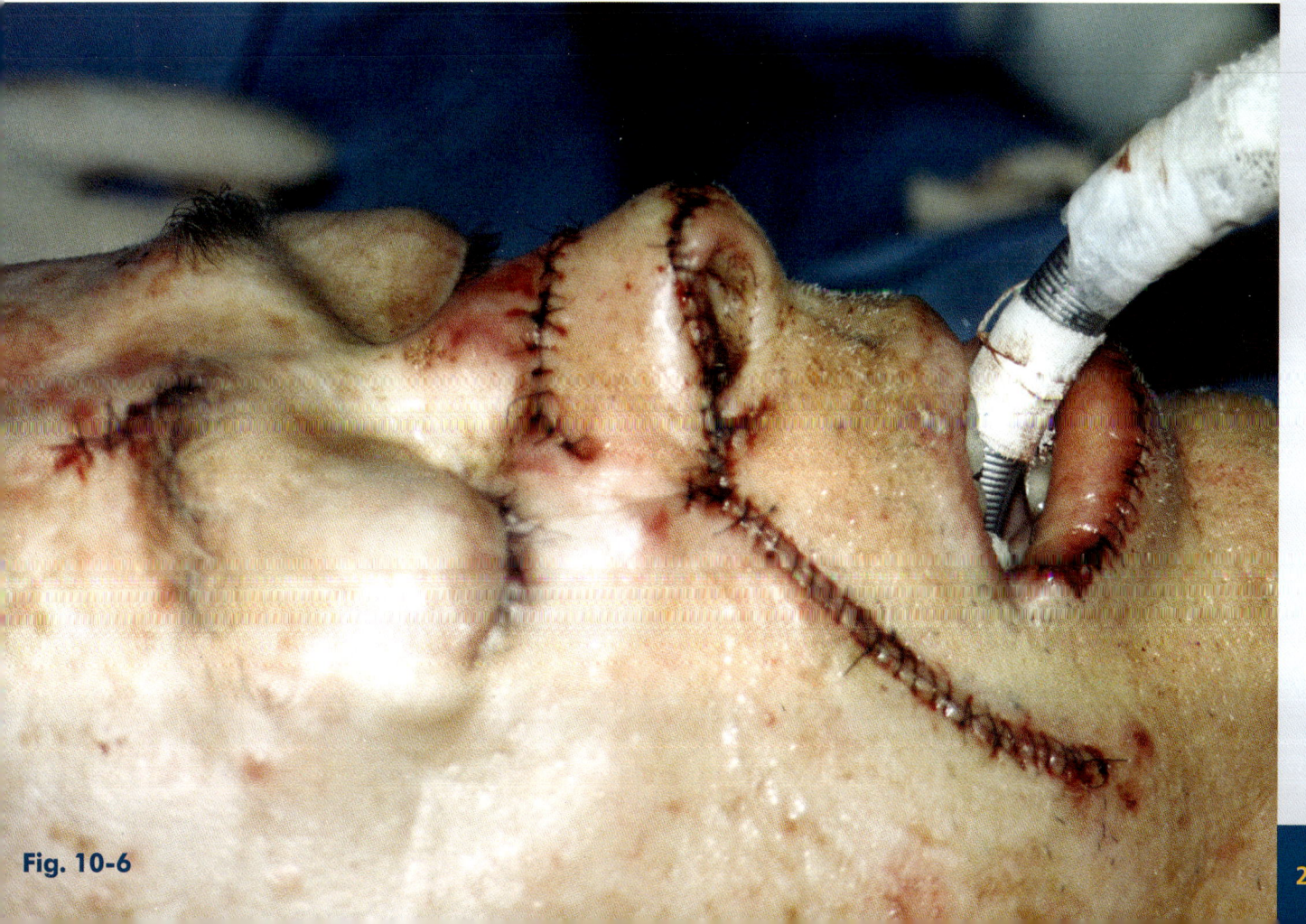

Fig. 10-6

RETALHO NASAL

Figs. 10-7 e **10-8** Antes e após todo o procedimento descrito.
Zona doadora sem comprometimento estético. A base do retalho pode ser emagrecida para melhor definição do nariz.

Fig. 10-7

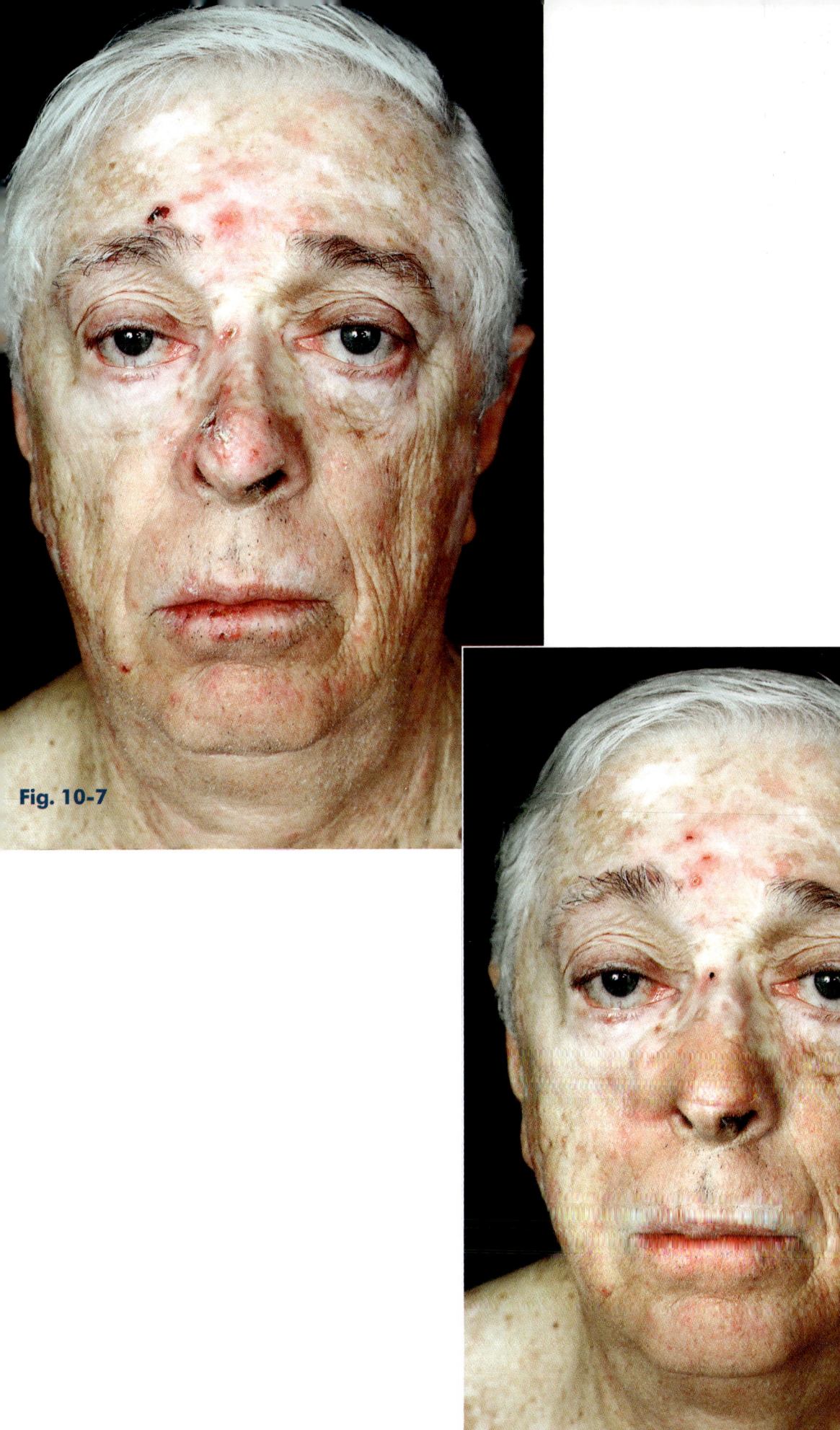

Fig. 10-8

RETALHO NASAL

203

11

NOSE LIFTING

Figs. 11-1 e **11-2** Nariz rinofimatoso. Longo e sem suporte de cartilagem.

Fig. 11-1

Fig. 11-2

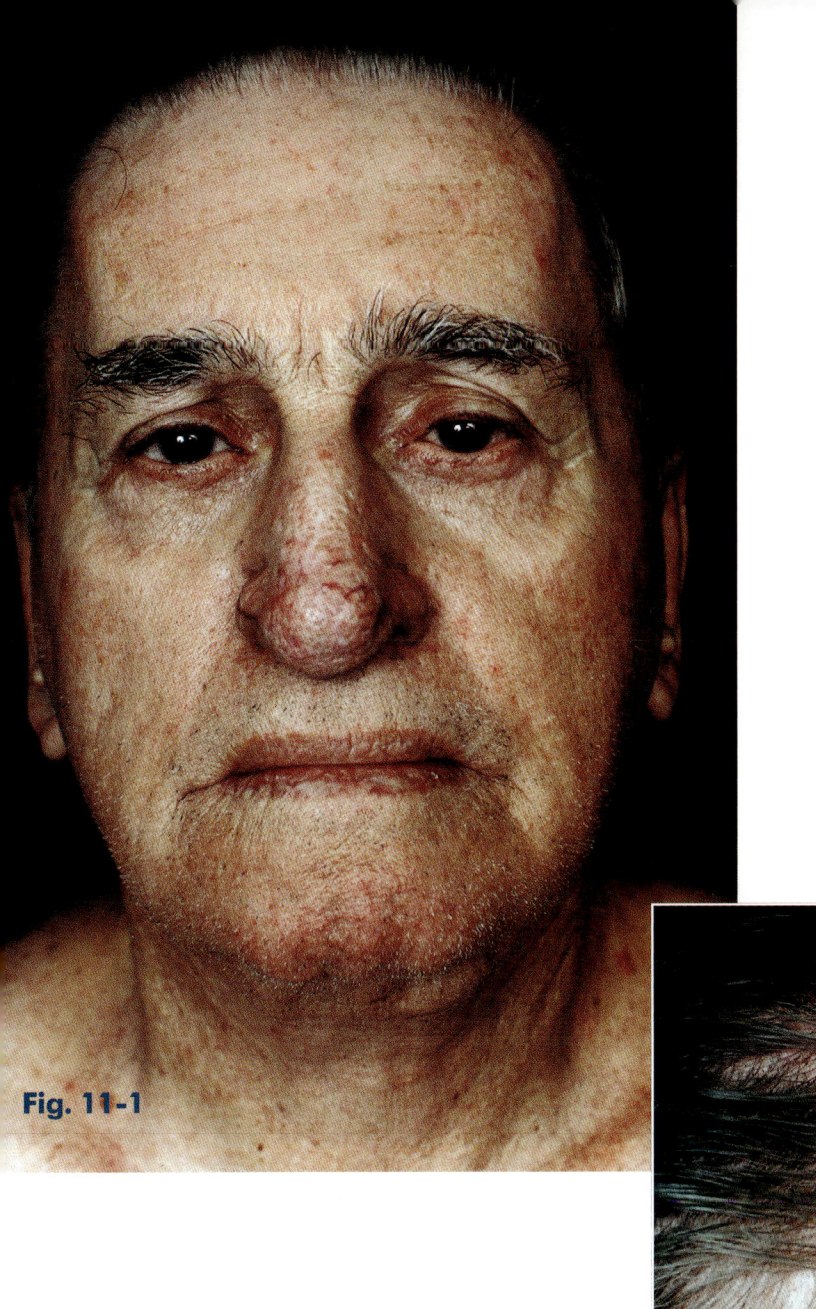

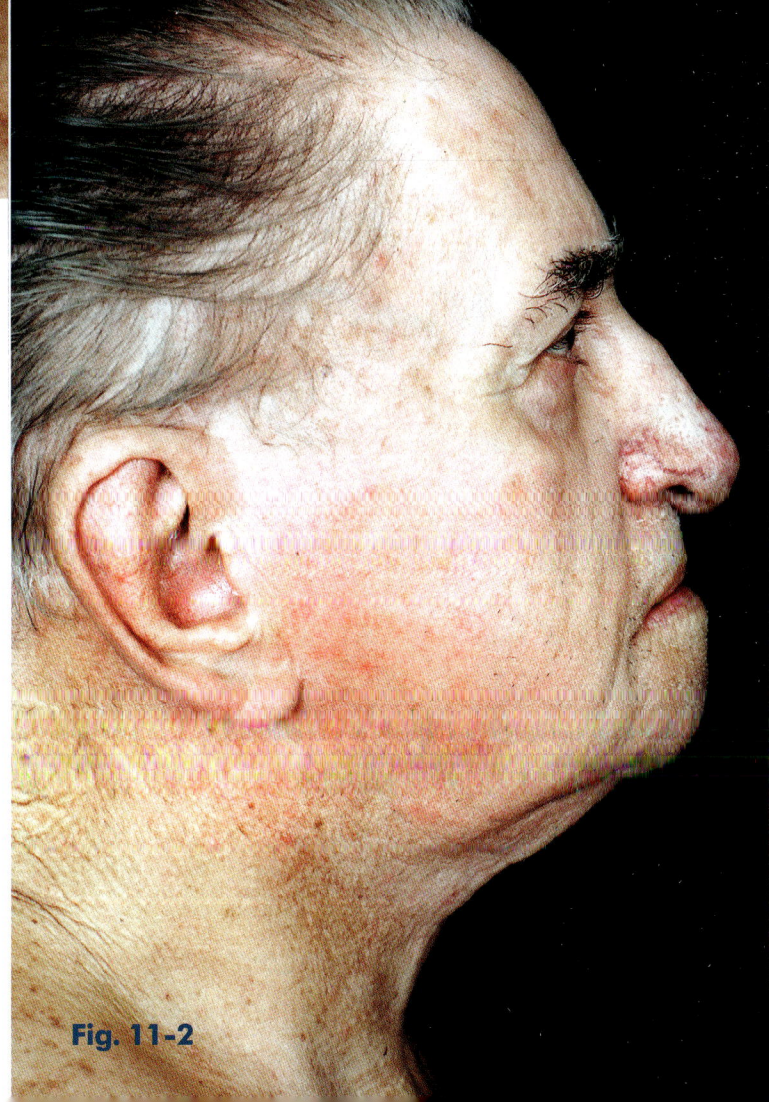

NOSE LIFTING

207

Figs. 11-3 e **11-4** Rino aberta.
Incisão columelar curta e alar marginal.
Remanejamento das cartilagens laterais inferiores.
Enérgico encurtamento da cartilagem quadrangular.
Estaca para columela.

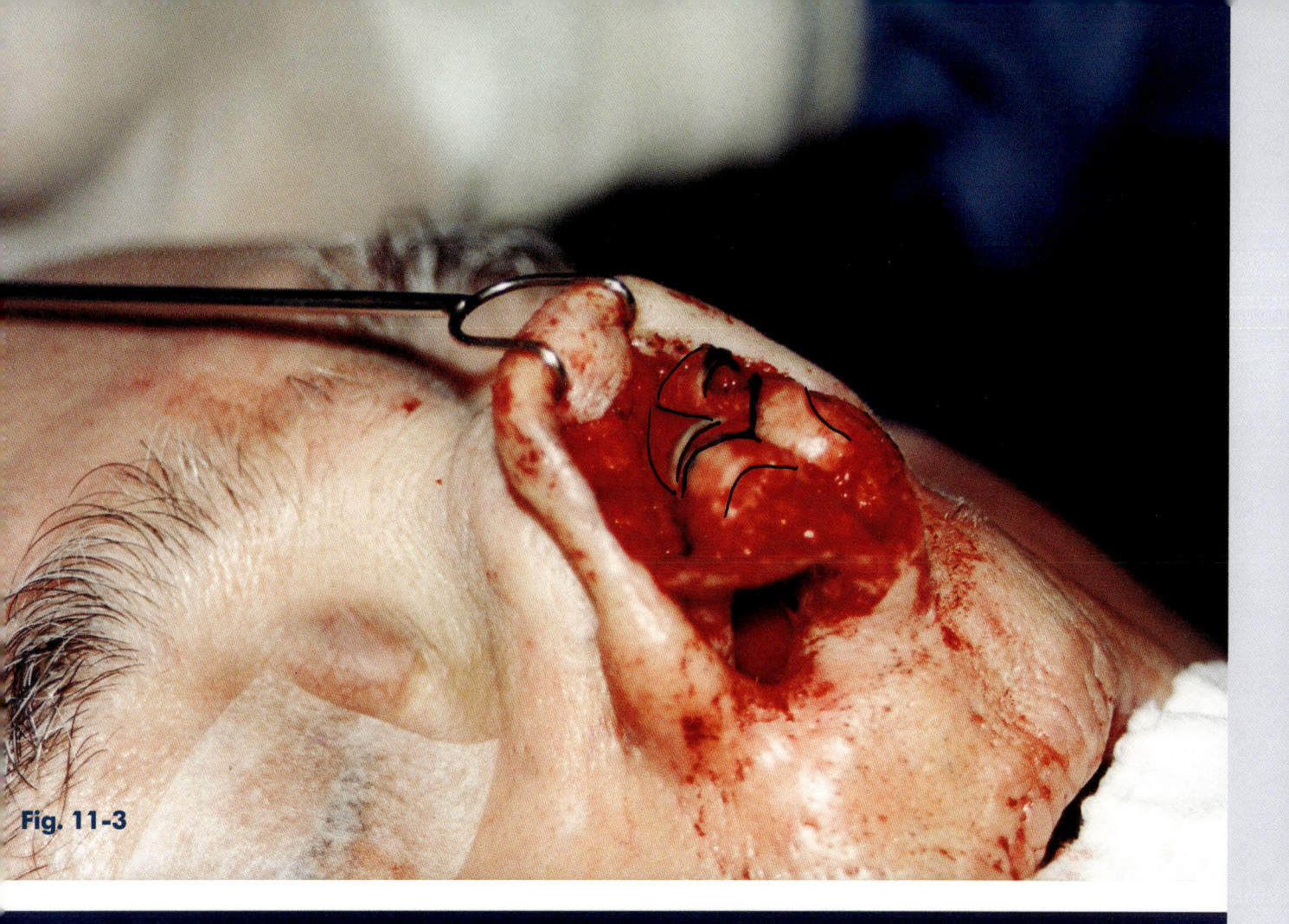

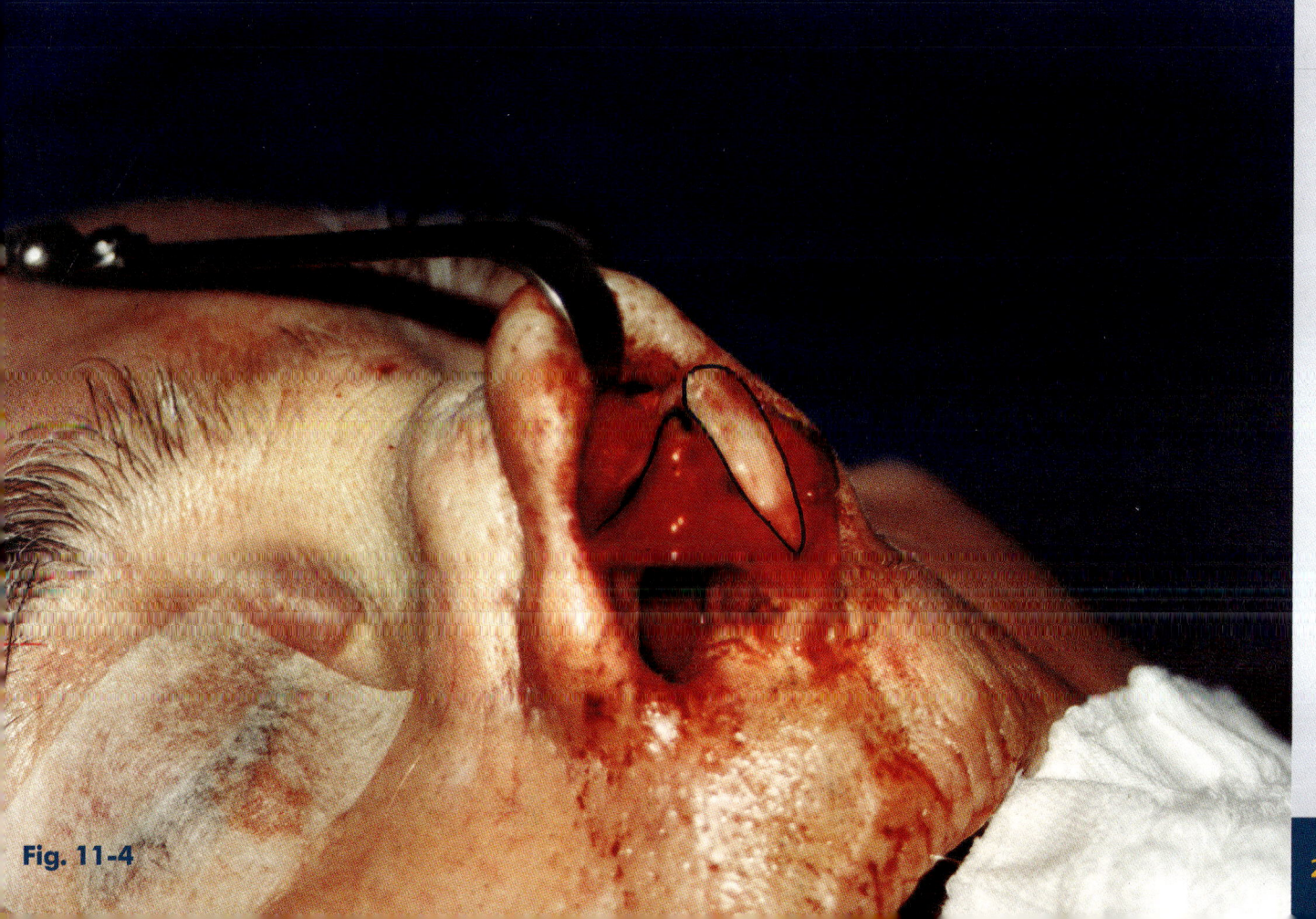

Fig. 11-3

Fig. 11-4

NOSE LIFTING

Figs. 11-5 e **11-6** A incisão marginal propicia a ressecção caudal de pele com dupla finalidade. Diminuir a pele rinofimatosa e encurtar o nariz.

Fig. 11-5

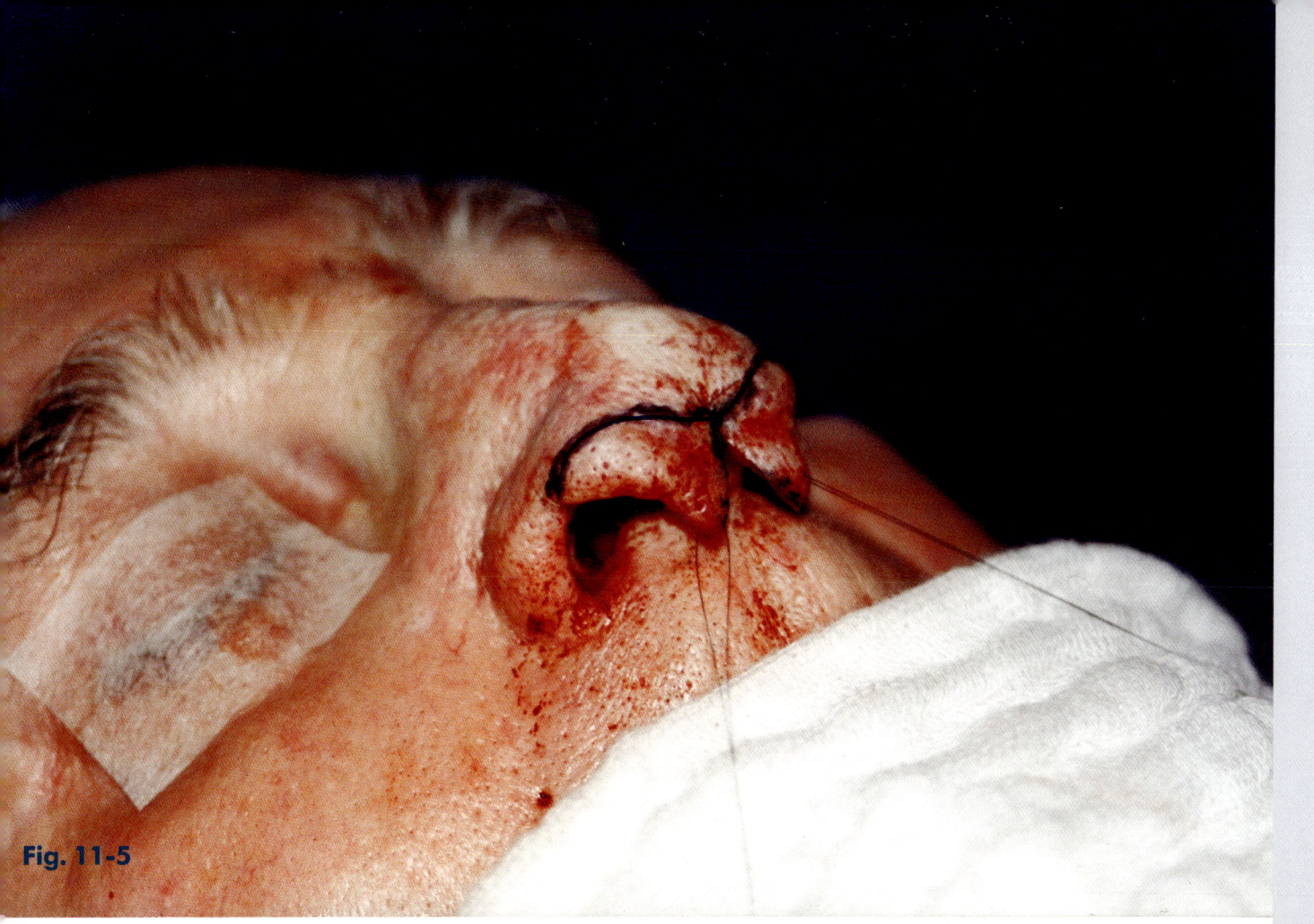

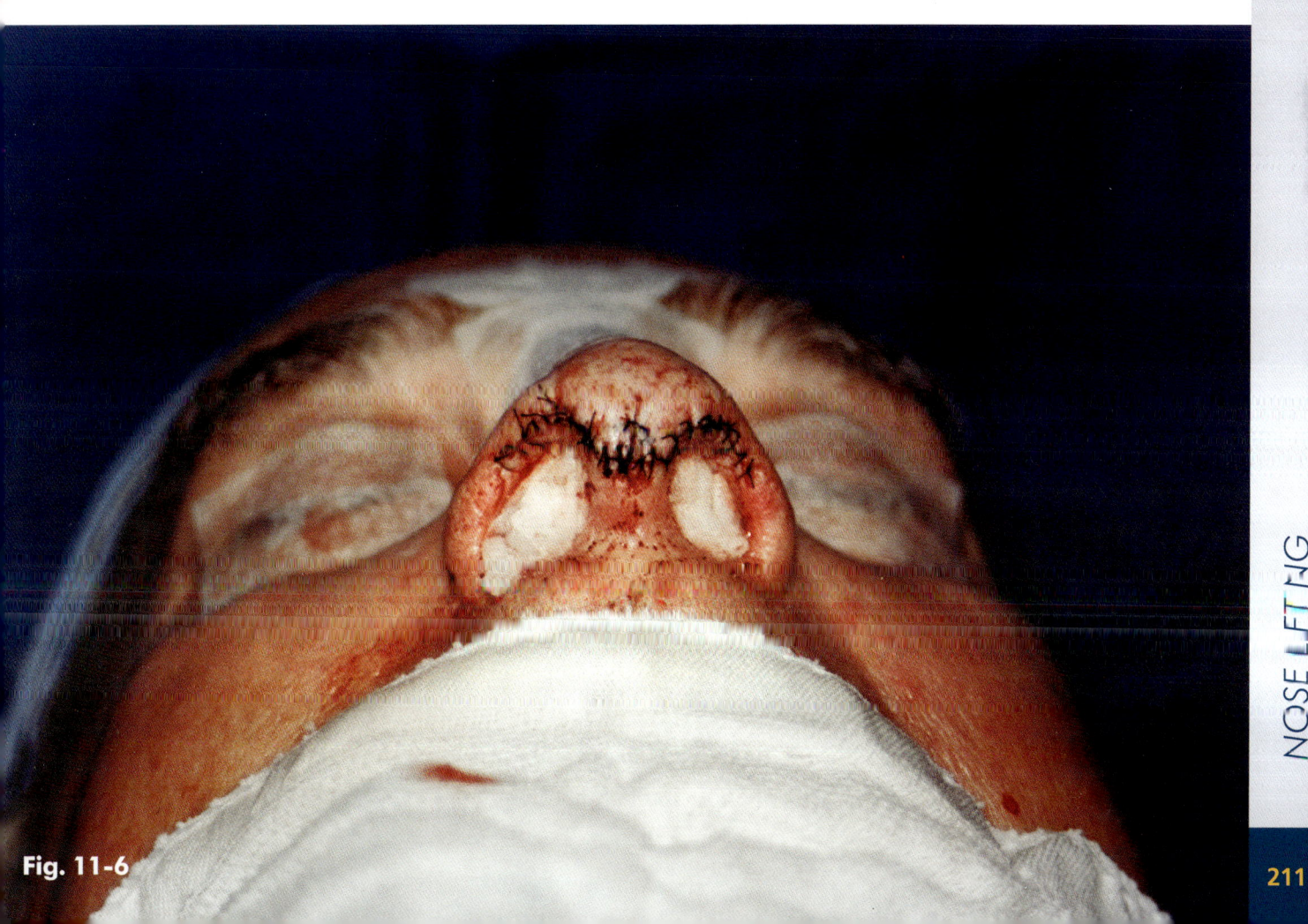

Fig. 11-6

211

NOSE LIFTING

NOSE LIFTING

Figs. 11-7 e **11-8** Antes e após a técnica de *nose lifting*; muito embora de indicação limitada, é um recurso extraordinário para esse tipo de problema.

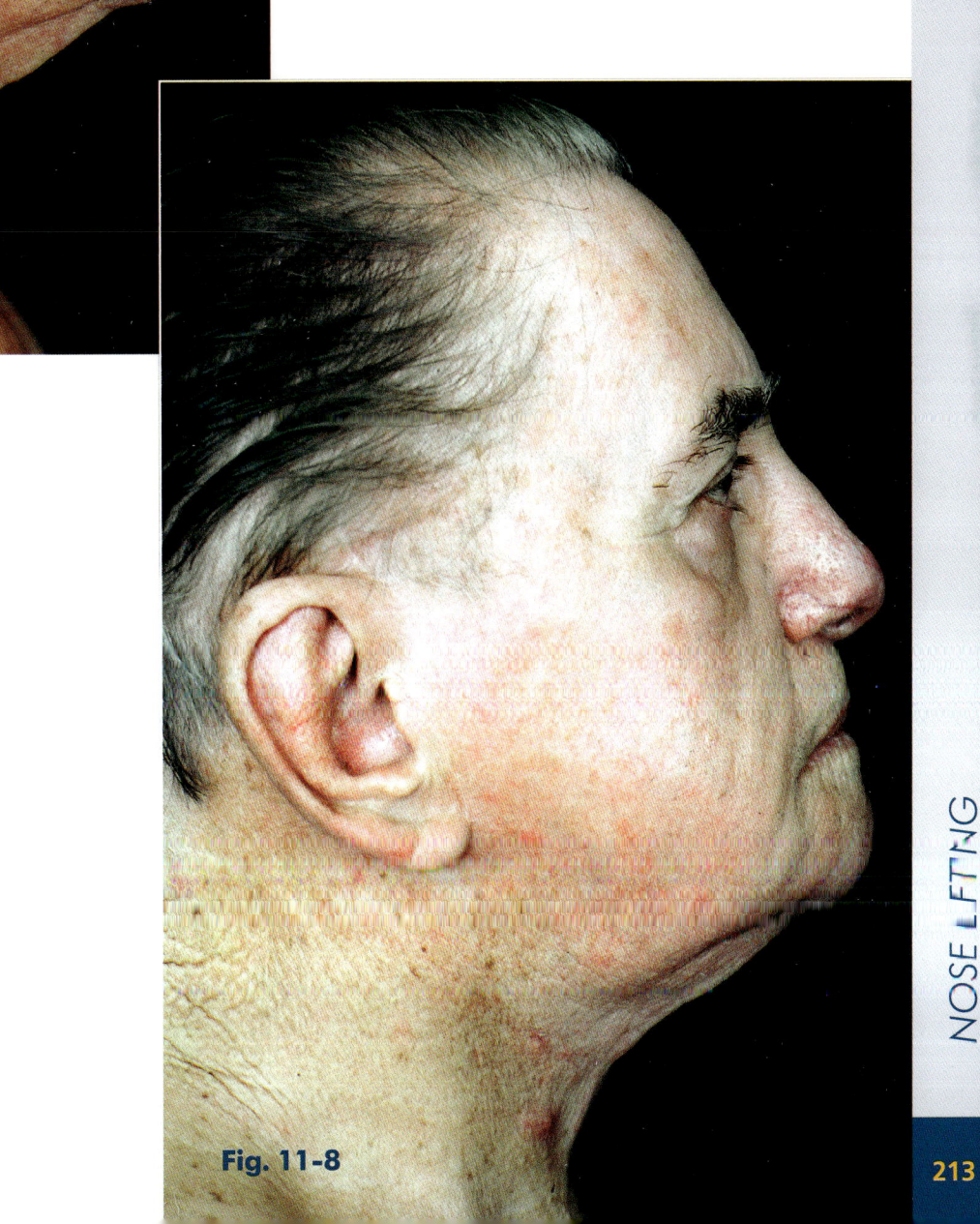

Fig. 11-7

Fig. 11-8

Figs. 11-9 e **11-10** Uma técnica simples e de fácil execução.
O resultado é autoexplicativo.

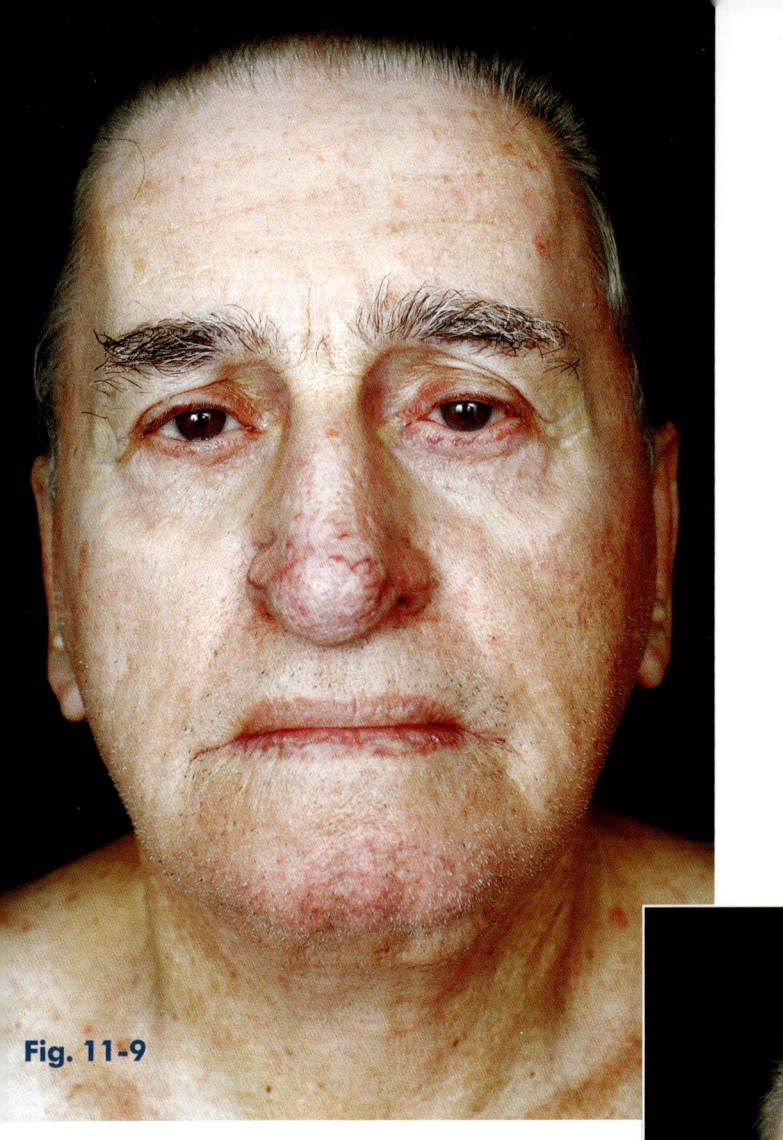

Fig. 11-9

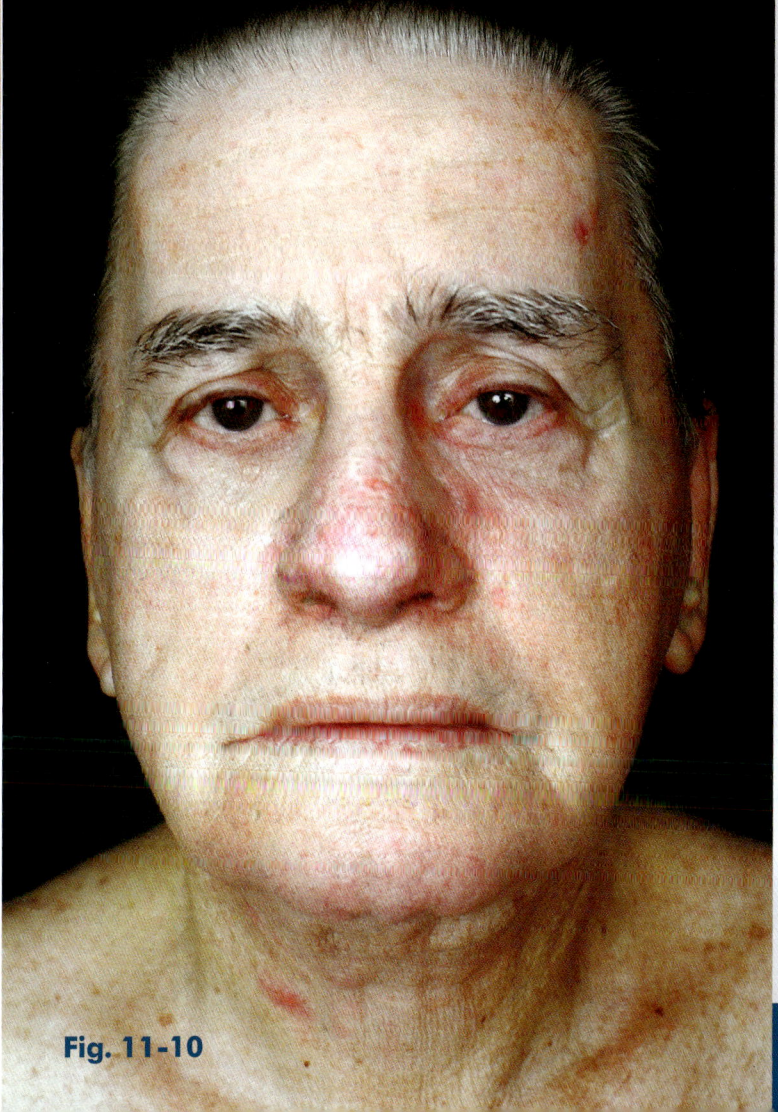

Fig. 11-10

215

NOSE LIFTING

12

ENXERTO CILÍNDRICO-CHARUTO

Volney Pitombo

*M*étodo simples, de fácil execução.
Ótimos e duráveis resultados.

ENXERTO CILÍNDRICO-CHARUTO

Figs. 12-1 a **12-3** Acesso que utilizamos para retirada de fáscia temporal.
Incisão, descolamento e retirada da fáscia.

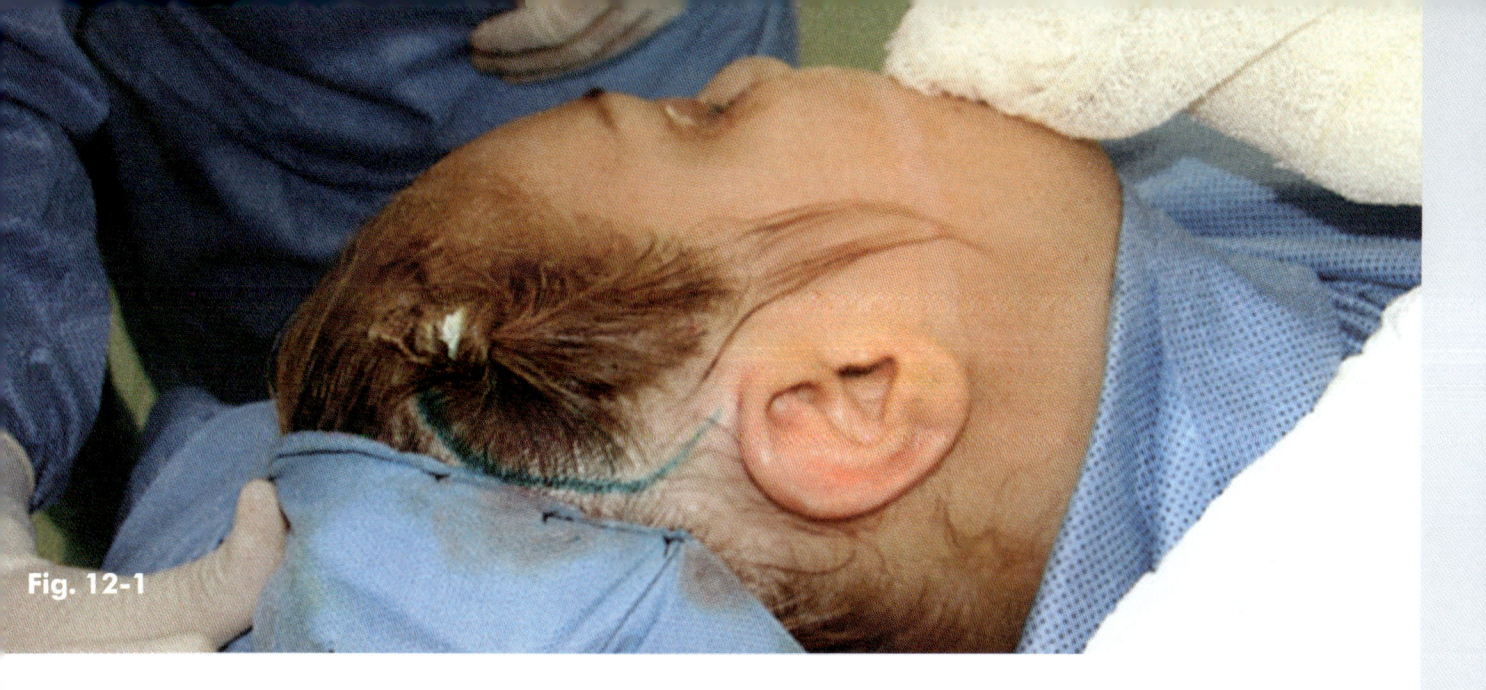

Fig. 12-1

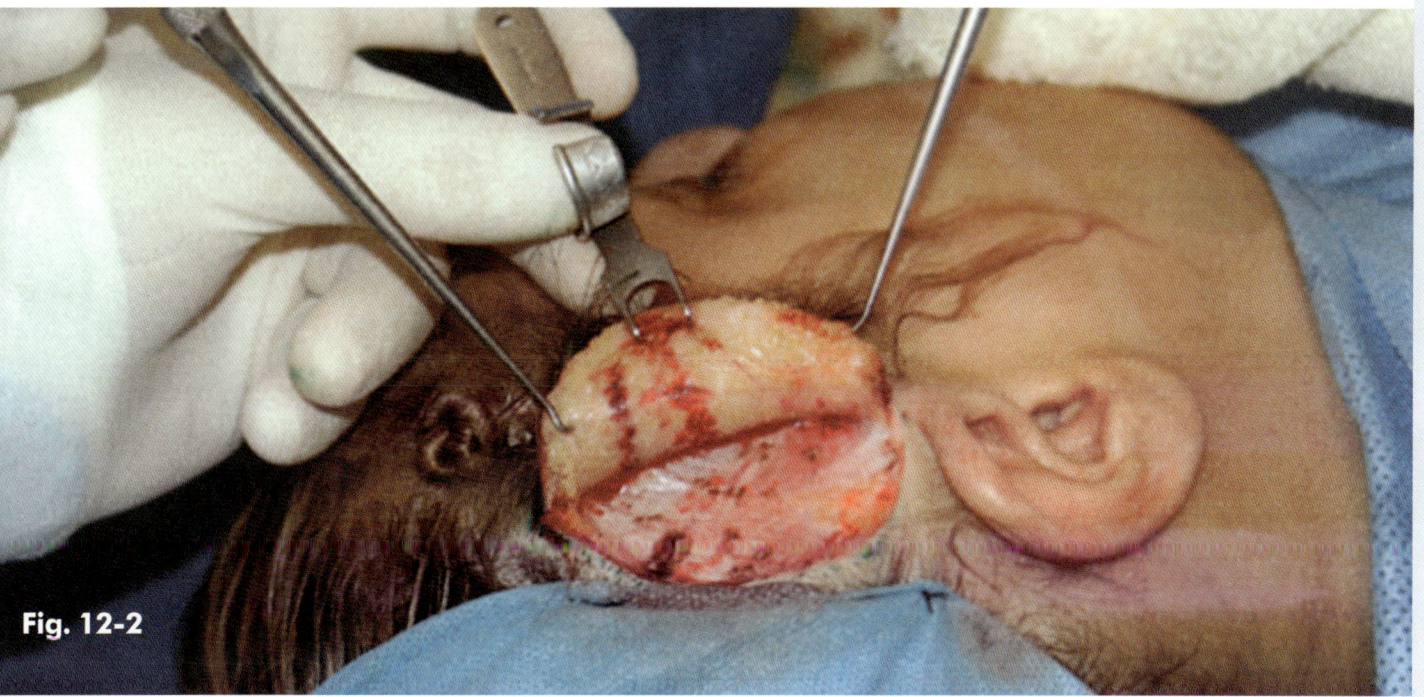

Fig. 12-2

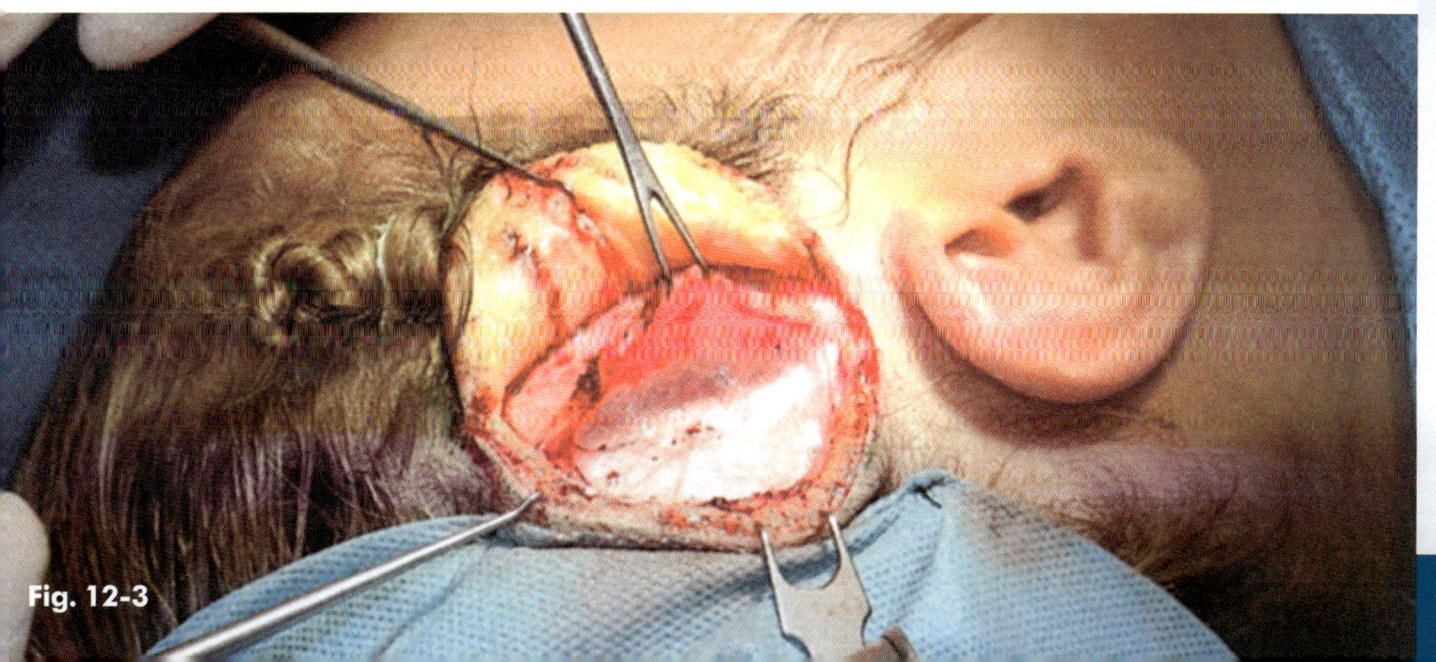

Fig. 12-3

ENXERTO CILÍNDRICO-CHARUTO

ENXERTO CILÍNDRICO-CHARUTO

Figs. 12-4 a **12-6** Dimensões do segmento de fáscia temporal a ser utilizado.
Cartilagem auricular trabalhada em pequenos fragmentos.
Fáscia suturada envolvendo uma seringa de insulina (1cc) – com a extremidade do corpo cortada em ligeiro bisel, moldando a preparação do cilindro.
Sutura da extremidade distal do tubo de fáscia.

Fig. 12-4

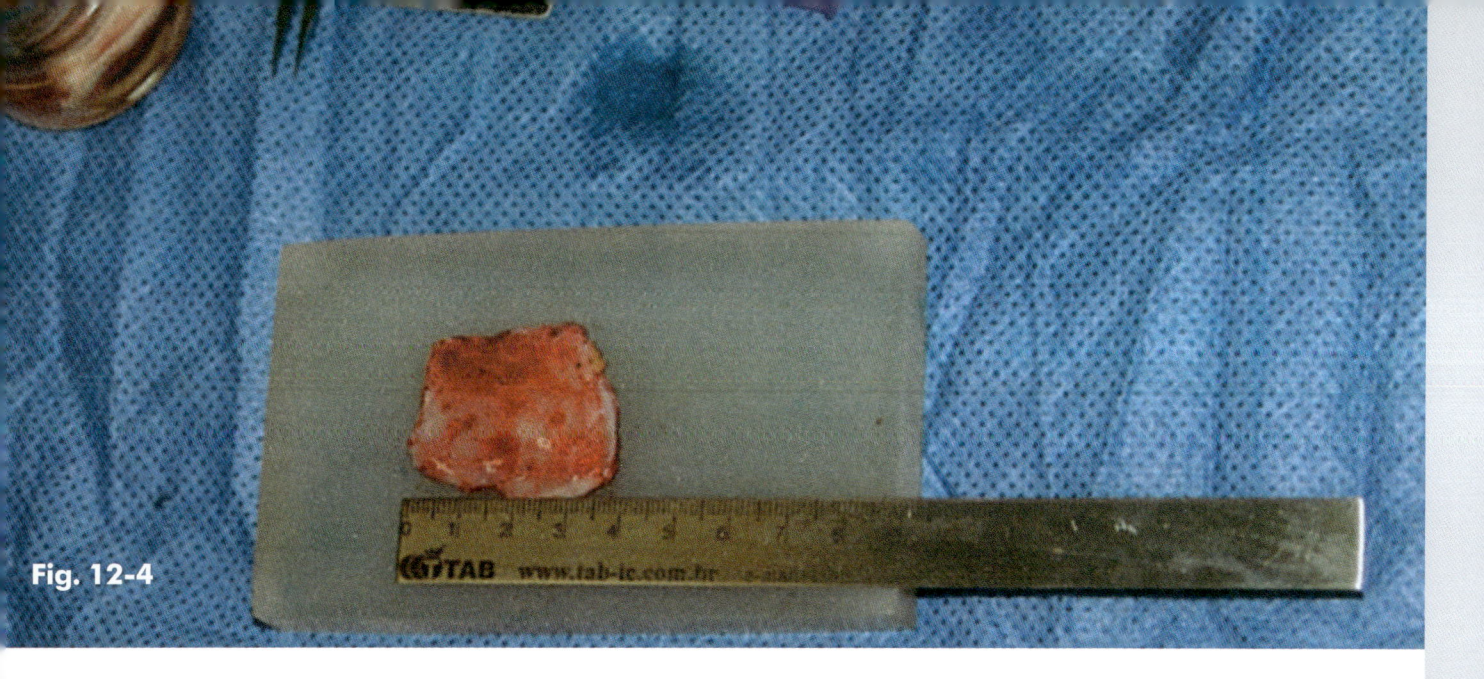

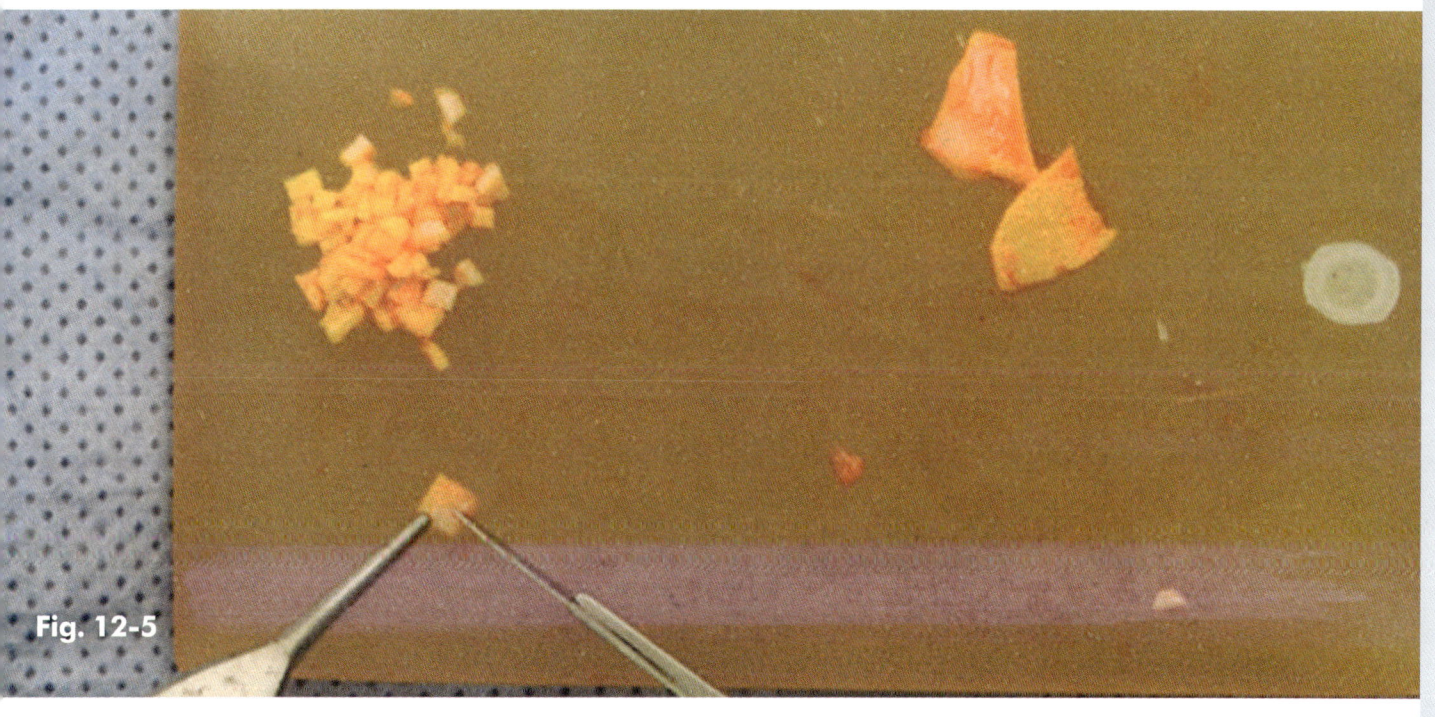

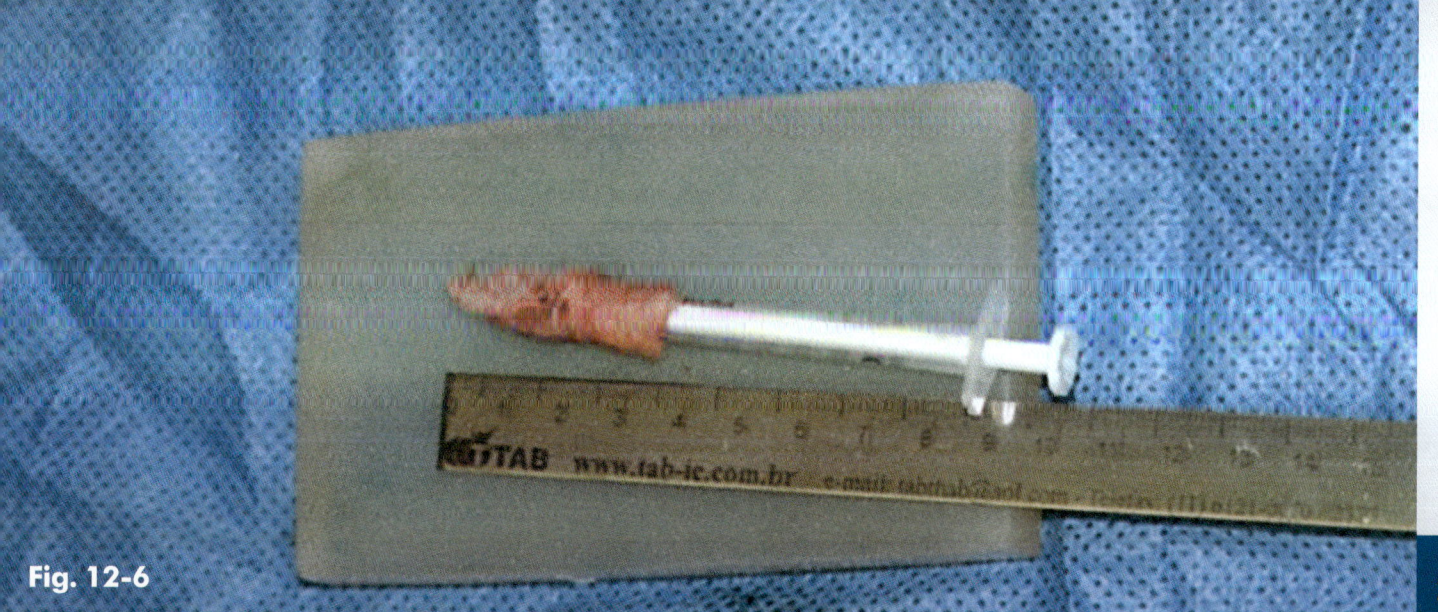

Fig. 12-5

Fig. 12-6

ENXERTO CILÍNDRICO-CHARUTO

Fig. 12-7 Preenchimento da seringa com os fragmentos da cartilagem.

Fig. 12-8 Todo o processo pronto para ser utilizado.

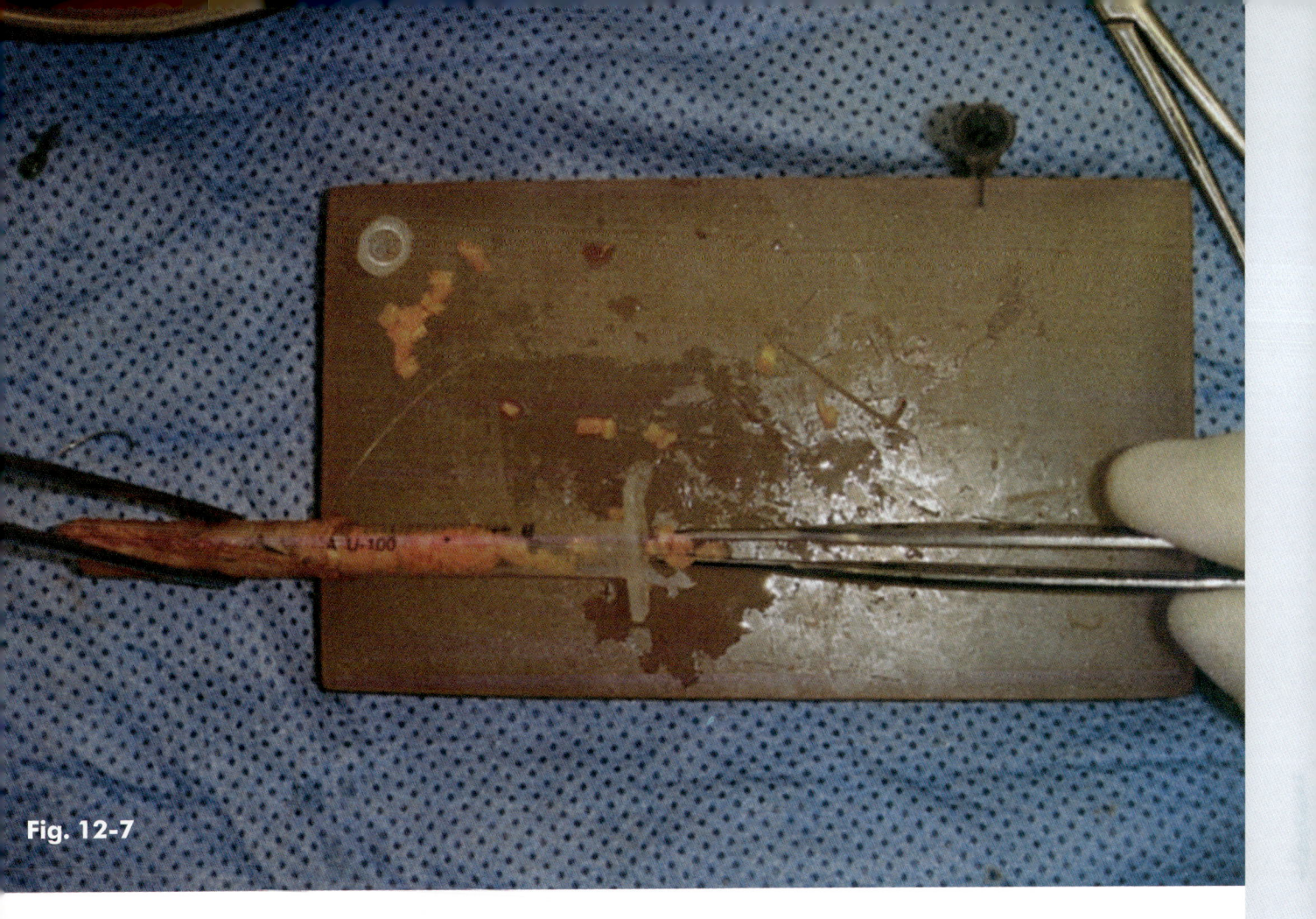

Fig. 12-7

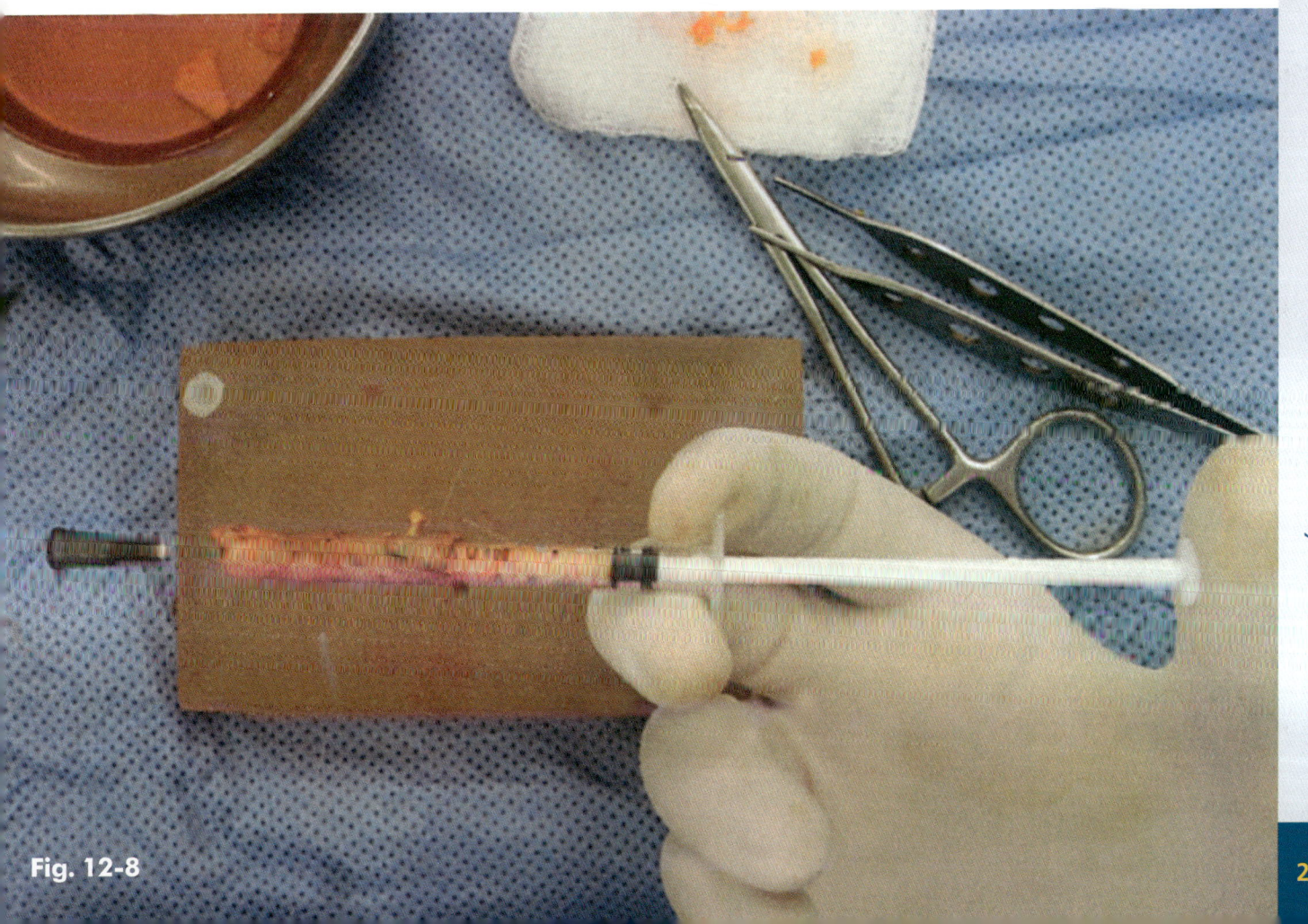

Fig. 12-8

ENXERTO CILÍNDRICO-CHARUTO

223

ENXERTO CILÍNDRICO-CHARUTO

Figs. 12-9 a **12-11** Introdução do charuto no local previamente descolado.
Etapas da enxertia, no caso, uma rino aberta.
Aspecto imediato após cirurgia.

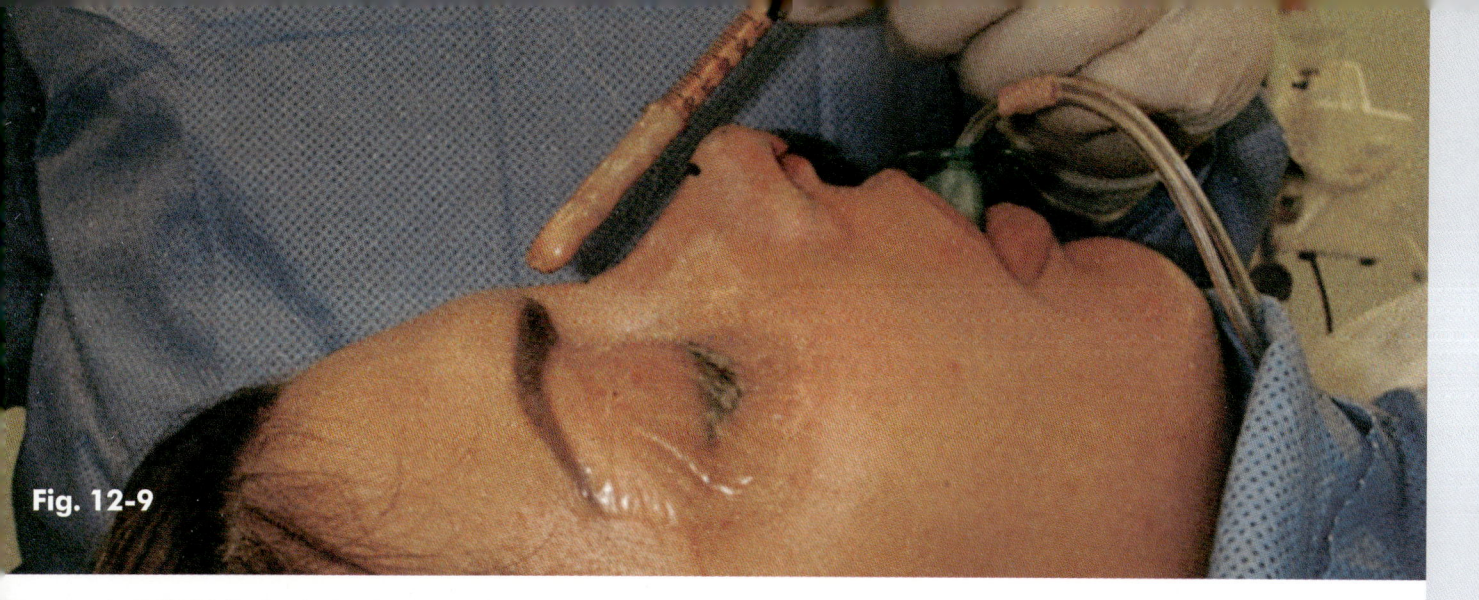

Fig. 12-9

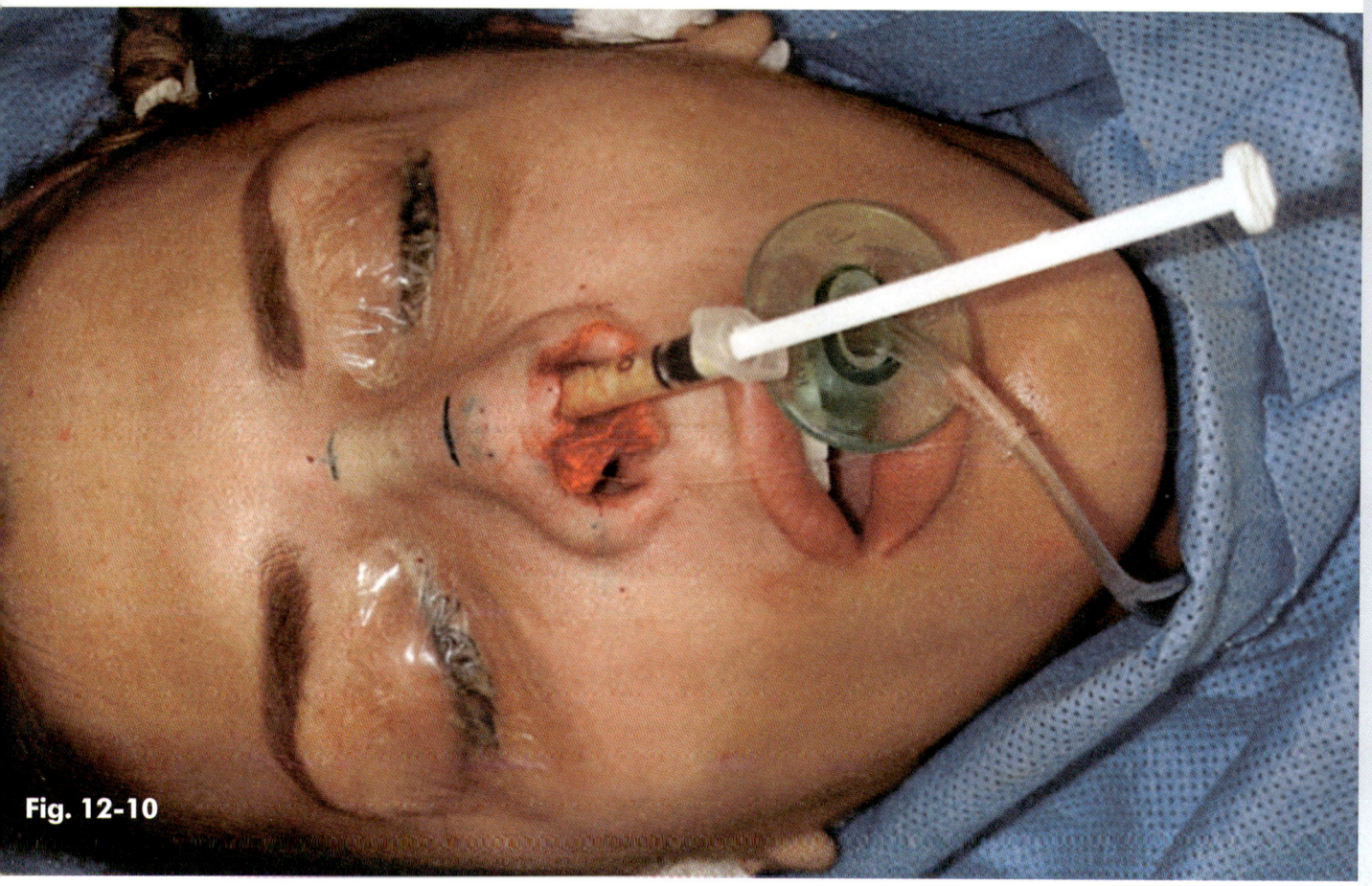

Fig. 12-10

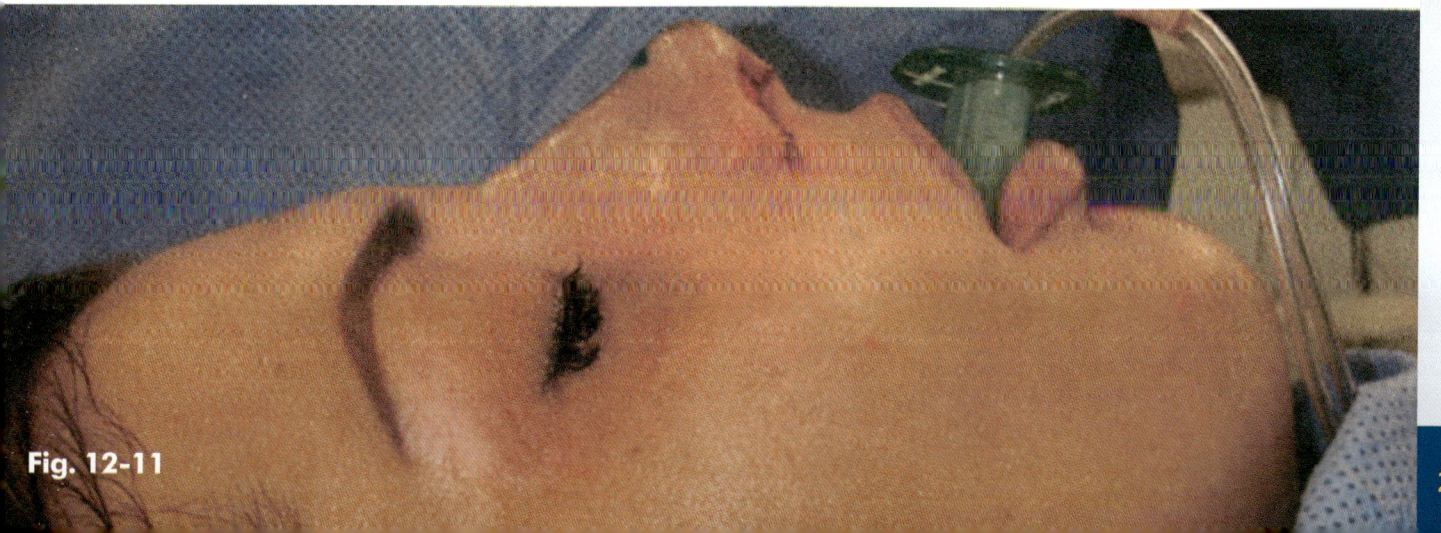

Fig. 12-11

225

ENXERTO CILÍNDRICO-CHARUTO

Fig. 12-12A a **D** Caso típico de indicação e resultado da técnica.

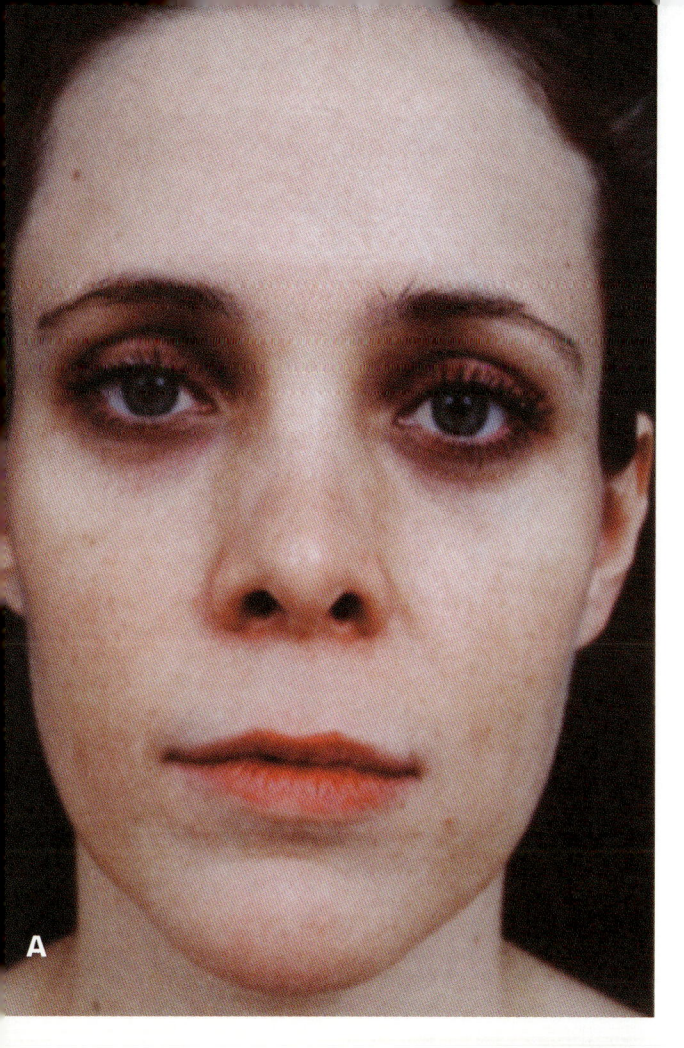

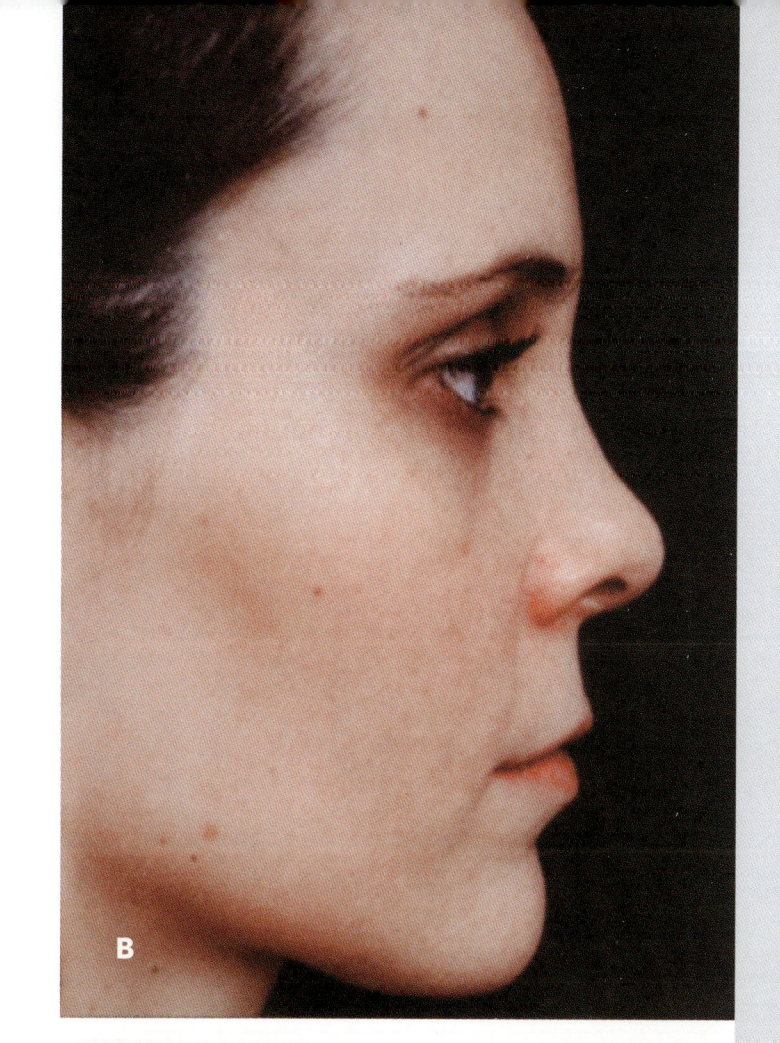

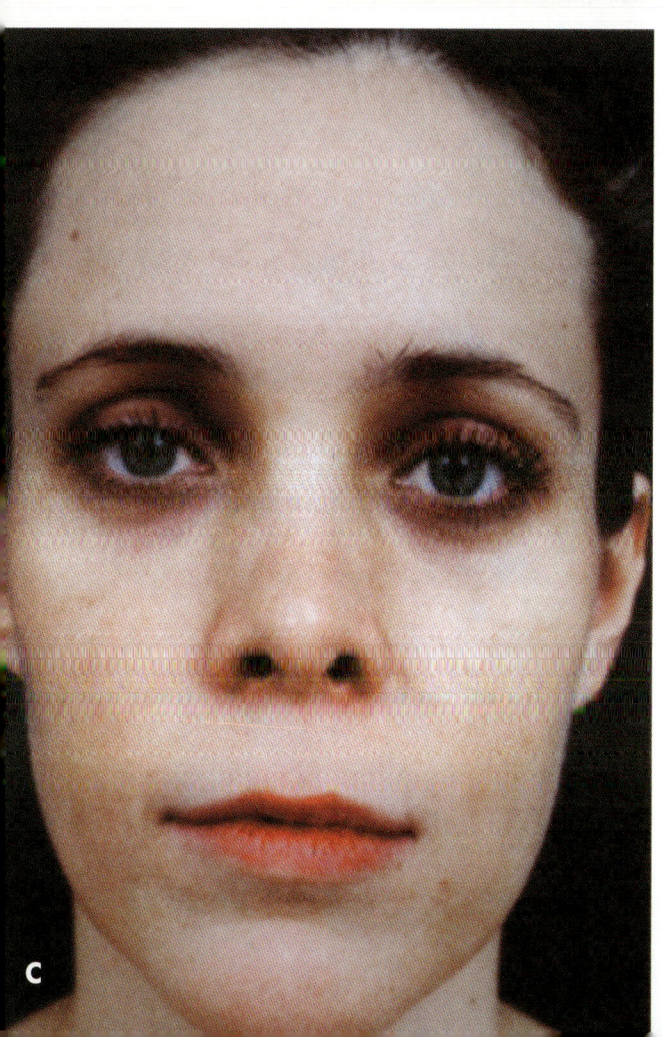

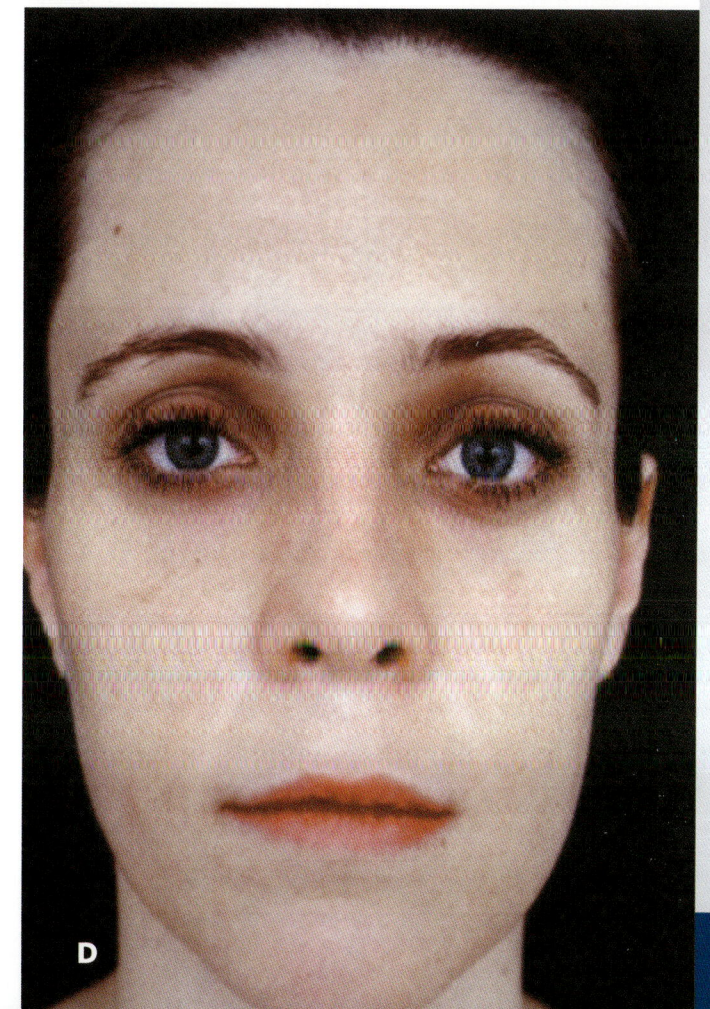

A

B

C

D

ENXERTO CILÍNDRICO-CHARUTO

ENXERTO CILÍNDRICO-CHARUTO

Fig. 12-13A a **D** Nariz secundário. Além do charuto, estaca para columela, *spreader* e osteotomia.
Paciente em diferentes ângulos antes e após o procedimento utilizado.

ENXERTO CILÍNDRICO-CHARUTO

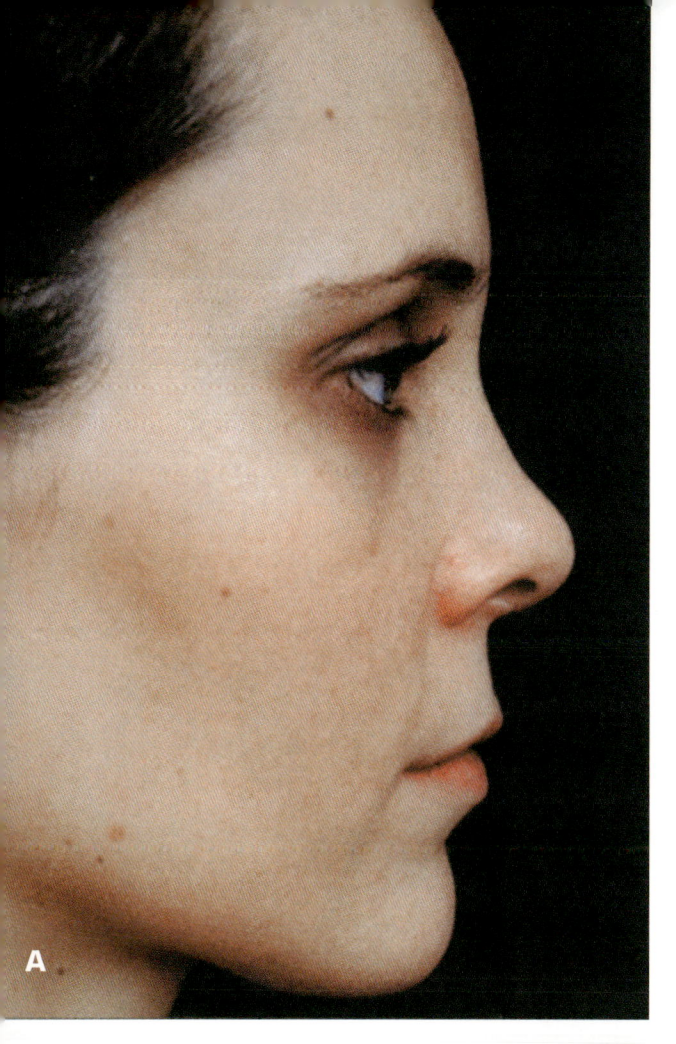

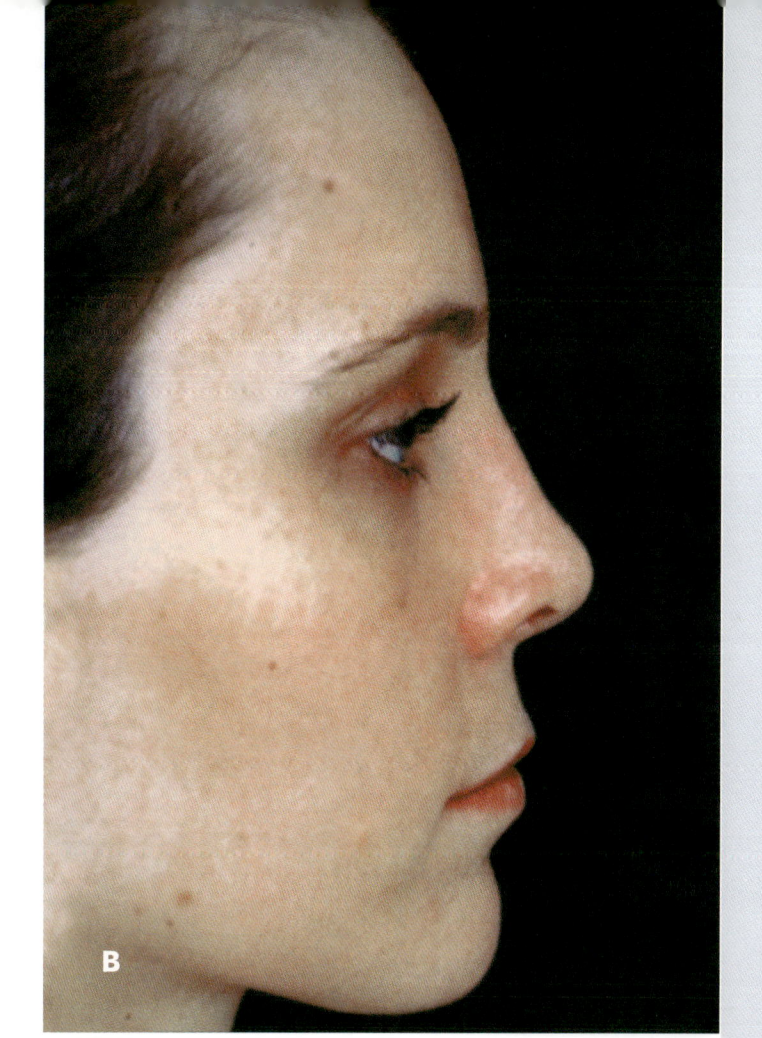

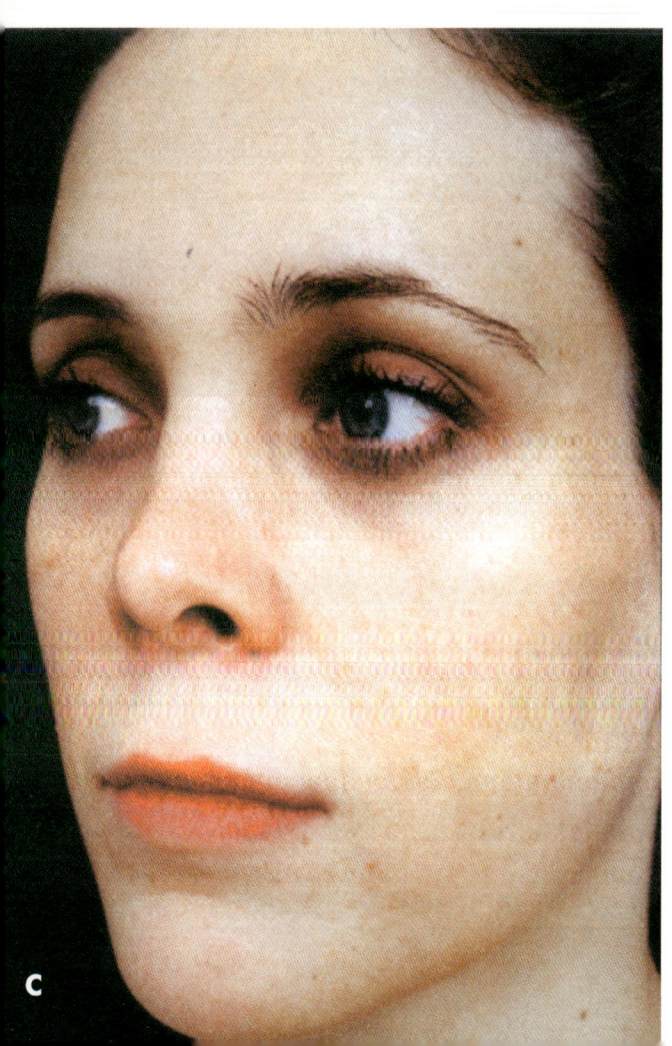

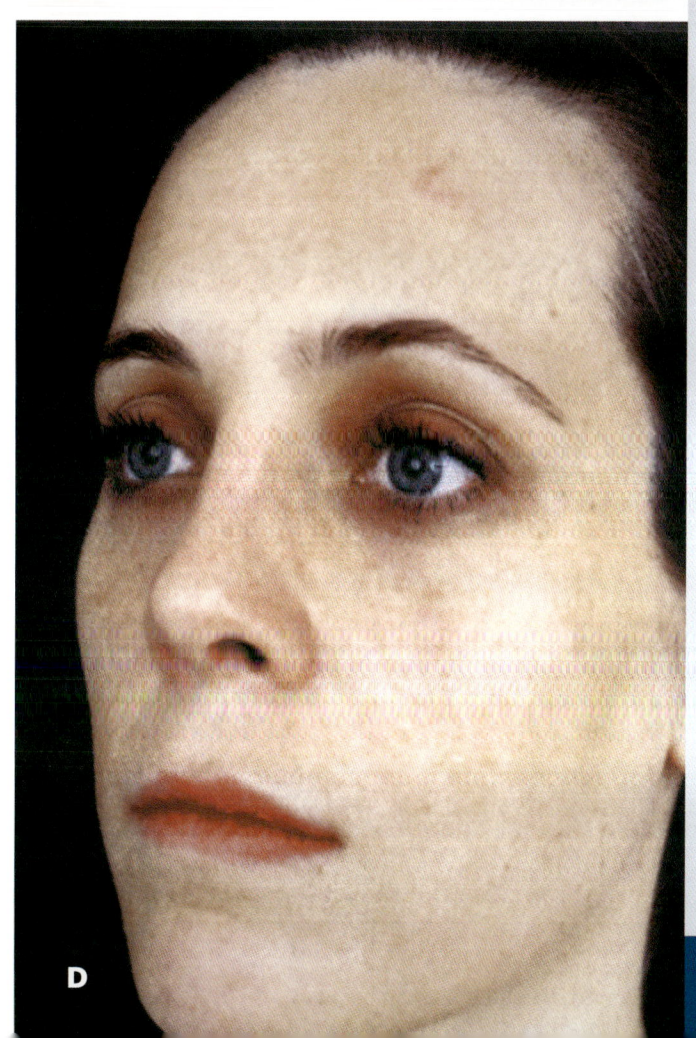

ENXERTO CILÍNDRICO-CHARUTO

Fig. 12-14 Imagem 2 anos após o método.

Fig. 12-14

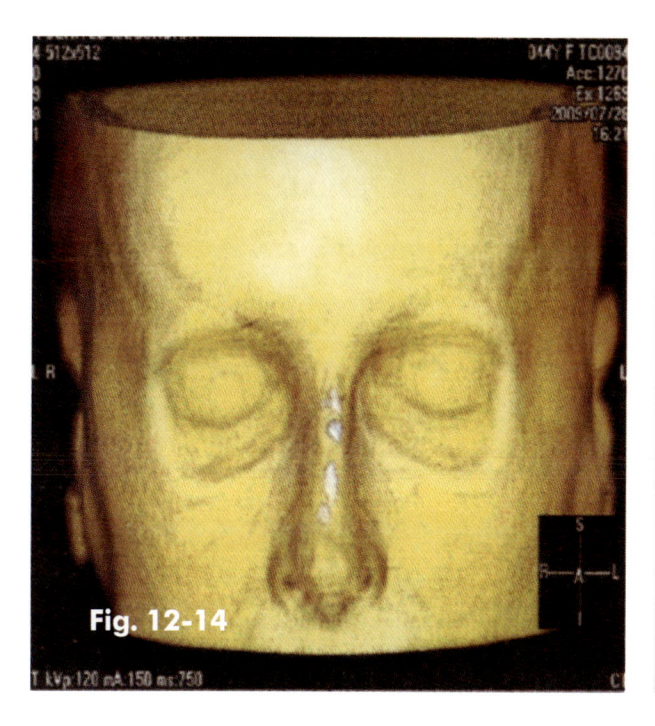

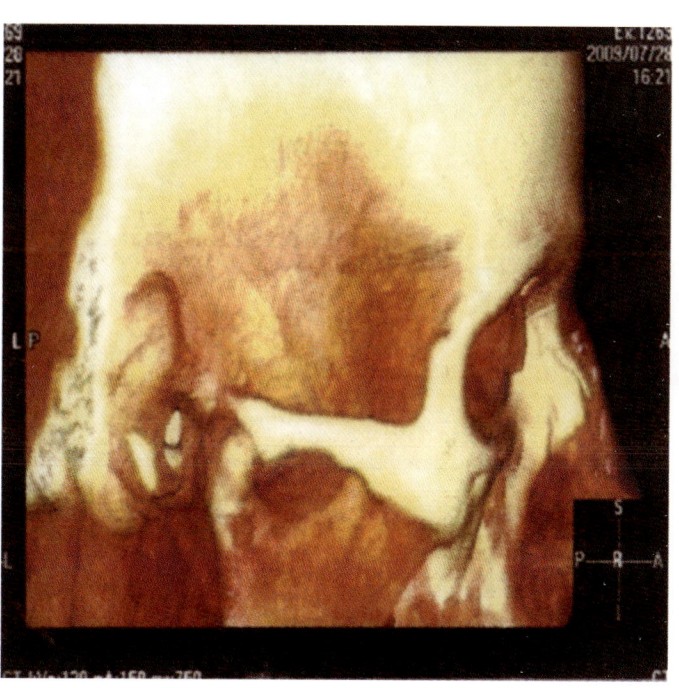

Espero que este trabalho seja útil no dia a dia do uso de enxertos em rinoplastia.

Ronaldo Pontes